心内科诊疗技术与疾病处置

支继新 主编

中国纺织出版社有限公司

图书在版编目（CIP）数据

心内科诊疗技术与疾病处置 / 支继新主编. -- 北京：
中国纺织出版社有限公司, 2023.3
ISBN 978-7-5229-0354-5

Ⅰ.①心…　Ⅱ.①支…　Ⅲ.①心脏血管疾病—诊疗
Ⅳ.①R54

中国国家版本馆CIP数据核字（2023）第030449号

责任编辑：樊雅莉　　责任校对：高　涵　　责任印制：王艳丽

中国纺织出版社有限公司出版发行
地址：北京市朝阳区百子湾东里A407号楼　邮政编码：100124
销售电话：010—67004422　传真：010—87155801
http://www.c-textilep.com
中国纺织出版社天猫旗舰店
官方微博 http://weibo.com/2119887771
三河市宏盛印务有限公司印刷　各地新华书店经销
2023年3月第1版第1次印刷
开本：787×1092　1/16　印张：11
字数：300千字　定价：78.00元

编 委 会

前　言

　　医学科学发展迅速，新理论、新技术、新观念、新方法不断涌现，心脏内科学的发展也顺势而上，新的诊疗技术和方法的问世，持续提高了心血管疾病的诊疗水平，特别是介入性诊治技术的崛起，逐渐成为诊治心血管疾病的常用方法。循证医学理念的提出和推广，使诊治疾病、判断预后从以经验为基础转变为以证据为基础，制订出各种规范化的诊治指南，提高了临床诊治效果。

　　本书首先介绍心电图检查技术与心脏起搏治疗技术，然后重点阐述心内科常见疾病，具体包括血脂异常、高血压、心律失常、心肌梗死、心肌病、心功能不全的诊断要点和治疗方法等相关内容。全书资料翔实，选材新颖，图表清晰，详细而不繁杂，实用性较强，对于临床心内科及相关科室的医务工作者有一定的参考价值。

　　由于本书参编人员较多，且编写时间仓促，水平有限，加之医学发展日新月异，书中疏漏之处在所难免，希望广大同仁不吝赐教，使我们得以改进和提高。

编　者
2022 年 11 月

目　录

第一章

心电图检查技术

第一节　常规心电图检查技术

一、操作流程

（1）由临床医生根据需要提出书面申请，申请内容包括患者的一般资料、心脏活性药物的使用情况、临床初步诊断、申请理由、检测要求（如附加导联、特殊体位）等。

（2）患者办理相应的确认手续（紧急情况除外）。

（3）心电图室按临床要求执行心电图检测。

（4）出具心电图检测报告。

二、检测要求

（1）环境：室温不得低于 18℃，检查室远离大型电器设备，检查床宽度不小于 80cm，如果检查床一侧靠墙，床附近的墙内不应有电线穿行。如使用交流电操作，心电图机必须有可靠的接地线（接地电阻小于 0.5Ω）。

（2）工作开始前检查心电图机各条线缆的连接是否正常，包括导联线、电源线、地线等。

（3）认真阅读检查申请单，快速了解患者的一般情况以及临床对检测心电图的要求，描记心电图标准 12 导联及（或）附加导联、特殊体位。

（4）除有精神症状、婴幼儿等不能配合者需用药物镇静外，被检测者应在醒觉状态下，休息 5 分钟后仰卧接受检测，检测时要求患者全身放松、自然呼吸。

（5）电极安置部位的皮肤应先做清洁，然后涂以心电图检测专用导电介质或生理盐水并应浸透皮肤，以减少皮肤电阻，保证心电图记录质量。

（6）按照国际统一标准，准确放置标准 12 导联电极，包括 3 个标准肢体导联（Ⅰ、Ⅱ、Ⅲ）、3 个加压肢体导联（aVR、aVL、aVF）和 6 个心前导联（$V_1 \sim V_6$）。女性乳房下垂者应托起乳房，将 V_3、V_4、V_5 导联电极置于乳房下缘的胸壁上。

（7）可疑或确诊急性心肌梗死首次检查时必须做 18 导联心电图，即标准 12 导联加 V_7、V_8、V_9、V_3R、V_4R、V_5R 导联，检测后壁导联时患者必须仰卧，检测电极可使用一次性监护电极。

（8）心电图记录每个导联至少描记 3 个完整的心动周期。

（9）记录心电图时设定标准电压为 10mm/mV，走纸速度为 25mm/s，并做标记。

（10）其他要求。

1）心电图室应远离电梯及其他大型电器设备。

2）工作完毕后应切断电源、盖好机器防尘罩，清洗、消毒电极。

3）交直流两用心电图机应定期充电，以延长电池使用寿命。

4）同时使用除颤器时，不具有除颤保护的普通心电图机应将导联线与主机分离。

5）心电图机属度量医疗器械，应按规定定期接受相关部门检测。

三、心电图描记程序

（1）检查电源、线路、器械有无漏电及短路现象，接通电源及地线，注意电源电压必须与心电图机规定的工作电压相符。

（2）在被检查者两手腕关节上方及两侧内踝上部涂好导电糊或盐水，放置电极板，将电极线按规定与各电极板相连接。通常规定为红色、黄色、蓝色（或绿色）、黑色导联线分别与右手、左手、左足及右足电极板相连，白色电极线与胸部电极相接。胸部 V_1 电极放置在胸骨右缘第 4 肋间，V_2 电极放置在胸骨左缘第 4 肋间，V_4 电极放置在左锁骨中线上第 5 肋间，V_3 电极在 V_2、V_4 电极中间位置，V_5、V_6 电极分别安置在左腋前线、腋中线与 V_4 电极平齐处。必要时安置 V_7、V_8、V_9 电极，其位置分别在左腋后线、左肩胛线、后正中线，与 V_5、V_6 电极位的水平线上。有时还要设置 V_3R、V_4R、V_5R 电极，其位置分别在右胸与 V_3、V_4、V_5 电极相对应部位。$V_1 \sim V_6$ 的电极颜色分别为红、黄、蓝（绿）、橙、黑、紫。某些进口心电图机的导联线插件上注有右上肢、左上肢、左下肢、右下肢字样，按其字样与相应电极板相连接即可，不受导线颜色限制，应予注意，以免接错。

（3）调节灵敏度控制器，校对定准电压。

（4）调导联选开关，依次描记常规 12 导联，必要时加做其他导联。

（5）全部检查完成后，关闭电源，将各控制器旋钮调至最低点，并及时在心电图纸上注明患者姓名，科别，检查日期，时间及导联。

四、注意事项

（1）心电图机周围 2m 内不应有任何带电的仪器和电线通过，如电扇、电话、电表、电灯，大型的电器如 X 线机、电疗机、电冰箱、发电机等，应远离心电图机 10m 以外，以免发生干扰。

（2）检查室温及湿度适中，以免过热、过冷或过于潮湿引起患者不适或肌肉震颤，影响心电图描记效果。

（3）心电图描记前，患者避免做剧烈活动（心脏负荷试验除外），应先在检查床上安静平卧数分钟，使全身肌肉松弛，减少因肌肉震颤而引起干扰。吸烟患者应停止吸烟半小时后检查。对初次检查者，应事先解释清楚，消除患者的恐惧心理及精神紧张。对加作心电图负荷试验者，根据检查内容及方法，应详细说明有关试验目的及注意事项，以取得患者配合。描记前 2~4 小时尽量避免服用对心电活动有影响的药物，如必须服用，则要讲明服用何种药物及其剂量。

（4）心电图描记时患者一般取平卧位，不能平卧者可取半坐位或坐位，特殊需要可取立位，脚下垫上木架，避免与地面接触。

（5）告知患者在描记心电图时，应保持安静，勿讲话、移动体位及过度呼吸。幼儿、精神病或昏迷患者，工作人员可戴上橡皮手套以按扶患者。

（6）在描记心电图时，注意基线是否平稳，有无干扰。一般每一导联可描记三组心电波，遇有心律失常或其他特殊情况时，可加长描记时间或增加描记导联。

（7）遇有基线不稳或干扰，应注意检查电极板与皮肤接触是否良好，电极的接线是否牢固，导联线及地线的连接是否稳妥，周围有无电磁干扰等。

（支继新）

第二节　动态心电图检查技术

一、操作流程

（1）由临床医师选择有适应证的患者，详细填写监测申请书。

（2）进行动态心电图监测前停用与心脏有关的药物 24 小时（对药物疗效进行的监测除外）。

（3）首先记录一份常规 12 导联心电图，供分析动态心电图时参考。

（4）患者进入动态心电图室，稍作休息，情绪稳定后，嘱患者解开上衣，暴露前胸，用布片擦去粘贴电极处皮肤上的油脂，刮除胸毛。

（5）选用优质电极粘贴在胸部固定的位置上，将导线正确地连接在电极上，然后用胶布加以固定。

（6）记录器装好电池，校正时间检查无误后，开始记录。

（7）填写生活日志，由患者本人或护理人员完成。

（8）向患者讲明注意事项及保护记录器的方法，即可离开检查室。

（9）监测 24 小时之后取下记录仪，输入回放系统进行分析处理。

（10）检查分析记录中出现的所有事件，对其错误进行修改删除。

（11）筛选打印的数据、图表、心电图，必须准确、清晰，记录阵发性心律失常要有头有尾，写明各种异常发生的次数、持续时间、发生时间、有无症状。

（12）工作完毕后关机、关闭电源。

二、注意事项

（1）患者佩戴动态心电图记录器以后，不宜做剧烈活动，以免肌电干扰产生伪差，影响心电波形的准确性。

（2）发现机器故障、导线脱离时，应及时报告医护人员，及时排除故障，记录器应防水、防震动。

（3）午间休息及夜间睡眠时应取下背带，将记录器放在床边安全处，起床时立即佩戴在身上。

（孙超宇）

第三节 心电图运动负荷试验技术

心电图运动负荷试验是指通过运动增加心脏负荷，使心肌耗氧量增加，用于冠心病及其他疾病的诊断、鉴别诊断及预后评价的一种检查方法。

一、类型

1. 活动平板运动试验

活动平板运动试验是目前的器械运动中引起心肌氧耗量最大的方式，并能人为地控制进程与运动耐量。

2. 踏车运动试验

踏车运动试验达到的心肌氧耗量比活动平板运动要小，而无充分的"温醒"过程，其优点是占地面积小，运动过程中记录的心电图伪差相对较少。

二、技术参数标准

（一）基本设备

（1）活动平板运动试验检查仪。

（2）踏车运动试验检查仪。

（二）心肺复苏设备

包括除颤器、氧气、输液器、抢救车（内置心肺复苏必备药物）、断电电源保护器、血压表、听诊器。

（三）运动负荷量的确定

运动负荷量分为极量、亚极量和症状限制性运动试验。极量是指心率达到自己的生理极限的负荷量。这种极量运动量一般采用统计所得的各年龄组的预计最大心率为指标。最大心率粗略计算法为 220 - 年龄数，亚极量是指心率达到 85% ~90% 最大心率的负荷量，最大心率粗略计算法为 195 - 年龄数，在临床上大多采用亚极量运动试验。症状限制性运动试验是以患者出现严重症状或体征作为终止运动指标。

（四）运动试验方法

1. 活动平板运动试验

是目前应用最广泛的运动负荷试验方法。让受检者在活动的平板上走动，根据所选择的运动方案，仪器自动分级依次递增平板速度及坡度以调节负荷量，直到心率达到受检者的预期心率。分析运动前、运动中、运动后的心电图变化及运动量、临床表现血流动力学改变判断结果。目前最常用的运动方案是 Bruce 方案。对于年龄大、有心脏病患者也可采用修订的Bruce 方案。

2. 踏车运动试验

让患者在装有有功率计的踏车上做踏车运动，以速度和阻力调节负荷大小，负荷量分级依次递增。负荷量以（kg·m）/min 计算，每级运动 3 分钟。男性由 300（kg·m）/min 开始，每级递增 300（kg·m）/min；女性由 200（kg·m）/min 开始，每级递增 200（kg·m）/min，直至心率达到受检者的预期心率。运动前、运动中及运动后多次进行心电图记录，逐次分析作出判断。

三、基本操作流程和要求

（一）运动试验前

（1）复核检查适应证及禁忌证，简单询问病史，必要时进行体格检查，阅读12导联常规心电图和各种临床检查资料。评估活动平板运动试验风险度。

（2）检查前一天禁酒，检查当日吃早餐，餐后至少2小时进行，检查前不可喝浓茶、咖啡，吸烟及饮酒，不能剧烈运动。

（3）向患者介绍此项检查的目的、步骤、意义及有可能发生的危险，以取得患者配合。并让患者阅读知情同意书，同意后本人或其代理人签字。

（4）准备好心肺复苏设备及急救药品，防止检查过程中意外情况发生。定期检查药品有效期。

（5）检查时室内应温度适中（18～26℃），患者充分暴露前胸。电极放置位置：将肢体导联的电极移到躯干部，上臂电极置于锁骨下窝的最外侧，下肢电极置于髂前上棘上方季肋部下方；另外也可将下肢电极放置在左右锁骨中线与肋弓交界处。胸前导联位置不变。在电极安放部位，胸毛多者要剃除胸毛，用电极片携带的小砂片打磨患者局部皮肤，再用酒精棉球擦拭脱脂，待酒精挥发皮肤干燥。

（6）将电极片贴在相应位置。患者穿好鞋套站立在运动平板上。电极导联线连接相应导联电极片。复核导联位置。将血压感应电极置于肱动脉搏动最强处，绑好袖带，用于运动过程中监测血压。

（7）告知患者运动过程中若有不适，如胸痛、头晕等及时告知医生，指导患者学会运动方法。要求一位受过良好训练的心内科医师参加（至少一名心电诊断医师，一名心内科医师参与检查）。运动检查室的房间位置，尽可能设置在离心血管内科最近的位置。

（8）运动前应描记受检者卧位、立位心电图并测量血压。

（9）确定运动试验的方案。目前最常用的运动方案是Bruce方案，对于年龄大、有心脏病患者也可采用修订的Bruce方案。

（二）运动试验中

（1）连续监测心电图：每分钟记录1次心电图，如需要可多次记录。

（2）血压监测：每3分钟测量1次，如发现异常，应每分钟测量1次。

（3）受检者的临床监护：运动中注意观察患者的一般情况，如呼吸、意识、神态、面色、步态等，告知患者如有胸痛、严重的疲乏、头昏、下肢关节疼痛等情况，及时告诉医生。如出现运动试验的终止指征，立即终止运动，防止发生意外。

（三）运动试验后

（1）连续监测心电图：每分钟记录1次心电图，至少观察6～10分钟，如需要可多次记录。如果6分钟后ST段改变仍未恢复到运动前图形，应继续观察至恢复运动前的图形。

（2）血压监测：每3分钟测量1次血压，至少观察6～10分钟，如发现异常，应每分钟测量1次。如果6分钟后血压仍异常波动，应每分钟测量1次，直至恢复运动前的血压。

（3）检查完毕，进行结果分析，应包括运动量、临床表现、血流动力学以及心电图反应 4 个方面。书写诊断报告。

（四）诊断报告内容

（1）试验名称，如 Bruce 或其他方案。

（2）试验持续时间。

（3）试验最大运动当量（METs）。

（4）运动中最高心率是否达到靶心率及达到靶心率的百分比或未达到靶心率的原因。

（5）运动过程中的最高血压、最低血压、运动前血压，对有价值的血压变化应详细描述。

（6）运动中有无不适症状，对不适症状的变化过程应详细描述。

（7）描述 ST 段运动前、运动中、运动后改变，描述 ST 段形态改变，描述 ST 段改变与症状的相互关系。

四、终止运动试验指征

（一）绝对指征

（1）试验中运动负荷增加，但收缩压较基础血压水平下降≥10mmHg，并伴随其他心肌缺血的征象。

（2）中重度心绞痛。

（3）渐进性神经系统症状（例如共济失调、眩晕、近似晕厥状态）。

（4）低灌注表现（发绀或苍白）。

（5）由于技术上的困难无法监测心电图或收缩压。

（6）受试者要求终止。

（7）持续性室性心动过速。

（8）在无诊断意义 Q 波的导联上出现 ST 段上移（≥0.1mV）（非 V_1 或 aVR 导联）。

（二）相对指征

（1）试验中运动负荷增加，收缩压比原基础血压下降≥10mmHg，不伴有其他心肌缺血的征象。

（2）ST 段或 QRS 波改变，例如 ST 段过度下移（水平型或下垂型 ST 段下移 >0.2mV）或显著的电轴偏移。

（3）除持续性室性心动过速之外的心律失常，包括多源性室性期前收缩、室性期前收缩三联律、室上性心动过速、心脏传导阻滞或心动过缓。

（4）劳累、气促、哮喘、下肢痉挛、跛行。

（5）束支传导阻滞或心室内传导阻滞与室速无法鉴别。

（6）胸痛增加。

（7）高血压反应，SBP >250mmHg 和（或）DBP >115mmHg。

五、判断标准

结果分析应包括心电图反应、临床表现、血流动力学以及最大 METs。

（一）运动试验阳性标准

（1）运动中出现典型的心绞痛。

（2）运动中心电图出现 ST 段下斜型或水平型下移≥0.1mV，持续时间大于 1 分钟。

（3）如运动前心电图已有 ST 段下移，则运动后 ST 段在原水平上再下移≥0.1mV。

（4）运动中或运动后在 R 波占优势的导联上 ST 段呈缺血性弓背向上型上移≥0.1mV。

（二）可疑阳性标准

（1）在运动中或运动后以 R 波占优势的导联上 J 点后 80 毫秒处出现 ST 段水平型或下斜型下移≥0.05mV 而 <0.1mV。

（2）ST 段上斜型下移，J 点后 60 毫秒处下移≥0.15mV 或 ST 段斜率 <1mV/s（25mm/s 走纸速度），持续至少 1 分钟。

（3）U 波倒置。

（4）出现严重的心律失常，如多源性期前收缩、室性心动过速、房室传导阻滞、窦房传导阻滞、心房颤动、心房扑动。

（5）异常心率恢复：指从运动峰值心率到 2 分钟后心率的变化≤12 次/分。

（6）运动后延迟的收缩压反应：指恢复期第 3 分钟的收缩压与第 1 分钟的收缩压比值大于 1。

（7）运动中收缩压较安静时或前一级运动时下降≥10mmHg。

六、临床意义

1. ST 段的改变

（1）ST 段下移：运动时发生 ST 段下移改变是心肌缺血最可靠的指标，准确测量 ST 段很重要，通常选择 PQ 连接点为等电位线。

（2）ST 段上移：运动时诱发 ST 段上移往往发生在 Q 波心肌梗死的患者，常常提示室壁运动异常或有室壁瘤。无 Q 波导联运动时 ST 段上抬则是提示局部心肌有严重的透壁性缺血或心外膜缺血，缺血区域相对应的冠状动脉有高度的狭窄。也可以是运动诱发左主干痉挛所致变异型心绞痛。

2. T 波改变

运动后单纯的 T 波改变对诊断一般无意义。T 波假性正常化需结合临床并做进一步检查，如放射性核素心肌显像证实有无心肌缺血。

3. U 波倒置

运动试验时出现 U 波倒置较少见，但具有较高的特异性，高度提示心肌缺血，是左前降支冠状动脉严重狭窄的标志。

4. QRS 波群改变

运动引起 QRS 波群的幅度改变是多种多样的，目前认为运动引起 QRS 波群振幅的改变对心肌缺血的诊断和预测无价值。已知的冠心病患者运动引起 QRS 间期延长是心肌缺血的一种征象。

右束支传导阻滞患者常常在 $V_1 \sim V_3$ 导联出现运动诱发的 ST 段压低，与缺血无关。然而，出现 $V_4 \sim V_6$ 导联特异性较高。右束支传导阻滞并不降低负荷心电图诊断心肌缺血的敏感性、特异性或预测价值。

运动诱发的 ST 段压低伴左束支传导阻滞，常常不伴随心肌缺血。当心率 <125 次/分时出现左束支传导阻滞且伴随典型心绞痛，提示心肌缺血；心率 ≥125 次/分出现左束支传导阻滞，常常发生在冠状动脉正常者。运动引起一过性、非频发左前分支传导阻滞，常提示左前降支近端病变或三支血管病变。

5. 心律失常

运动时由于儿茶酚胺的分泌增加，心肌的兴奋性增加、传导加速、不应期缩短，因此往往在运动时诱发心律失常。运动试验诱发的心律失常最常见的是室性心律失常，主要是室性期前收缩。在健康人和患者中运动引起的室性期前收缩发生率相近，均为 50% 左右。室性期前收缩本身不能作为心肌缺血的诊断指标，但在已知冠心病患者及其他心脏病患者中，运动诱发的室性期前收缩时间越早，Lown 分级级别越高，提示预后越差或病情越重。运动试验时引起的室性心动过速同样不单独是冠心病的诊断标准，因为除冠心病外，还可发生在有各种器质性心脏病的患者及健康人中。

（曹　阳）

第四节　远程监测心电图

利用计算机及现代通信技术远距离采集、传输、监测心电图称为远程监测心电图，电话传输心电图、遥测心电图等也归于此类。可捕捉偶有或一过性出现症状时的心电图，弥补了常规心电图与动态心电图的不足，可进行远程会诊。

一、监测仪设备基本组成

1. 心电采集器

是一个便携式的设备，包括电极、电池。使用心电采集器采集心电、记录、发送。

心电采集器主要技术参数如下。

（1）安全分类：心电采集器属于内部电源 BF 型设备。

（2）通道数：单通道、双通道、3 通道、12 通道。

（3）记录方式：模拟式、数字式无压缩。

（4）记录时间：≥30 秒。

（5）导联方式：胸前模拟双极导联；威尔逊（Wilson）12 导联；改良 12 导联。

（6）输入动态范围：3mVpp，±10% 或 50μV，两者取大者。

（7）输入阻抗：应 ≥100MΩ。

（8）扫描速度：至少具有 25mm/s 的扫描速度，其误差不得超过 ±10%。

（9）耐极化电压：在 ±300mV 的直流极化电压下，信号幅度的变化不超过 ±5%。

2. 数据传输系统

包括发送器、电话机、手机、有线/无线通信传输信息网站系统、接收器，用电话机或手机发送心电图信号。数据传输方式有手动传输、自动传输、通过标准电话线进行音频传输、Internet 互联网传输、数字蜂窝移动通信网传输、远程数字无线传输。

3. 心电图监测系统

包括接收器、心电图机、心电示波器、计算机、专家诊断工作站显示器、中心服务器、打印机。

二、基本操作流程

心电记录仪主要适用于可活动的患者，在日常状态下使用，用户必须接受培训。记录和传输参数的设置主要由医务人员完成。患者应该在医生的指导下使用。测量结果、最终诊断应由医生做出。

1. 远程监测心电图导联方式

（1）胸前模拟双极导联（图 1-1）：胸骨柄"－"极，心前区"＋"极。

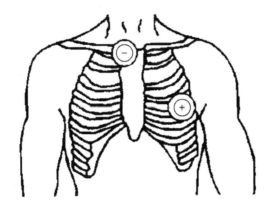

图 1-1　胸前模拟双极导联示意图

（2）常规 12 导联：Ⅰ、Ⅱ、Ⅲ、aVR、aVL、aVF、V_1、V_2、V_3、V_4、V_5、V_6 胸部电极安装部位如下（图 1-2）。

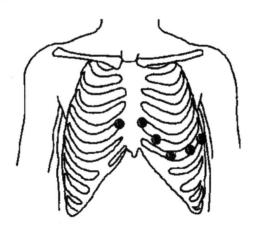

图 1-2　常规 12 导联胸部电极安装示意图

四肢肢端部位安装肢体导联电极，胸部电极安装部位如下。V_1：胸骨右缘第 4 肋间隙；V_2：胸骨左缘第 4 肋间隙；V_3：V_2 与 V_4 之间；V_4：左第 5 肋间隙锁骨中线处；V_5：左腋前线与 V_4 同一平面；V_6：左腋中线与 V_4 同一平面

（3）改良12导联：胸部电极安装部位同威尔逊（Wilson）12导联胸部电极部位，将四肢导联移至身体躯干部位（图1-3）。

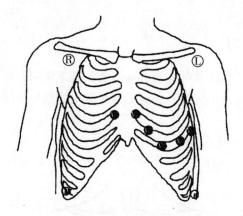

图1-3 改良12导联电极安装示意图

2. 监测心电图电极方式

（1）触点电极采集方式，使用便利快捷，可重复使用。

（2）导联线电极与一次性电极联合使用方式，规定部位安装一次性电极可监测多导联心电图。

3. 电极安装

（1）患者的皮肤做好安放记录器的准备，必要时剃去电极安放区域的体毛。用酒精擦拭、清洁电极安放处，清洁后的皮肤上涂少量的导电糊。按照导联所示部位，安装电极。

（2）安放电极，使之牢固。不应将电极安放在骨性结构（肋骨、胸骨）的表面，使用优质的电极。

4. 心电信号采集操作

（1）仪器由电池供能，装入电池时，注意"＋""－"极方向。

（2）开始启动键（仪器显示器上显示出当前的设置和状态）。

（3）被监测者需要选定一个测量姿势，保持身体放松，正常呼吸。需要将仪器按位置放置在胸部，保证仪器电极与胸部皮肤良好接触。

（4）手动记录心电图：当患者出现症状、感到不适等情况发生时，或者根据诊断目标和医生的建议，以固定的时间间隔手动记录心电图。按压开关，开始心电信号的采集。有的仪器会发出"嘟"的一声，表示心电采集正在进行。带有显示器的仪器，会出现心电采集预览界面，显示出当前设置和状态。

（5）心电信号采集结束之后，有的监测仪会发出"嘟"的响声，仪器屏幕会出现界面，此时，应将仪器取下。

（6）自动记录心电图：将电极线连接到电极上，心电图记录初始化就开始了，接通开关后，根据"设置"选项中设定的至少一个自动心律识别标准，能进行自动记录。例如，心动过缓时心电监测仪就会自动记录心电图。仪器能发出视觉和听觉信号。听到信号后，患者必须保持镇静。开始心电采集时患者同时记录当时的状态，如出现的症状、感到不适等情况。

5. 心电图信号的传输

一般心电图在每次记录后进行传输，或者将几次心电图一块儿传输，或者传输一段存储时间很长的心电图，传输期间，应当避免环境中的噪声。

（1）通过标准电话线进行音频传输：选定音频传输模式选项。拨打请求心电图的电话号码，将电话的话筒距离心电图记录仪的发声孔2cm处传输心电图。

（2）蓝牙传输模式：选择蓝牙传输模式，手机激活蓝牙功能，将手机蓝牙放在别的蓝牙设备能够探测到的地方和有效的范围内（最大距离为10m）。心电图记录仪显示器上将可显示，本心电图记录仪将会搜索位于别的蓝牙设备能够探测到的有效范围内的已经激活的蓝牙。

（3）手机的红外接收装置数字信号传送：手机有红外接收装置，在开启状态时可传送心电信号，周围不应有其他的红外接收装置的IT产品（如手提电脑）。让手机的红外接收装置正对远程心电监护仪的红外窗口，彼此间的距离为10~30cm。

（4）手机的数字信号传送：心电记录仪与手机是一体机，记录心电后手机通过数字蜂窝移动通信网、无线局域网、GPRS中国移动网传输心电信息。

6. 远程心电信息网

网站架设在网通数据机房专用服务器上，它提供所有心电病历的在线浏览服务。患者、发送者、专家都可根据自己的用户名登录，并查看用户名权限范围内心电病历。WIRE-LESS传输在院内使用，GPRS一般应用于社区或个人。

12导心电图远程诊断系统是基于数字化心电检查设备——手持式心电检查仪设计，并通过互联网实现数字化12导心电图远程诊断的网络系统。系统以手持式心电检查仪为数字化心电检查设备，它由心电信息采集器、PDA、无线发送模块、GPRS模块组成。通过A/D转换获取到数字心电信号，它与PDA通过CF或SD接口连接，采集到的心电信号直接以数字格式存储在PDA中。心电病历随时可通过PDA内置的无线发送模块或GPRS模块发送到心电中心服务器。

7. 专家诊断工作站

它与中心服务器通过互联网连接，可实时查看到发送的心电病历，当新病历到达时有声音提醒。安装独立的心电处理分析软件，心电处理分析软件支持显示、处理、分析心电波形并发出心电诊断显示心电波形、打印心电图。可以对软件的使用者实施权限管理，对使用者赋予不同程度的权限。

三、结果的判断标准

（1）远程监测心电图尚未制定判断标准，一般参考心电图、动态心电图（Holter）的判断标准。

（2）对一过性的心律失常，依据患者病史、当时的状态、出现的症状、感到不适等情况诊断意义较大。

（3）安装心脏起搏器患者术后及出院后监测有诊断意义。

（4）心电图ST-T改变，依据患者病史、当时的状态、出现的症状有参考意义。

（5）患者出现头晕、黑蒙、晕厥等症状，依据患者病史、当时的状态、出现的症状有参考意义。

四、临床意义

远程心电监测仪利用现代计算机及通信技术在心律失常的监测方法上弥补了常规心电图与动态心电图的不足，能够监测日常生活中出现一过性症状时的心电图。对一些慢性疾病患者和老年人，特别是处于现代化、快节奏中的上班族能够及时监测和发送心电信号并与医生快速沟通，得到医生的健康指导。目前除监测心电图外还增加了无创血压、血氧饱和度、呼吸功能生理参数的监测。随着计算机技术的普及，计算机网络、无线技术、PDA 技术、蓝牙技术的发展，远程医疗监测技术必将得到迅速发展。

五、注意事项

（1）安装有心脏起搏器的患者，建议无线发射机与起搏器之间至少保持 30cm 距离，避免对起搏器产生潜在干扰。

（2）佩戴助听器的患者应谨慎使用，一些数字无线发射机可能会给某些助听器带来干扰。

（3）使用任何无线电发射设备（包括远程心电监测仪）都可能干扰未采用足够保护措施的医疗设备，从而影响其功能。如果规定有具体要求，则遇到保健设施时请关机，这是因为医院或保健设施可能正在使用对外部 RF 能量敏感的设备。

（4）远程心电监测仪的无线通信部分采用专业的无线通信模块，该模块在通信工作状态下会发出 RF 信号。多数现代电子设备都屏蔽 RF 信号，但某些电子设备可能无法屏蔽远程心电监测仪无线发射机所发出的 RF 信号，产生潜在干扰。

（刘　彬）

第二章

心脏起搏治疗技术

第一节　心脏起搏适应证

人工心脏起搏分为临时心脏起搏和埋藏式心脏起搏两种起搏形式，二者分别有不同的适应证。

一、临时心脏起搏适应证

临时心脏起搏是一种非永久性植入起搏电极导线的临时性或暂时性人工心脏起搏术。起搏电极导线放置时间一般不超过 2 周，起搏器均置于体外，待达到诊断、治疗和预防目的后，随即撤出起搏电极导线。如仍需继续起搏治疗则应考虑置入永久性心脏起搏器。

任何症状性或引起血流动力学变化的心动过缓患者都是临时心脏起搏的对象。由于如阿托品或异丙肾上腺素等正性变时作用药物的应用可使部分临时心脏起搏变得没有必要，然而如证实药物无效，则应采用临时心脏起搏治疗。通常临时心脏起搏的目的分为治疗、诊断和预防。

（一）治疗方面

有威胁生命的心律失常时，用临时心脏起搏维持适当的心率。

（1）阿—斯综合征发作：房室传导阻滞、窦房结功能衰竭等原因引起的心脏停搏并出现阿—斯综合征发作，都是紧急临时心脏起搏的绝对指征。

（2）急性心肌梗死、急性心肌炎、药物中毒（如洋地黄类药物、抗心律失常药物等）、电解质紊乱（如高钾血症）等疾病所引起的缓慢心律失常（严重窦性心动过缓或窦性停搏、二度Ⅱ型或三度房室传导阻滞或双束支传导阻滞等）。

（3）心律不稳定的患者在安置永久心脏起搏器之前，可先做临时心脏起搏以保证安全（若在短时间内能迅速植入永久心脏起搏器者可不必使用临时心脏起搏器）。

（4）心脏直视手术引起的三度房室传导阻滞。

（5）药物治疗无效的由心动过缓诱发的尖端扭转型室性心动过速、持续性室性心动过速等。

（二）诊断方面

作为某些临床诊断及电生理检查的辅助手段，例如判断窦房结功能、房室结功能、预激综合征类型、折返性心律失常、抗心律失常药物的效果。

（三）预防方面

1. 预期将出现明显心动过缓的高危患者

常见的有急性心肌梗死的某些缓慢心律失常，心脏传导系统功能不全的患者拟施行大手术及心脏介入性手术，疑有窦房结功能障碍的快速心律失常患者进行心律转复治疗，预先存在左束支传导阻滞的患者进行右心导管检查时。上述临床情况下可安置临时心脏起搏器进行预防性或保护性起搏。

然而，对以前存在右束支传导阻滞行左心导管检查时，由于左束支相对较短且左前、左后分支分布区域广阔，因而很少出现左束支传导阻滞，可不预防性应用临时心脏起搏。对于大多数以导管为基础的介入诊治，一般也不推荐常规使用临时心脏起搏。

在急性心肌梗死时出现的缓慢型心律失常与缺血对传导组织的直接损伤、药物（β 受体阻滞剂、吗啡、镇静药等）和迷走神经兴奋（疼痛、焦虑、心内迷走神经末梢的直接刺激）等有关。当房室结动脉近端的右冠状动脉闭塞并发高度或完全性房室传导阻滞时，逸搏心律常起源于希氏束以上部位。因此，急性下壁心肌梗死即使存在高度房室传导阻滞，可能也并不需要积极的临时心脏起搏治疗。而左前降支近端闭塞则很可能损害束支，如此时出现房室传导阻滞，则起源于希氏束以下的逸搏心律将会变得更慢和不稳定。所以，急性前壁心肌梗死患者新出现双束支传导阻滞（左、右束支交叉阻滞，或右束支传导阻滞合并左前分支或左后分支阻滞）时应积极准备临时心脏起搏治疗。

2. 起搏器依赖患者在手术更换新的心脏起搏器时作为临时性支持心脏起搏

这种做法目前仍然在国内不少医院采用，但实际上术中采用静脉滴注异丙肾上腺素和（或）降低原起搏输出频率的方法多能使患者出现自主心律而避免行临时性心脏起搏。

二、埋藏式心脏起搏适应证

随着起搏工程学的完善，起搏治疗的适应证逐渐扩大。早年植入心脏起搏器的主要目的是挽救患者的生命，目前尚包括恢复患者工作能力和生活质量。2012 年美国心血管病学会/美国心脏协会/心律学会（ACCF/AHA/HRS）重新制定了植入心脏起搏器的指南。适应证级别：Ⅰ类，有证据或普遍认为起搏是有益、有用和有效的；Ⅱ类，对起搏治疗疗效的证据有争论或有不同意见；Ⅱa，证据或意见倾向于有效；Ⅱb，缺乏足够的证据或意见以证明其有效；Ⅲ类，有证据或普遍认为起搏是无用或无效，在某些情况下甚至可能有害，因此不需要或不应该植入心脏起搏器。临床证据分级：Level A，从含有大数量病例的多次随机临床试验中得出的数据；Level B，从含有较少量患者的有限次试验得出的数据或从设计较好的非随机研究中分析得出的数据或登记的观察数据；Level C，专家的意见是建议的主要来源。

（一）窦房结功能障碍的起搏指征

Ⅰ类：①有记录的症状性心动过缓伴窦房结功能障碍（包括引起症状的频繁的窦性停搏）；②有症状的变时功能不良；③必须应用的药物导致的症状性心动过缓。

Ⅱa 类：①病态窦房结综合征心率小于 40 次/分，虽有心动过缓的相关症状，但心动过缓未被记录；②不明原因的晕厥，电生理检查发现或诱发显著的窦房结功能异常。

Ⅱb 类：清醒状态下心率长期小于 40 次/分，但症状轻微。

Ⅲ类：①无症状的窦房结功能障碍；②有类似心动过缓症状，但证实该症状与窦房结功能不良所致的心动过缓无关；③非必须应用的药物治疗引起的症状性心动过缓的窦房结功能障碍。

多数窦房结功能障碍的具体病因尚不明了，病理检查发现的起搏细胞减少、变性和被纤维组织取代等非特异性改变很难与随年龄增长的正常纤维组织的增加相区别。虽然上述指征比较明了，但临床医生有时很难确定脑供血不足的症状与心动过缓联系的相关性，此时应通过多次行 Holter 检查、有症状时自测脉搏等方法来明确两者的因果关系。

（二）成人获得性房室传导阻滞的起搏指征

Ⅰ类：包括下列适应证。

（1）任何阻滞部位的三度和高度房室传导阻滞伴有下列一项者：①有房室传导阻滞所致的症状性心动过缓（包括心力衰竭）或伴室性心律失常，可因必须使用的药物所致（证据水平：C）；②清醒状态时无症状，但已证实心室停搏≥3.0秒；逸搏心率＜40次/分；逸搏心律起源于房室结以下；逸搏心率≥40次/分但合并心脏扩大或左心室功能不全；③心房颤动清醒状态下无症状，但出现≥1次的超过5秒的长间歇；④房室交界区射频消融术后；⑤心脏外科手术后发生的预计不可逆性房室传导阻滞；⑥神经肌源性疾病伴发，无论是否有症状；⑦无心肌缺血情况下，运动时出现。

（2）任何阻滞部位和类型的二度房室传导阻滞产生的症状性心动过缓。

Ⅱa类：①无症状的三度房室传导阻滞，清醒时平均心室率大于40次/分但不伴有心脏扩大；②无症状性二度Ⅰ型房室传导阻滞，电生理检查发现阻滞部位在希氏束内或希氏束以下水平；③一度或二度房室传导阻滞伴有类似起搏器综合征症状或血流动力学损害；④QRS波时限正常的无症状性二度Ⅱ型房室传导阻滞。如果 QRS 时限增宽（包括孤立性右束支传导阻滞），则升级为Ⅰ类适应证。

Ⅱb类：①神经肌源性疾病伴发的任何程度的房室传导阻滞（包括一度房室传导阻滞），无论是否有症状，因为此类房室传导阻滞的进展难以预料；②使用药物和（或）药物毒性作用所致的房室传导阻滞，即使在停药后阻滞仍然可能再发。

Ⅲ类：①无症状的一度房室传导阻滞；②无症状的发生于希氏束以上的二度Ⅰ型房室传导阻滞，或不能确认阻滞水平在希氏束及其以下部位者；③预期可以恢复且不再复发的房室传导阻滞（如药物中毒，一过性迷走神经张力增高或无缺氧症状的睡眠—呼吸暂停综合征）。

（三）慢性双束支阻滞的起搏指征

Ⅰ类：①合并间歇性三度房室传导阻滞；②合并二度Ⅱ型房室传导阻滞；③合并交替性束支阻滞。

Ⅱa类：①虽未证实晕厥由房室传导阻滞引起，但可排除其他原因引起的晕厥，尤其是室性心动过速（证据水平：B）；②无临床症状，但电生理检查发现 H-V 间期≥100毫秒；③电生理检查时，由心房起搏诱发的希氏束以下非生理性阻滞。

Ⅱb类：神经肌源性疾病伴发的任何程度的双分支或任何分支阻滞，无论是否有症状，因为传导阻滞随时会加重。①分支阻滞不伴房室传导阻滞或无症状；②合并无症状的二度Ⅰ型房室传导阻滞。

（四）与急性心肌梗死有关的房室传导阻滞的起搏指征

Ⅰ类：①ST 段抬高型心肌梗死（STEMI）后出现持续希氏束系统二度房室传导阻滞伴双束支阻滞或希氏束系统内或希氏束以下三度房室传导阻滞；②房室结以下高度（二度或三度）房室传导阻滞伴束支与分支阻滞，如果阻滞部位不清楚则应进行电生理检查；③持续和有症状的高度或三度房室传导阻滞。

Ⅱa 类：无。

Ⅱb 类：房室结水平的持续性二度或三度房室传导阻滞，即使无症状。

Ⅲ类：①一过性的房室传导阻滞，无室内阻滞问题或伴孤立性左前分支阻滞；②新出现的束支或分支阻滞，不伴房室传导阻滞；③无症状的持续一度房室传导阻滞伴有束支或者分支阻滞。

急性心肌梗死需要临时心脏起搏者并不意味着需要永久心脏起搏。实际上，心肌梗死后需要进行永久心脏起搏治疗的病例很少，尤其是急性下壁心肌梗死者。合并束支阻滞和暂时性二度或三度房室传导阻滞的急性前壁心肌梗死患者的猝死通常和恶性快速心律失常有关，很少与发生的完全性房室传导阻滞合并较长的心室停搏有关。这些患者往往心肌梗死面积较大，随访数月后如存在心功能障碍，可能需要植入心律转复除颤器（ICD）而非单纯心脏起搏器。

（五）颈动脉窦高敏综合征和神经心源性晕厥患者的起搏指征

Ⅰ类：自发的或颈动脉窦刺激和颈动脉窦压力反射诱发的大于 3 秒的心室停搏，伴反复晕厥者。

Ⅱa 类：无明确诱发因素的超敏性心脏抑制大于 3 秒，伴晕厥者。

Ⅱb 类：显著症状性神经心脏性晕厥，记录到自发或倾斜试验诱发的心动过缓。

Ⅲ类：①颈动脉窦刺激引起的高敏性心脏抑制反射，但无明显症状或症状不明确；②场景性血管迷走性晕厥，回避场景刺激后晕厥不再发生。

（六）心脏移植后患者的起搏指征

Ⅰ类：预计不能恢复的有症状的心动过缓/变时功能不良及其他符合起搏器Ⅰ类适应证的情况。

Ⅱa 类：无。

Ⅱb 类：术后心动过缓持续时间较长或反复发作，影响其恢复和出院的患者。

（七）自动检测和起搏终止快速心律失常的起搏指征

Ⅰ类：无。

Ⅱa 类：可被起搏终止、反复发作的有症状的 SVT，但导管消融和（或）药物治疗无效或不能耐受药物治疗者。

Ⅱb 类：无。

Ⅲ类：存在具有快速前传功能的旁路。

（八）起搏治疗心动过速的建议

Ⅰ类：心动过缓依赖性持续性 V-T，伴或不伴长 Q-T。

Ⅱa 类：先天性长 Q-T 间期综合征高危患者。

Ⅱb 类：反复发作的症状性心房颤动伴窦房结功能障碍，药物治疗无效者。

Ⅲ 类：①频发或复杂的室性期前收缩，不伴有 Q-T 间期延长时；②由可逆原因引起的尖端扭转型室性心动过速；③没有其他起搏指征，仅为预防心房颤动而植入起搏器。

（九）肥厚型心肌病起搏指征

Ⅰ 类：合并窦房结功能不良和（或）房室传导阻滞中的 Ⅰ 类适应证的各种情况。

Ⅱa 类：存在显著的静息或应激情况下有明显流出道梗阻和药物治疗无效者。存在猝死危险因素时考虑植入双腔 ICD。

Ⅲ 类：①无症状或经药物治疗可以控制；②虽有症状但无左心室流出道梗阻的证据。

（十）儿童、青少年和先天性心脏病患者的起搏指征

Ⅰ 类：①高度或三度房室传导阻滞合并有症状的心动过缓、心功能不全或低心排量；②与年龄不相称的由窦房结功能不良导致的症状性心动过缓；③心脏手术后二至三度房室传导阻滞，持续大于 7 天仍不能恢复；④先天性三度房室传导阻滞合并宽 QRS 逸搏心律、复杂室性逸搏心律或心功能不全；⑤婴儿先天性三度房室传导阻滞，心室率＜55 次/分，或合并充血性心力衰竭，心室率＜70 次/分。

Ⅱa 类：①慢—快综合征需治疗者；②先天性三度房室传导阻滞，1 岁以上，平均心率小于50 次/分，或突然心室停搏，周长是基础心率的 2 或 3 倍，或有与变时功能不良相关的症状；③无症状窦性心动过缓合并复杂性先天性心脏病，静息时心率小于 40 次/分或有大于 3 秒的长间歇；④先天性心脏病患者，血流动力学由于心动过缓和房室不同步而受损；⑤先天性心脏病外科手术后不能解释的晕厥并有一过性完全性心脏阻滞并除外其他原因引起的晕厥。

Ⅱb 类：①暂时性手术后三度房室传导阻滞，恢复窦性心律后残留双束支阻滞；②先天性三度房室传导阻滞婴儿和青少年患者，无症状，其心室率可耐受，窄 QRS 波，心功能正常；③复杂性先天性心脏病双室修复术后，无症状性心动过缓，静息时心率小于 40 次/分或有大于 3 秒的长间歇但患者无症状。

Ⅲ 类：①手术后无症状性房室传导阻滞，其传导已恢复；②无症状的手术后室内双束支阻滞，伴或不伴一度房室传导阻滞，且没有一过性完全性房室传导阻滞；③无症状的二度 Ⅰ 型房室传导阻滞；④无症状的窦性心动过缓，最长间歇小于 3 秒，或最小心率大于 40 次/分。

上述内容虽然比较烦琐，但实际上也并未涵盖所有的临床情况。就某一个具体患者而言，永久性心脏起搏的指征并非总是明确的。通常，不可逆性、症状性心动过缓是植入永久心脏起搏器的主要指征。除上述内容外，具体患者应结合患者的具体病情，患者的意愿、经济状况等由负责医生做出是否需要植入永久心脏起搏器的决定。

三、心脏起搏适应证的扩展

以往永久性心脏起搏仅用于治疗病态窦房结综合征（SSS）、房室传导阻滞（AVB）等缓慢性心律失常，目前起搏的适应证得到了很大拓宽。从治疗心电衰竭发展到纠正心电紊乱（如预防阵发性房性快速心律失常），从治疗心电性疾病发展到治疗非心电性疾病（如治疗部分充血性心力衰竭）。

（一）预防阵发性房性快速心律失常

起搏治疗可通过起搏模式、起搏部位及起搏器的特殊程序来预防阵发性房性快速心律失常的发生。

1. 起搏模式

多项回顾性研究结果表明，心房起搏（AAI、DDD）与VVI起搏相比，在运动耐量、生活质量、心房颤动发生率和血栓栓塞性脑卒中等方面均具有明显的益处，约降低心房颤动发生率的30%。可能的机制有：①心房起搏可防止心房率下降，从而避免与心动过缓有关的房性期前收缩的发生，而房性期前收缩是诱发心房颤动的最常见原因；②消除期前收缩后的长间歇，减少心房复极的离散度；③心房起搏可改变心房活动模式，减少发生房内折返的危险性；④房室顺序活动也能减少心房压力，抑制心房机械重构。

虽然心房起搏和（或）双腔房室顺序起搏的临床试验显示其降低心房颤动的有效性，但由于这些试验都是与单独心室起搏比较得出的结论，因此，并不能区分是心房起搏本身的益处还是由于VVI起搏所致心电学及血流动力学的恶化而引起的后果。但无论如何，在预防心房颤动发生方面，以心房为基础的起搏方式比VVI起搏有益。因此，除持续性心房颤动或（和）心房静止外，应尽可能选择前者。

2. 起搏部位

房间传导阻滞（IACB）是指激动从右心房经Bachmann束向左心房传导明显延缓。IACB与房性快速心律失常的发生有明确的因果关系。IACB使右、左心房的电活动明显不同步而引起房内折返，引发短阵房性心动过速、心房扑动和心房颤动。

经右心房与冠状窦同步起搏右、左心房，可使IACB患者的双房电活动同步化，消除房间折返。已有很多临床报道证实双房同步起搏对伴有IACB的阵发性房性快速心律失常有良好的预防效果。另外，右心房内双部位起搏（右心耳＋冠状窦或右心耳＋房间隔）也可不同程度地使左心房"预激"，减轻心房内及心房间的电不均一性，有一定的预防房性快速心律失常作用。

3. 起搏器的特殊程序

近年来某些心脏起搏器开发设计了具有预防房性心律失常的程序，如常用的动态心房超速起搏（DAO）功能。房性期前收缩是诱发心房颤动的常见原因，持续超速心房起搏虽可抑制房性期前收缩，但会增加患者氧耗量，引起心悸不适及电池消耗加快等。具有DAO功能的起搏器通过持续调节起搏频率，以稍高于心房自身心率的频率起搏心房，减少长—短周期现象，持续超速抑制心房的异位活动而发挥其减少阵发性心房颤动发生的作用。另外，尚有运动后频率控制、房性期前收缩后反应、心房颤动后反应等起搏器的内置程序来预防心房颤动的发生。

如上所述，起搏治疗对预防阵发性房性快速心律失常有一定作用，但尚缺乏大规模临床试验的结果，起搏治疗仍然是药物治疗的辅助手段。目前尚不主张对无缓慢心律失常患者单纯为了预防房性快速心律失常而应用心脏起搏。另外，无论是起搏方式、起搏部位，抑或是起搏器的某些程序，对房性快速心律失常的发生均是起预防作用，不能终止其发作。

另外，对器质性心脏病合并持续性心房颤动，当药物不能满意控制心室率或患者不能耐受抗心律失常药物时可消融房室结后植入永久心脏起搏器。其局限性是仅控制了心室率，对心房颤动本身无作用。多数临床结果显示可改善血流动力学异常及相应的临床症状，但对预防血栓/栓塞并发症及生存率无影响。

（二）治疗梗阻性肥厚型心肌病

右心室心尖部起搏可使室间隔提前收缩，并与左心室壁收缩产生时间差，减轻二尖瓣收缩期前向运动（SAM）现象，缓解流出道梗阻。很多临床试验证实 DDD 起搏治疗后，流出道梗阻减轻，心功能改善。长期起搏也可减轻心室重构并由此进一步降低流出道压力阶差。

梗阻性肥厚型心肌病（HOCM）的多种治疗方法各有利弊。药物早期有效率为 40% ~ 60%，但最终因耐药或不良反应而影响疗效；外科手术创伤大，心肌切除不足会引起左心室流出道的残余狭窄，而切除过多会出现室间隔缺损并损伤主动脉瓣，且常引起完全性左束支传导阻滞（LBBB）；化学性室间隔消融术虽可减轻左心室流出道梗阻，但属有创性治疗（造成肥厚部位心肌梗死），有一定手术风险，可并发完全性束支或房室传导阻滞。另外，后期瘢痕的形成是否增加室性心律失常和心力衰竭的发生等也不清楚。

目前尚无外科手术、化学消融及起搏治疗的大规模随机对照的临床研究结果。应当指出的是，心肌切除术在有经验的医疗中心对 40 岁以下患者的危险性不足 1%，仍然是治疗有症状 HOCM 患者的疗效确切的治疗方法。而对年龄较大（外科手术及化学消融风险大），尤其合并存在传导系统功能低下（药物治疗发生困难）时，起搏治疗可能是最好的选择。MPATHY 试验和 PIC 试验的回顾性分析显示，65 岁以上患者更易从起搏治疗中获益。

另外，值得一提的是，起搏治疗较外科及化学消融创伤小，在起搏器保证下可给予较大的药物剂量，且该治疗系统可以撤回，也不影响今后其他创伤性治疗的实施。当然，起搏也可以作为外科及化学消融治疗手段的补充或补救措施（如出现房室或束支传导阻滞并发症时）。

为持续有效地夺获心室，起搏器 AVD 必须短于患者自主的 P-R 间期。因此，普通 DDD 起搏模式虽能缓解流出道梗阻，但其代价是减少了心室的充盈。而心室足够的充盈对 HOCM 患者很重要。双房右心室起搏因节省了右心房向左心房的传导时间，等于增加了左心房收缩对左心室的充盈作用，是目前 HOCM 起搏治疗的最佳选择。

（三）治疗颈动脉窦高敏综合征

颈动脉窦高敏综合征的治疗措施包括避免刺激颈动脉窦、药物、手术（切除颈动脉窦上神经）和起搏治疗。心脏抑制型和混合型是起搏治疗的适应证。多项研究发现起搏治疗可明显减少颈动脉窦高敏综合征患者晕厥的发生率。

（四）治疗血管迷走性晕厥

起搏治疗一般不作为血管迷走性晕厥（VVS）的一线治疗，它适用于药物无效或不能耐受的心脏抑制型和混合型 VVS 患者。起搏治疗可以大大延长从症状出现到意识完全丧失的时间，使患者感觉到晕厥先兆后预先采取防止晕倒的措施。临床资料表明，植入后抗晕厥的总有效率为 70% ~ 80%。具有频率骤降功能的起搏器疗效更满意。另外，由于 VVS 的发生机理与交感神经兴奋引起的过度心肌收缩有关，因此具有心肌阻抗传感器的频率应答起搏器在晕厥前可自动增加起搏频率，可能对预防晕厥的发生有益。

（五）治疗特发性长 Q-T 间期综合征（LQTS）

长 Q-T 间期导致尖端扭转型室性心动过速，大多认为是左、右交感神经张力不平衡（右低，左高），使心肌复极化明显不正常，产生反复发生的早期后除极，引发快速性室性心律失常，导致晕厥和猝死。早期后除极在心动过缓时更明显。起搏治疗可增快心率，减轻心肌复极化的离散度并提高患者对更大剂量的 β 受体阻滞剂的耐受性。

临床资料表明 DDD 起搏可明显减少 LQTS 患者晕厥发作次数、缩短晕厥持续时间和减少猝死的发生，但它并不能完全预防心脏性猝死。目前尚无临床试验比较起搏、心脏交感神经切除术和 ICD 对持续有症状患者的相对有效性。

对有心搏骤停或反复晕厥发作者应植入 ICD 而非心脏起搏器。目前起搏联合应用 β 受体阻滞剂仅适用于拒绝应用 ICD，且心律失常呈明显停搏依赖性的患者。

（六）用于单纯性长 P-R 间期

正常情况下，心室舒张期心房压力一直高于心室压力，二尖瓣处于开放状态，使血液持续从心房流向心室。心房收缩发生于心室舒张末期、心室收缩开始之前。心房收缩结束后心室进入等容收缩期，心室压力大于心房压力，二尖瓣关闭。心脏超声表现为反映心室舒张早期血流的 E 峰在前，心房收缩的 A 峰在后，E 峰和 A 峰分开。

过长的 P-R 间期使左心房收缩处于左心室舒张的早期或中期（异常的舒张相），而接下来的心房舒张便处在心室舒张的末期。心房表现为 E 峰和 A 峰融合。心室舒张末期室压高于房压，二尖瓣被反向压力差推起而提前不完全的关闭，造成心室舒张末期的二尖瓣反流。因此，过长 P-R 间期的患者（一度房室传导阻滞），可出现运动耐力明显下降的症状。P-R 间期明显延长的患者在休息状态下可能无症状，但运动时因 P-R 间期不能相应缩短，心房收缩逐渐靠近前一次心室收缩而产生类似于起搏器综合征的症状。心脏再同步化治疗（CRT）患者如合并存在一度房室传导阻滞则往往效果优于不伴有一度房室传导阻滞者，这从另一个方面反映了纠正一度房室传导阻滞的临床获益。

（孔丽丽）

第二节　起搏器选择与植入方法

一、起搏器选择

（一）病态窦房结综合征患者起搏方式的选择

（1）如年龄较轻，无房室传导阻滞或预测近期房室传导阻滞发生概率很低，文氏点正常者应选择 AAI 起搏以符合生理。否则应选择 DDD 起搏器。

（2）心房静止者选择 VVI 起搏器。

（3）慢快综合征者应选择 DDD 起搏器。

（4）变时功能不全及慢室率心房颤动患者应选择频率应答起搏器。在植入起搏器时无变时功能障碍者也可选择植入具有 R 功能的起搏器以备今后出现变时功能不全时开启此功能。具有双感受器的起搏器频率反应的特异性高。

（5）起搏器功能及起搏部位的选择：具有阵发性心房颤动者可选择同时具有预防心房颤动功能的起搏器。对房室传导正常的患者选择具有减少右心室起搏功能的起搏器是合理的。如存在房间传导阻滞伴发的房性快速心律失常，可考虑房间隔起搏。

（6）如因血管迷走性晕厥植入起搏器，建议选用具有频率骤降功能或闭环刺激系统的

DDD（R）起搏器。

（7）如梗阻性肥厚型心肌病选择起搏治疗，应选择 DDD 而非 VVI 起搏。

（二）房室传导阻滞患者起搏方式的选择

很显然对于高度或三度房室传导阻滞患者 AAI 模式是不适合的。

（1）VVI 起搏模式：虽可避免由于心率缓慢导致的心搏骤停危险并能使心率及心排血量（CO）增加，但存在不能房室同步的弊端，不推荐使用。除非患者存在持续心房颤动或心房静止或其他非医疗原因（经济等）。

（2）DDD 是目前临床上被广泛采用的起搏模式，它能在避免心脏停搏的前提下实现房室同步，从而使患者的每搏量（SV）和心排血量增加。可用于伴或不伴 SSS 者。

（3）窦房结功能正常或预期发生窦房结功能不全概率低者，可选择 VDD 起搏模式。

（4）针对起搏依赖患者，无论怎样延长起搏器的 AVD，心室总要被起搏，此时减少右心室起搏的策略是无意义的。

（5）虽流出道间隔部起搏尚缺乏大规模的有益证据，对起搏依赖患者推荐导线放置在 RVOT 间隔部而非 RVA，但需规范植入的部位（非 RVOT 游离壁）。术后加强随访，如今后发生心功能不全，则建议升级为 CRT。

（6）心功能正常者长期的 RVA 起搏的确会导致部分患者心功能下降，但其发生时间、比例及易发生心功能损害的高危人群目前尚不清楚。针对心功能正常且高度依赖起搏的起搏模式选择，无论新植入抑或更换，尚无证据直接进行 CRT 治疗，后者性能/价格比不高。

（7）对于 LVEF≤35% 的起搏依赖患者进行 CRT 治疗已经有明确的适应证指南。

另外，应结合患者的经济状况、年龄、一般情况及所合并的疾病进行综合考虑，如高龄、肿瘤晚期、长期卧床等患者可不必选择生理性起搏以便获得更加合理的性能/价格比。

二、术前准备

早期几乎所有心脏起搏器均需开胸植入心外膜电极导线，起搏器埋藏在腹部。随着经静脉心内膜电极导线的应用及起搏器体积的大大缩小，起搏器的安置已由心脏外科医生在手术室完成发展到由心脏内科医生在放射科或导管室就可完成，由全身麻醉改为局部麻醉，人工心脏起搏系统的安置越来越普及。

必需的设备包括 C 臂 X 线机、起搏分析仪、心电监护仪、除颤器及必要的抢救药品。

（1）病史和体格检查：要注意可能影响起搏器植入途径和位置的事项，如患者的优势手（通常将起搏器放置在优势手的对侧）、先天性畸形（如是否存在永存左上腔静脉）、三尖瓣疾病和是否做过三尖瓣手术。

（2）收集临床资料（后前位和侧位胸部 X 线片、心电图及相关血液检查等）。

（3）签署知情同意书（内容包括手术风险、手术益处和起搏模式选择等）。

（4）在手术前要停用华法林及阿司匹林 3~5 天。如果考虑患者停止抗凝后风险大，则应考虑静脉应用肝素，手术前 4~6 小时停用。目前很多中心也采取不停用抗血栓药物，术中加强止血、术后加压等措施，未见出血明显增多。

（5）手术区域备皮。

（6）建立静脉通道。

（7）关于起搏器植入前是否需要预防性应用抗生素问题一直存在争议。目前公认的建议为植入术前 1 小时开始静脉应用抗生素到手术结束。也有一些中心对易患心内膜炎的高危险人群，如人工瓣膜或复杂先天性心脏病患者、更换起搏器的患者、长时间手术患者及可能存在污染的临床情况患者预防性应用抗生素数日。

三、埋藏式心脏起搏

目前绝大多数使用心内膜电极导线。技术要点包括静脉选择、导线电极的放置和起搏器的埋置。

（一）静脉选择

通常可供电极导线插入的静脉左右各 4 条，浅静脉有头静脉、颈外静脉，深静脉有锁骨下静脉和颈内静脉。通常多首选习惯用手对侧的头静脉或锁骨下静脉（何者为首选依植入医生的习惯而定）。如不成功，再选择另一侧头静脉或锁骨下静脉。最后选择颈内或颈外静脉。另外，近年来尚推崇经腋静脉途径植入起搏电极导线。

1. 切开头静脉

头静脉在胸三角沟内的脂肪组织中可以找到。胸三角沟由三角肌的中缘和胸大肌的外缘构成。头静脉在喙突水平于胸大肌下方终止于腋静脉。它通常伴有一条神经，分离时应避免将其损伤以免日后留下神经痛。有时头静脉很细甚至缺如，如太细，可向近心端分离。暴露头静脉后，在近端和远端各放置一粗结扎线，结扎远心端，用眼科剪剪开静脉近心端后将电极导线送入。

（1）优点：安全，是所有静脉途径中并发症最少者。

（2）缺点：有时头静脉太细或走行畸形（多在进入腋静脉处）而不能插入电极导线或使其顺利进入锁骨下静脉，失败率为 10% ~ 20% 。另外，同时送入双根电极导线的成功率不高。

2. 锁骨下静脉穿刺

锁骨下静脉是腋静脉的延续，在颈底部两侧与颈内静脉汇合成无名静脉。穿刺点通常在锁骨中点与第一肋之间的间隙内，与皮肤成 30° 角，针头指向胸骨上凹，进针同时缓慢负压抽吸注射器，直至抽到静脉血。成功后从针腔插入导引钢丝，在 X 线透视下送至下腔静脉处，再沿钢丝插入含有扩张管的可撕性长鞘，拔除钢丝及扩张管后快速送入起搏电极导线，随后撕弃鞘管。指引钢丝有时易进入颈内静脉，此时可回撤至两静脉交界处并转动钢丝，通常能顺利进入无名静脉。

穿刺时应注意：①不宜太靠内侧以免肋间隙太窄引起日后出现电极导线"锁骨下挤压现象"导致电极导线绝缘层断裂等；穿刺过程中不应遇到任何阻力，否则应重新选择进针方向及穿刺点位置，通常此时穿刺点应外移或下移；不应强行顶着阻力进针，这将导致送入扩张鞘困难或不能自由操纵导线（被局部软组织卡住使导线进退两难）；日后局部组织压迫导线，产生导线挤压综合征（导线磨损、断裂）；②如穿刺时患者有同侧上肢的放射性疼痛是损伤臂丛的表现，必须重新寻找穿刺点，即使此时已穿刺成功；③插入扩张管和鞘管前一定要确定指引钢丝在静脉系统而非动脉系统，强烈推荐将指引钢丝送入下腔静脉以确定其在静脉系统内；④锁骨下动脉在锁骨下静脉的后上方，如穿刺到动脉后可适当将进针方向下移。

（1）优点：方法简便、快速、可靠，可同时送入多根电极导线。

（2）缺点：有一定的近、远期并发症。近期有锁骨下动脉损伤、气胸、空气栓塞、损伤臂丛神经等，远期主要为电极导线可能在锁骨下入口处发生磨损、断裂。

如需通过锁骨下静脉插入两条电极导线（心房和心室），可采用下述方法。①自一根套管（通常需要11F）送入两条电极导线，优点是耗材减少、费用降低，同时避免了第二次静脉穿刺的风险。②保留钢丝技术：即放置第一根电极导线时只拔除扩张管而保留指引钢丝，撕弃鞘管后沿保留的原指引钢丝送入第二套可撕开鞘系统，退出导引钢丝并由此放入第二根电极导线。其优点是避免了第二次静脉穿刺的风险。方法①、②的缺点是穿刺部位易出血，且房、室导线在放置时常互相牵扯增加操作难度。③分别两次穿刺送入两套可撕开鞘系统。优点是双电极导线在放置时不会互相影响，穿刺部位出血发生概率减少。缺点是增加了第二次静脉穿刺的风险。

如手术需送入两条或以上电极导线（右心房和右心室或左心室），可采用下述方法：①锁骨下静脉同时送入两条电极导线（方法见上）；②自头静脉同时送入两条电极导线（如头静脉足够粗）；③一条在头静脉，另一条通过同侧锁骨下静脉送入。此方法占用了同侧常用的两条静脉，对日后更换电极导线不利，通常不建议采用。

3. 颈内静脉穿刺

颈内静脉位于颈动脉鞘内，在胸锁关节的后方与锁骨下静脉汇合成无名静脉。当患者头部向对侧转动45°时，颈内静脉自耳郭向下走行至胸锁关节外的1~3cm处。最常用的穿刺定位方法有两种（图2-1）：①中位进针，自胸锁乳突肌胸骨头、胸锁乳突肌锁骨头和锁骨构成的三角的顶端入路，进针方向与额面成30°，方向指向胸锁乳突肌锁骨端下方；②后位进针，在胸锁乳突肌外侧与颈外静脉交汇点的后方经胸锁乳突肌下方指向胸骨上窝进行穿刺。另外，也有人习惯取患者正常头前位，先在颈部下1/3扪及颈总动脉搏动，颈内静脉总在颈总动脉的外侧并与之并行，如医生站在患者右侧判断右颈静脉途径，将中指放在右颈总动脉的走行上，则颈内静脉就在示指下。如穿刺到颈总动脉，则需再偏向外侧进针。穿刺成功后按上述锁骨下静脉穿刺方法分别送入指引钢丝、扩张管及可撕性鞘管和电极导线。

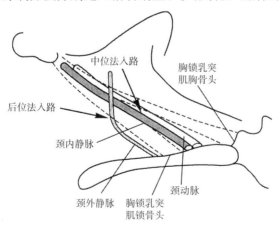

图2-1 颈内静脉穿刺方法

（显示中位法和后位法入路穿刺颈内静脉）

（1）优点：方法简便、快速、可靠，可同时送入多根电极导线。

（2）缺点：有颈内动脉损伤、空气栓塞等风险。皮下隧道长且要通过锁骨表面，后者与电极导线长期磨损容易产生电极导线故障，尤其是消瘦的患者。

4. 颈外静脉切开

颈外静脉位于颈部浅筋膜，在胸锁乳突肌表面向下后斜行，至该肌后缘锁骨上处进入深筋膜并汇入锁骨下静脉。通常在取头低位时就能看到颈外静脉的轮廓。于锁骨中点上2～3cm在相对应静脉的皮肤上做一长1～2cm横切口，钝性分离浅筋膜后就可在颈阔肌下找到颈外静脉。静脉壁薄，须小心分离。后续操作步骤与切开头静脉送入电极导线的方法同。

（1）优点：粗大，可同时送入双电极导线。

（2）缺点：皮下隧道长且要通过锁骨表面，与电极导线长期磨损容易产生电极导线故障，尤其是消瘦的患者。通常为其他静脉途径失败后的最后选择。

实际上，颈内及颈外静脉很少用到。因为绝大多数情况下都能通过两侧的锁骨下静脉成功送入电极导线。由于锁骨上的皮下隧道容易使导线或皮肤发生磨损，因此，宁可选择对侧血管也不宜在锁骨下静脉穿刺失败后直接选择同侧的颈内或颈外静脉。

5. 腋静脉穿刺

锁骨下静脉穿刺虽然比较成熟且成功率很高，但存在一定的近期及远期并发症。由于"锁骨下挤压现象"导致的电极导线绝缘层故障甚至电极导线断裂屡有报道，因此近年来有人提倡采用腋静脉植入途径，既可避免锁骨下静脉穿刺导致的远期故障的可能性，又具有静脉粗大、能同时放置多根电极导线的优势，尤其是近年来 ICD 及 CRT 的逐渐广泛应用。

腋静脉实际上是锁骨下静脉的胸外段，是锁骨下静脉出上纵隔、横过第一肋时的延续。腋静脉前方有胸小肌、胸大肌和胸锁筋膜覆盖。平行于胸三角沟，在其内1～2cm 处与皮肤成45°进针，如未能穿刺到腋静脉，可在透视下找到第一肋，然后向外向后进针，直至进入静脉。腋静脉穿刺的并发症为由于进针太深导致气胸和骨膜损伤。

实际上，腋静脉与锁骨下静脉并无严格界限，靠外侧穿刺锁骨下静脉时实际上已经属于腋静脉的范畴。

临床上经常会遇到重新植入新导线的情况：①植入的 VVI 或 AAI 起搏器，日后需要再放置心房或心室导线以获得房室同步或心室起搏；②植入普通起搏器后因病情的发展需要升级为 ICD 或 CRT 或 CRTD。这些情况均需要重新植入新的电极导线。如果原电极导线是通过静脉切开置入的，则再分离该静脉作为第二条新电极导线植入的静脉入路是非常困难的，此时应选择静脉穿刺。反过来，如原电极导线是经皮穿刺植入的，则第二次经皮穿刺或静脉切开都是可行的，只是穿刺时要避免损伤原电极导线。有时血管内由于血栓形成甚至阻塞，则不能再在同侧植入新的起搏电极导线。在这种情况下，电极导线需从对侧静脉植入，植入后通过皮下隧道（应估测电极导线的长度）拉回到原囊袋中与原电极导线共同连接于新的起搏器上。如原电极导线废弃不用的话，也可再在对侧重新制作新的起搏器囊袋以避免过长的皮下隧道对皮肤的磨损，尤其是消瘦的患者。

（二）导线电极的放置

在自头静脉插送过程中，电极导线自头静脉进入腋静脉入口或自腋静脉进入锁骨下静脉入口处时常因成角明显而致使电极导线插入困难，此时可抬高和外展患者肩部，或将导引钢丝外撤2～3cm 使电极导线顶端变软，或改换头部带有弯曲的导引钢丝继续插送，往往可顺利进入腋静脉、锁骨下静脉和无名静脉。切忌强行插入。如上述操作仍未能使电极导线进入锁骨下静脉，可先将电极导线退出后做血管造影以明确血管走向及有无畸形，或直接改用同侧锁骨下静脉穿刺。偶尔会发现头静脉近端是盲端，此时只能改用其他静脉途径。

永久起搏电极导线的操作与其他右心导管或临时起搏电极导线的操作不同，因永久电极导线本身很软，不能靠扭转或旋转来操纵。采用弯钢丝（根据心脏大小和位置决定指引钢丝前段弯度的大小）或回撤指引钢丝等方法通常都能将电极导线到位。

1. 右心室电极导线的放置

（1）右心室心尖部电极导线的植入：电极导线进入右心室后可先送入右心室流出道以确定未误入冠状静脉窦。也可侧位透视，若电极导线头端指向前方则在右心室，如指向后向脊柱则进入冠状窦。另外，室性期前收缩也是判断电极进入右心室的简单、可靠的方法。电极导线送入流出道后回撤电极导线使其顶端下落，此时直接前送导线或改用直的指引钢丝前送电极导线多可将电极导线顺利固定在右心室心尖部肌小梁中。

（2）右心室间隔部起搏：由于较好的血流动力学效果，近年来右心室间隔起搏逐渐开展，尤其是在心功能不全且心室起搏依赖患者需植入心脏起搏器时。右心室形状近似锥体，室上嵴是右心室壁上的一较宽的弓形横行肌隆起，位于右心房室口与肺动脉口之间。它将右心室分为流入道和流出道。流出道是流入道向左上方延伸的部分，向上逐渐变细，形似倒置的漏斗，壁光滑无肉柱，称为动脉圆锥或漏斗部。流入道的左后上部分和流出道的左后部分构成室间隔。室间隔的中低位在流入道，而高位在流出道。流入道和流出道都可以分为间隔、前壁和游离壁。室间隔处无肌小梁，所以只能用主动固定电极。间隔处的定位主要靠起搏心电图和X线影像学来判断。①起搏心电图表现为 II、III 和 aVF 导联主波向上，应调整位置，选择 I、aVL 导联主波均向下的位置，因此时电极更加接近室间隔和左心室；②X 线影像投照选择 LAO 45°，这是 X 线的心脏四腔图，透视下调整电极头朝向脊柱方向。可用做成两个弯的指引钢丝，前端的弯朝后，易使电极朝向室间隔，后端的弯为进入三尖瓣用。测定各参数合格后顺时针旋转 8~10 圈，在 X 线下观察螺旋头是否已伸出。在重度三尖瓣反流患者，往往流出道是容易固定的部位。

估测电极导线是否固定良好是右心室电极导线植入过程中非常重要、不可或缺的操作步骤，可以通过轻轻回拉电极导线感觉是否遇到阻力来判断，这是电极导线成功固定的可靠标志。如轻轻回撤电极导线就能使电极导线移位的话，建议重新更换电极导线位置以免术后发生脱位。当然，也可在透视下通过患者深呼吸、咳嗽等动作来判断电极导线顶端的固定情况。

一旦判断电极导线到位且固定良好，可描记心腔内心电图。方法为肢体导联按常规与心电图机相连，用鳄鱼夹把心电图 V_1 导联与电极导线尾端连接器相连，获得单极心腔内心电图。也可把双极起搏电极导线尾端连接器上的顶端电极和环状近端电极分别与心电图导联的右上肢和左上肢相连，记录的 I 导联心电图即代表两个起搏电极之间的心电活动。正常右心室室壁（电极顶在心壁的心内膜上）腔内心电图呈 rS 形，ST 段抬高呈损伤电流表现。如出现典型的腔内心电图表现，通常提示电极导线位置和起搏参数良好，尤其是当 ST 段抬高大于 5 分钟时提示主动导线固定可靠。但也有不少中心已不再记录腔内心电图。

要用起搏系统分析仪（PSA）测试下列起搏参数。①起搏阈值：以比自主心率高出 10~20 次/分的刺激频率进行测试，将输出电压逐渐降低或逐渐增高的方法来判断夺获心室的最小电压。现在通用的激素电极导线的起搏阈值多为 0.3~0.5V，要求起搏阈值 <1V。②R 波振幅 >5mV。③斜率 >0.75V/s。④系统阻抗在 500~1 000Ω。

一旦电极导线测试完毕，应当在电极导线进入静脉口或穿刺点处用非可吸收线结扎固定。注意不要用缝线直接结扎电极导线，而应结扎在电极导线固定保护套上或用周围组织包裹电极导线后结扎，以免对电极导线绝缘层造成永久性损伤。

2. 右心房电极导线的放置

使用已塑形的 J 形翼状被动固定导线或带有 J 形塑形钢丝的主动导线。当 J 形翼状被动固定导线进入右心房近三尖瓣水平时，部分回撤指引钢丝，使其顶端靠自然张力向上成 J 形，旋转电极导线使 J 形头部向左向前朝向胸骨方向，继而向上轻轻回抽电极导线，J 形电极导线顶端多能比较容易地进入右心耳梳状肌中。后前位 X 线透视可见电极导线顶端指向左前上，电极头随心房收缩左右移动，随呼吸上下移动，深吸气时由 J 形变成 L 形，深呼气时由 L 形变成 J 形，则提示电极导线在右心耳固定牢固。也可顺时针或逆时针旋转电极导线使其产生自然力矩，用以观察电极导线顶端固定情况。可进一步采用各种呼吸动作和咳嗽来判断电极导线固定的程度。另外，由于心房结构的差异、起搏参数及需可靠固定的要求，不少患者右心房电极最终固定的部位不在 2～3 点的位置。

使用 PSA 检测起搏参数要求 P 波振幅 >2mV，起搏阈值 <1.5mV，斜率 >0.5V/s，系统阻抗在 500～1 000Ω。右心耳房壁腔内心电图 P 波高大，R 波很小，P-R 段抬高。由于双极电极导线的广泛应用及目前起搏器具有较高的感知灵敏度，P 波振幅的要求标准也可适当放宽。

双腔起搏时，通常先安置好心室电极导线后再安置心房电极导线。操作心房电极导线时避免钩住已植入的心室电极导线。

3. 经冠状窦电极导线的放置

冠状窦左心房起搏技术最早于 1968 年用于治疗窦性心动过缓导致的反复室性心动过速患者，以后在临床上得到广泛应用。20 世纪 70 年代末期由于更加安全可靠的 J 形心房电极和螺旋固定电极的问世，经冠状窦左心房起搏一度被废弃不用。直到 1990 年再次提出应用冠状窦左心房起搏治疗病态窦房结综合征、房间传导阻滞引发的快速房性心律失常，尤其是近年来双室同步起搏治疗充血性心力衰竭的广泛开展，经冠状窦进行心脏起搏这个几乎被遗忘的古老技术才又重新得到重视和应用。

（1）左心房电极导线：双房同步起搏是在常规右心房起搏基础上进行同步左心房起搏。有 3 种方法能进行左心房起搏：①开胸后将电极缝在左心房上；②穿刺房间隔将电极送至左心房进行起搏；③将电极送入冠状窦进行左心房起搏。方法①、②由于手术创伤大或需终身抗凝等缺点，基本不用。方法③是目前左心房永久起搏的主要方法。

冠状窦电极导线植入方法与电生理检查中冠状窦电极导管（EP 导管）植入方法相同。尽量将电极导线送到冠状窦最远端的心大静脉，调整其方向，寻找位置稳定、起搏和感知良好且在高能量时也无心室夺获的位置。通常起搏电极导线在冠状窦近端或中间且电极头朝上时提示电极与左心房密切接触。

最初用普通心室电极导线植入冠状窦失败率达 13%～14%，包括电极脱位及由于起搏阈值升高而不能起搏等。Medtronic 公司研制出非翼状头双极起搏电极——SP2188 冠状窦电极，该电极有两个 45°角弯曲。近头部形成的第一个 45°角有利于导管进入冠状窦并与心房组织接触。在环状电极后形成的第二个 45°角使电极导线易在冠状窦固定而不脱位。利用此种电极导线植入冠状窦成功率为 97.5%。

位置固定后冠状窦电极导线与 Y 形转换器阳极孔连接，右心房电极与阴极孔连接，经转换器两者组成新的双极电极导线，进行双房同步起搏和感知。转换器尾部与起搏器的心房孔相连。根据患者不同情况选择不同类型的起搏器和起搏方式。当患者仅有房间传导阻滞和房性快速心律失常时，应选择 AAT 起搏方式。由于右心房和冠状窦电极组成一对起搏电极，因此任何一侧的心房电活动都能及时触发对侧心房同步起搏，使其不仅能在窦性心律时同步起搏左、右心房，而且在左心房或右心房出现期前收缩时也能及时触发另一心房起搏，达到双房持续同步除极，有效预防房性期前收缩诱发的折返性快速房性心律失常。如患者同时存在房室传导阻滞时需选用 DDD（R）起搏器，以保证双房同步和房室顺序起搏。

（2）左心室电极导线：除了 CRT 植入左心室导线外，常规经右心室心内膜植入失败的患者也可采用经冠静脉植入左心室导线起搏左心室的方法，如三尖瓣重度反流、三尖瓣机械瓣置换术后及右心室心内膜起搏参数不满意等。

经冠状静脉系统放置电极导线进行左心房或左心室起搏与传统的经心内膜右心房、右心室起搏不同，前者是通过静脉血管内膜传递脉冲刺激，且电极导线没有固定装置，因此存在起搏阈值偏高、易脱位等问题，另外，可能存在冠状静脉穿孔、血管血栓形成、远期阈值升高等问题，相信随着经验的积累和植入电极导线的不断改进会逐渐完善。

4. 通过永存左上腔静脉放置电极导线

正常左上腔静脉应该闭锁，约 0.5% 的人群存在永存左上腔静脉，后者直接与心脏静脉直接相连。当存在交通支时对起搏器植入手术影响不大，但部分患者同时合并右上腔静脉闭锁或缺如，此时只能通过永存左上腔静脉植入电极导线，相对比较困难。放置心室电极导线到右心室心尖部，必须设法以锐角跨过三尖瓣，此时可利用右心房侧壁将电极导线顶成环形而弹入右心室完成。心房电极导线通常采用主动螺旋电极导线固定在右心房侧壁上。

如不能通过左上腔静脉送入电极导线，右侧上腔静脉又缺如，此时可能需要通过心外膜植入起搏电极导线。

5. 心外膜电极导线的放置

只在很少情况下才应用心外膜电极导线，包括进行心脏外科手术患者的临时心脏起搏、经静脉途径电极导线反复脱位、三尖瓣机械瓣换瓣术后、经静脉植入困难（如永存左上腔静脉合并右上腔静脉缺如）等。现在随着双室同步起搏治疗充血性心力衰竭的临床广泛应用，经心外膜左心室起搏又开始增多起来。

（三）起搏器的埋置

起搏器一般埋置于电极导线同侧的胸部皮下。囊袋的制作通常在电极导线放置前进行，这有利于囊袋的确切止血，且手术操作误损伤及移动已固定好的电极导线的风险减少。局部麻醉下依起搏器大小做皮肤切口，分离皮下组织至深筋膜下，在肌膜表面钝性分离一皮下囊袋。囊袋可与静脉插管为同一切口或另外一个切口，如为后者，则需做一隧道将电极导线引入囊袋部位。要注意皮下隧道的深度，避免太浅，以免日后电极导线磨损皮肤。将电极导线的尾端连接器与起搏器的终端插孔相连接，拧紧附有密封盖的固定螺丝。注意止血。把多余的电极导线盘绕并压于起搏器下放入囊袋内（这样可避免多余电极导线因张力压迫表面皮肤及将来更换起搏器时损伤原电极导线）。用缝线通过起搏器上的缝合孔固定起搏器，尤其在老年人和肥胖女性，以免日后发生起搏器下坠。如伤口或囊袋渗血多，可放置引流条。逐层缝合皮下组织和皮肤。

四、临时性心脏起搏

根据病情可分为紧急临时心脏起搏和择期临时心脏起搏。

（一）紧急临时心脏起搏

有经皮起搏、经食管起搏、经胸壁穿刺起搏、开胸心外膜起搏和经静脉起搏 5 种方法。对同一个患者可能根据需要先后采用几种不同的起搏方法，例如情况紧急时可先选经皮起搏，一旦病情稳定则改用经静脉起搏。

1. 经皮起搏

是所有紧急临时心脏起搏方法中速度最快的一种。通过安置在胸部的电极片使电流通过心脏起搏心肌。电极片放置的位置见图 2-2。通常脉宽 20～40 毫秒，输出电流为 40～70mA。经皮起搏并发症发生率低，主要为胸部疼痛和咳嗽。最大的弊端是不能保证稳定、持续有效的可靠心脏起搏，尤其是当起搏的患者为循环衰竭终末期、心肌严重缺血缺氧或存在严重电解质紊乱时起搏更加困难。通常生命体征稳定后应立即改用经静脉起搏。

2. 经食管起搏

通常经食管起搏用于诊断和终止室上性折返性心动过速，也可进行心脏负荷试验（无法运动或正在服用负性变时作用药物的患者）和临时心脏起搏。可在床旁迅速实施，既不需穿刺静脉也不需透视检查。通常脉宽需要 10 毫秒，输出电流为 30mA。主要是起搏心房，而起搏心室效果差。不推荐长期使用，条件允许时尽快改用经静脉起搏。

3. 经胸壁穿刺起搏

在剑突下或胸骨旁用套管针穿刺到心室壁，回抽到血后沿套管内放入 J 形起搏电极导线，使电极与心室肌接触，然后拔除套管，并用另一皮下注射针作为无关电极即可进行临时起搏。由于可引起心肌或冠状动脉撕裂导致心脏压塞或血气胸，风险较大。另外，由于经皮起搏技术的出现和发展，经胸壁穿刺起搏现已废弃不用。

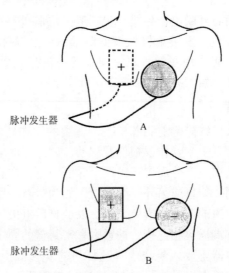

图 2-2 经皮起搏电极片放置的位置

A. 前后位：负极片位于心尖部，正极片位于背部脊柱与右肩胛骨之间；B. 前位：负极片位于心尖部，正极片位于右前胸上部

4. 开胸心外膜起搏

如已开胸做心脏按压或行心脏外科手术，可直接在心室表面缝上心外膜电极进行心外膜起搏。

5. 经静脉起搏

是最常用的紧急临时心脏起搏方法。由于其可靠、稳定和易耐受的特点，目前临床上紧急心脏起搏几乎均采用经静脉途径。如患者情况允许应尽量移至能进行 X 线透视的放射科或导管室做经静脉临时心脏起搏，如情况紧急或不便搬动患者时也可在床旁进行。如心脏已停搏、无血流推动或无心电显示时，经静脉起搏则难以成功。

床旁进行的紧急临时心脏起搏注意事项：①静脉选择，多选用右侧颈内静脉或左侧锁骨下静脉穿刺，因其路径短且不易进入静脉分支；②通常电极导线前送过程中（据体外实测长度尚未到达心室部位时）不应遇到明显阻力，否则可能是电极导线未进入上腔静脉而误入其他血管，此时应回撤电极导线并旋转后再送入；③在推送电极导线时应进行连续心电监测，如观察到室性期前收缩则提示进入右心室；或在持续保持起搏脉冲输出的情况下推送电极导线观察夺获心肌心电图的图形来判断电极导线的位置；④可直接用带球囊的漂浮起搏电极导线沿血流漂送到右心室。

（二）择期临时心脏起搏

多采用经静脉双极心内膜起搏。通常选用股静脉、锁骨下静脉或颈内静脉穿刺送入临时起搏电极导线。在选择静脉入路前应排除或纠正患者的出血倾向或凝血功能障碍，在不能确定时应首选股静脉入路，因该部位发生出血时容易压迫。另外，要考虑是否日后需要安置永久性心脏起搏器，如是，尽量不用锁骨下静脉，以免发生静脉血栓或感染，影响日后永久心脏起搏电极导线的植入。

通常选择右侧股静脉穿刺。穿刺点在右侧腹股沟韧带下 2～3cm，股动脉搏动的内侧，通常位于腹股沟皱褶的下方，对于肥胖患者此位置可能更高些。由于在较低位置时股浅动脉常常位于股静脉之上，所以应避免穿刺位置太低，以免损伤股浅动脉并造成动静脉瘘。穿刺成功后通过 Seldinger 技术送入临时起搏双极导线至右心室心尖部。固定良好后测试腔内心电图和起搏参数。

为临时心脏起搏设计的起搏器的输出电刺激强度通常用电流来表示，要求起搏阈值小于 2mA，理想情况下小于 1mA。当存在心肌梗死、心肌缺血、使用抗心律失常药物、高钾血症等代谢紊乱情况时起搏阈值会升高。感知阈值的测试应在低于自主心率 10 次/分时测试，逐渐降低感知灵敏度（增加灵敏度数值）直至起搏器不能感知自身心腔内电位而发放脉冲。通常要求感知灵敏度大于 5mV，此时将起搏器的感知灵敏度设置为感知阈值的 1/2，输出电压应放在起搏阈值的 2 倍以保证在近期阈值升高时也能夺获心室。一旦得到稳定的心室起搏和感知阈值，可将起搏电极导线用非可吸收线固定在皮肤上。体外起搏器通常为 VVI 临时起搏。

经静脉临时起搏电极导线电极头端呈柱状，没有主动或被动固定装置，故不如永久起搏电极导线固定稳定，发生电极导线移位的情况较永久心脏起搏常见。应加强术后心电监护，包括早期的起搏阈值升高、感知灵敏度改变及电极导线脱位等，尤其是起搏器依赖患者。另外，由于电极导线通过穿刺点与外界相通，因此要注意局部清洁，避免感染，尤其是放置时间较长者。另外，经股静脉临时起搏后患者应保持平卧位，静脉穿刺侧下肢制动。

五、术后处理

随着起搏器、电极导线和植入技术的不断发展，手术创伤越来越小，并发症发生率已很低，因此，植入术后并不需要常规及严格的心电监护。通常术后的处理及注意事项如下。

（1）观察心律、血压、局部及全身反应。术后多会出现局部疼痛、低热等，通常不需特殊处理或只需对症治疗。

（2）常规术后记录 12 导联心电图，这对判断起搏系统的感知、起搏功能非常重要，并能作为资料保存，以协助今后可能出现的诸如电极导线移位等并发症的判断。

（3）囊袋处沙袋加压 6~8 小时。

（4）拍摄后前位和侧位胸部 X 线片获得起搏器、电极导线位置和两者连接情况的资料，也可提供有无气胸、心包积液或胸腔积液的证据。

（5）不必平卧，平卧太长时间会导致诸如肺栓塞等严重并发症。应避免植入侧上肢的突然大幅度运动。

（6）逐渐恢复原有的抗血栓治疗。

（7）出院前做好宣教工作，包括如何识别起搏器囊袋的并发症如感染、出血和血肿的征象以及如何定期随访。通常建议患者植入起搏器的一侧上肢避免举重物或剧烈活动（尤其是剧烈的外展动作）。应提供患者有关起搏器的资料，包括含有起搏器和电极导线制造商、型号和序列号的袋装卡片。

六、儿童的起搏治疗

目前尚无专门针对儿童设计和制造的特殊型号的起搏电极导线和起搏器。由于儿童疾病本身及其他相关问题，儿童心脏起搏有其特殊性。

与成人不同，小儿较多情况下会使用心外膜电极导线。对于解剖异常的情况，或上腔静脉进入心脏的通道不通畅应选择心外膜电极导线。另外，体重不足 20kg 的儿童发生锁骨下静脉血栓的机会较大，而且此类血栓使下次再次植入心内膜电极导线变得困难，因此这类患儿也主张应用心外膜电极。通常当首次植入的起搏器寿命到期更换时患儿已发育长大并可以接受经静脉途径植入起搏电极导线。

如决定放置心内膜电极导线，也有儿童的某些特殊性。通常选择 VVIR 起搏器。主要的原因是避免心腔内异物过多，另外的原因是儿童放置心房导线比较困难：成人使用的右心房 J 形电极导线对较小的儿童显得过大，能够放置电极导线的可供选择的右心房面积较小，而且有些先天性心脏病在外科矫正手术时已切除了右心耳。右心室建议选择主动导线，因为患儿一生需要更换起搏电极导线的机会较多，而主动电极导线的拔除相对容易。要在心腔内留置较长的电极导线以便于将来生长发育之需。

囊袋可置于胸前筋膜或在腹部肋下腹直肌表面的筋膜层。应尽量采用频率应答起搏器。起搏器植入后的随访同成人，只是要注意患儿的快速生长可导致电极导线发生移位（长度不够），因此，要及时随访，拍摄胸部 X 线片并做出评估。

（王春晓）

第三节　心脏起搏相关并发症及处理

一、植入手术相关并发症及处理

多数并发症如术中仔细操作应当可以杜绝，有些则难以完全避免。并发症发生率的多少与植入医生的经验和技巧密切相关。

（一）心律失常

手术操作电极导线进入右心房、右心室后，往往因机械性刺激引起房（室）性期前收缩、短阵房（室）性心动过速、心房颤动（少见）甚至心室颤动（罕见）。其中，期前收缩和短阵心动过速几乎不可避免，实际上，它是术者判断电极位置的重要依据。一旦电极导线固定或撤离原部位，心律失常通常即可消失而无须特别处理。

1. 预防

避免粗暴操纵电极导线。

2. 处理

（1）如出现持续快速心律失常，应回撤电极导线，避免电极对心肌的继续刺激。

（2）如反复出现心律失常，则应尝试更换电极导线的安置部位。通常经上述处理后心律失常即可消失而不必应用药物治疗。

（二）局部出血

局部出血较常见，多表现为术后囊袋积血。与手术止血不完全有关。通常是由于囊袋内小静脉渗血引起，也可能是来自小动脉或沿起搏电极导线逆行溢出的静脉血液。症状和体征包括疼痛、肿胀和有时囊袋切口位置的出血。持续的囊袋大量积血是起搏器囊袋感染的重要原因，因为血液在非血管组织中的淤积可成为良好的细菌培养基。

1. 预防

术前停用抗血小板药物或抗凝药物；术中严格止血；如术中渗血明显，可囊袋内放置引流条 1~2 天。

2. 处理

小量积血可以采用加压包扎、沙袋压迫等措施并停用抗血小板药物或抗凝药物，通常可以自行吸收。有明显血肿形成时可在严格无菌条件下在囊袋下方起搏器表面做一小切口挤出陈旧积血块。

（三）锁骨下静脉穿刺并发症及处理

1. 气胸、血胸

可能没有症状，在胸部 X 线检查时才发现。在植入起搏器后患者出现呼吸困难或胸膜炎样胸痛时应考虑该诊断。少量气胸不需干预治疗，气胸对肺组织压迫大于 30% 时需抽气或放置引流管。血胸可视出血量的多少而酌情处理。

2. 误入锁骨下动脉

此时应拔除针头和（或）导引钢丝并局部加压止血（切勿插入扩张管），通常无需特殊处理。如不慎已插入扩张管，应由胸外科医师至手术室处理，切忌自行拔出而造成大出血。

3. 空气栓塞

空气栓塞很少见，可发生在锁骨下静脉和颈内静脉穿刺时。静脉穿刺过程中嘱患者避免深呼吸、咳嗽（可致胸腔负压骤增），并注意静脉鞘管口的封堵等。另外，撤出扩张管后应迅速插入电极导线并尽快撕开鞘管，这些措施均有助于预防空气栓塞的发生。可出现短时间的气急等。通常随着这些小气泡弥散到肺组织，症状会很快消失。

（四）胸大肌刺激

固定电极导线的塑料螺帽脱落、起搏电极导线断裂引起电流泄漏到周围组织、分离囊袋时太深至肌层、单极导线的起搏器正面朝下放置在囊袋（阳极直接接触胸部肌肉）内等原因均可引起局部肌肉跳动。

接触不良者或电极导线断裂者需重新手术，否则可调低起搏强度或改用双极起搏。

（五）皮肤压迫性坏死

常见于手术时制作的皮下囊袋过紧、张力过高或位置过浅，以及皮下隧道过浅的消瘦患者在电极导线跨越锁骨前的相应部位处。

一旦出现坏死应立即做坏死区切除并重新在原位置或更换位置重新制作囊袋。应及时发现皮肤压迫性坏死征象，以免破溃后引起继发感染，增加处理难度。

（六）心脏穿孔

使用质硬的临时起搏电极导线和内有指引钢丝的永久起搏电极导线操作过于粗暴和（或）对心脏壁顶得太紧等均可导致心脏穿孔，可在术中或术后出现。术中可见导线进入肺野或心包腔，常出现心脏压塞症状及体征；术后可出现起搏功能不良或起搏图形的变化及（或）心脏压塞症状及体征。

当患者在植入起搏器后出现胸痛、心包摩擦音或低血压时应考虑心脏穿孔可能。胸部 X 线检查可能会发现心影增大或电极头在心影外。膈肌刺激、心室起搏电图的改变，提示心室电极穿出心脏。由于目前永久起搏电极导线都比较软，故心脏穿孔实际发生概率很低，放置临时起搏电极导线时相对常见。

1. 预防

术中操作应避免粗暴，尤其在指引钢丝存在时。建议指引钢丝不要插到导线顶端，尤其是在接近心房、心室壁时。术后加强监护。

2. 处理

术中出现心脏穿孔时应小心将导管撤退至心内膜或心腔，并严密观察患者血压和心脏情况。很多时候能继续完成手术，尤其是心室穿孔。一旦出现心脏压塞表现，应紧急心包穿刺放液并持续引流，如症状不缓解应考虑开胸行心包引流及心脏修补。继续安置电极时应避免将其放置在穿孔部位。

（七）感染

可发生在植入早期（与手术有关）或后期（通常由于囊袋坏死或破溃引起）。感染部位早期呈红肿硬结，继而化脓。感染可能仅累及起搏器囊袋，也可累及整个系统，后者可引起危及生命的脓毒血症和感染性心内膜炎。再次手术（即更换起搏器）较初次植入的感染发生率高。致病微生物多为皮肤菌属如表皮葡萄球菌。

1. 预防

术中严格无菌操作，注意导管室的消毒，加快手术速度。

2. 处理

国内外都已制定了植入心脏器械发生感染后的处理原则。一旦确定感染，无论只局限于囊袋还是发生了全身感染，都应立即移除整个起搏系统后局部清创处理。如植入时间太长或电极导线上有大的赘生物时需要心脏外科医生协助。经过 2 周确定菌血症已治愈后重新将新的起搏系统植入到对侧。目前国内存在的问题是缺乏拔除导线的装置，开展此项技术的医学中心也很少，很多都先采取保留起搏系统的姑息清创措施，多数都会复发，反而加重了医患纠纷。

（八）膈肌刺激

可引起顽固性呃逆。右心室心尖部起搏，尤其是在高起搏输出时可能会直接刺激膈肌，而心房电极可能会刺激右侧膈神经。实际上，常规右心耳、右心室心尖部起搏时膈肌刺激较少见，而经冠状静脉安置左心室电极导线时较常见。另外，也应考虑有心脏穿孔的可能。

1. 预防

在安置电极时应以最大的起搏强度（10V）测试是否存在膈肌刺激，可预防日后发生此并发症。

2. 处理

降低起搏器输出能量（通常是提高起搏脉宽的同时降低输出电压），若症状持续存在，应重新调整电极位置。

二、与电极导线相关的并发症及处理

（一）阈值升高

起搏阈值升高可分为早期和晚期升高。早期升高主要由电极接触的心内膜或心肌局部水肿所致。起搏电极导线置入后两周内有生理性阈值上升，严重时可导致起搏失效，一般在 4~6 周后起搏阈值可逐渐回落。随着激素电极的广泛应用，早期阈值明显升高的发生率已显著下降。晚期阈值升高可能与电极接触的心肌纤维化、坏死或电极导线本身的故障等有关。

早期起搏阈值增高时，可通过程控增高能量输出继续观察。如术后 3 个月时仍不能恢复可接受的范围时则需重新更换电极位置。当然如为失夺获或电极导线本身有问题，则必须更换位置或更换新的电极导线。

（二）电极脱位与微脱位

是术后较常见的并发症，在电极导线刚刚植入尚未发生血凝块或纤维化时容易发生脱位。可导致间歇起搏、不能有效起搏、起搏阈值升高及感知功能障碍。明显移位时 X 线检查可以发现，而微脱位者 X 线透视可见电极头仍在原处，但实际已与心内膜接触不良。

1. 预防

在电极导线植入时需在透视下让患者深吸气、咳嗽等，并轻轻回拉电极导线以验证电极固定情况。

2. 处理

微脱位时起搏参数有恢复的可能，但明显脱位者需重新手术，调整电极位置。

（三）电极导线折断或绝缘层破裂

通常发生在电极导线经常屈曲处，如锁骨下及三尖瓣处，也可由于缝线结扎过紧或术中误损伤所致。可表现为间歇起搏或起搏完全失效、感知不良、局部肌肉刺激、电极导线阻抗改变等。如阻抗很低则考虑绝缘层破损；如阻抗很高，则要考虑电极导线折断。

（四）电极导线尾端连接器与起搏器接触不良或松脱

表现为无或间歇出现刺激脉冲信号，与体位或按压囊袋等有关，电极导线阻抗可随两者接触情况正常或很高。

1. 预防

术中要将电极导线尾端连接器插到起搏器插孔的深部并旋紧，应轻轻外拉以证实接触牢固。

2. 处理

重新手术，固定接插件及螺丝。

（五）静脉内血栓形成或阻塞

与起搏电极导线有关的血栓形成通常是亚临床性的。静脉（通常为锁骨下静脉）急性阻塞后可出现同侧手臂肿胀甚或上腔静脉综合征，表现为胸壁水肿、面部肿胀或胸壁表浅静脉曲张。通常随着侧支循环的建立水肿逐渐消失。与起搏电极导线有关的血栓形成脱落后可引起肺栓塞、肺动脉高压甚至右心衰竭，但较少见。

初始治疗包括热敷和抬高患肢。有症状的静脉血栓或阻塞可能需要抗凝或全身溶栓甚至外科手术。后续治疗包括长期应用阿司匹林或华法林。

三、与起搏器相关的并发症及处理

随着工程学方面的进展，起搏器的元件损坏、外壳密封不严、化学电池产气使外壳爆裂、体液渗漏入起搏器等起搏器本身的故障已罕见，上述原因均可导致起搏失效。有时线路元件故障，形成起搏频率奔脱，这时起搏频率骤增（＞150次/分），可引起室性心动过速甚至心室颤动，需紧急处理（罕见）。另外，起搏器可能被电烙或直流电除颤损坏。

常见的与起搏器有关的并发症如下。

1. 起搏功能不良

螺丝钉松脱、电极导线尾端未插到起搏器插孔的最远端等原因不能构成电源回路，因而导致不起搏或间歇起搏。治疗方法是重新手术。

2. 感知功能障碍

（1）感知不良：起搏器不能感知心肌自主除极电活动，出现竞争心律。主要原因为起搏器感知灵敏度过低和自身P波、QRS波群幅度太低，另外电极导线绝缘层破损和起搏器电路故障也可导致感知功能不良。此时可根据不同原因，调高起搏器感知灵敏度，重新安置电极导线寻找P波或QRS波幅度较高的部位，更换电极导线或起搏器。

（2）感知过度：由于起搏器的感知灵敏度太高，或由于外界信号太强（如环境中的高频电磁波），造成起搏脉冲的发放受抑制，可引起患者心率变慢甚至因长时间无心搏而出现危险。处理是调低感知灵敏度，延长不应期或将电极程控为双极（植入的必须是双极电极导线）。

3. 电池提前耗竭

在起搏器达到使用寿命前出现起搏频率比原先设定频率降低 10%、脉宽增加 10%、无脉冲输出、双腔起搏变为 VVI 方式或 R 功能丧失、电池电压下降、阻抗升高等提示电池提前耗竭，此时需更换起搏器。

四、与起搏系统相关的并发症及处理

（一）旋绕综合征

起搏器在囊袋内旋转，患者可能未察觉。电极导线因此可能扭转并导致过度牵拉甚至将电极导线拉出心脏。

（二）起搏器综合征

使用 VVI 型起搏器的某些患者可出现头昏、乏力、活动能力下降、低血压、心悸、胸闷等表现，严重者可出现心力衰竭，称为起搏器综合征（PMS）。少数情况下也可发生在 DDD 起搏伴房间传导阻滞时。PMS 发生机制如下。①血流动力学改变，心室起搏时，由于生理性房室顺序活动丧失，使心房失去"辅助泵"的作用，心排血量减少 10%~30%。另外，起搏电极导线还可能引起三尖瓣关闭不全。当心房内压力升高时，通过心房内压力感受器的作用，可抑制增加周围血管阻力的血管反射，导致血压明显下降。②电生理异常，室房逆传（VAC）。在 SSS 中，约 60% 的患者 VAC 保持完整，而 AVB 患者中仅 40% 有 VAC，因此 SSS 患者较易出现 PMS。

不同的研究中，PMS 的发病率差别很大（0.1%~83%），这可能是因评判标准的不同而非研究结果之间的真正差别。当将 VVI 程控为 DDD 模式时，所谓"无症状"的患者感觉会更好，提示存在亚临床的 PMS。若发生 PMS 且为非起搏依赖者，可减慢起搏频率以尽可能恢复自身心律，必要时更换为房室顺序起搏器。DDD（R）发生 PMS 时可用左右心房同步起搏方式。

（三）PMT

PMT 是双腔起搏器主动持续参与引起的心动过速。由于所引起的心动过速呈现宽 QRS 波群因而易误认为是室性心动过速，尤其是双极起搏电极的刺激信号不易辨认时。

PMT 共有 3 种表现形式：第一种为患者在发生房性快速心律失常时起搏器跟踪快速心房率导致的快速心室起搏；第二种形式为过感知心房腔的信号，如肌电位；第三种是 PMT 最常见的一种形式，即环形运动性心动过速，见前述。

由于 60% 的 SSS 和 40% 的 AVB 患者存在室房逆传，因而约有 50% 的 DDD 起搏器患者可能产生 PMT。其中，室性期前收缩是诱发 PMT 的最常见原因。另外，心房起搏不良也很常见，因为这两种情况下的心房都容易被逆传所激动。当植入 DDD 起搏器的患者有阵发性心悸时，要考虑 PMT 的可能。

预防的方法有：①将 PVARP 程控得更长（比测得的室房逆传时间长 50~75 毫秒）；②可适当降低心房感知灵敏度，将正常较大的前传 P 波与较小的逆传 P 波区别开来以避免心室跟踪后者；③延迟感知 A-V 间期（使逆传 P 波或落入 TARP 内而预防 PMT）；④启动起搏器对 PMT 的自动预防程序；⑤根据引起 PMT 的原因，如服用抑制室性期前收缩的药物、提高心房起搏输出电压等。

处理的方法有：①起搏器上放置磁铁使起搏器变为 DOO 起搏方式而临时终止 PMT；②延长 PVARP，使逆传的心房除极落在 PVARP 内（一般认为 300 毫秒的 PVARP 可消除绝大多数 PMT）而终止 PMT；③程控起搏方式为心房无感知（DVI、VVI、DOO）或非跟踪方式（DDI）而终止 PMT；④启用起搏器具有的终止 PMT 的自动识别和终止程序；⑤降低最大跟踪频率，使心室率不至于过快。

（杜　蕊）

第四节　心脏起搏系统的随访

与其他心脏介入治疗不同，成功植入心脏起搏器手术只是医生完成的第一步相对简单的工作，大量烦琐但很重要的工作是术后患者的长期随访。随访工作自植入当日开始并贯穿患者的一生。国内外都先后制定了植入心脏起搏器的随访指南。

一、随访内容

术后随访的目的除了对起搏器进行跟踪以便及时发现电池耗竭征象以更换起搏器外，还需对整个起搏系统，包括患者、起搏器、电极导线和起搏器的可程控参数进行定期监测，综合评估目前治疗方案的有效性和最佳状态，根据具体情况做出相应的程控调整。

随访内容包括病史、体检、常规体表心电图、动态心电图、胸部 X 线片和应用程控器进行询问和程控等。

（一）询问病史

应注意植入起搏器后患者原有症状的变化及有无新症状出现。通常术前存在的头晕、黑蒙和晕厥会减轻或消失，除非这些症状本来就与心率慢无关。当然，新出现的诸如脑血管本身的病变或起搏系统工作不正常也会导致上述症状。另外，植入 VVI 起搏器患者要注意有无活动耐量下降、疲乏无力及呼吸困难等表现，如有，要考虑出现了起搏器综合征。此时，可通过血压明显变化、颈静脉搏动的"大炮波"、房室瓣反流的杂音等体征进一步验证。很多患者将术后出现的诸多不适都归咎于与植入起搏器相关，此时随访医生应仔细检查，明确两者的关系并做好解释工作。

（二）体格检查

听诊心率不应低于起搏器设置的低限频率（或滞后频率），如低于则应考虑出现了起搏系统的故障。植入起搏器后除囊袋的轮廓和手术瘢痕外通常并无明显阳性体检发现，但偶尔可能会出现下列阳性体征。

1. 颈静脉搏动

可见于无心房颤动患者植入 VVI 起搏器后，是由于房室不同步所致。

2. 第二心音出现逆分裂

由起搏导致的 CLBBB 所致。

3. "起搏器音"

出现在起搏脉冲释放后，原因不清，可能是由于肋间肌或膈肌收缩引起。

4. 三尖瓣反流的收缩期杂音

反映右心室电极导线可能引起三尖瓣关闭不全。

5. 心包摩擦音

如出现在植入术后不久要考虑心脏穿孔可能。但的确有报道摩擦音可能来源于心内膜，因此时超声心动图并无心包渗出的依据。

（三）体表心电图检查

对判断起搏和感知功能很有帮助。如自主心率快于设置的起搏输出频率，此时心电图上多无刺激脉冲信号，虽然这时无法判断起搏功能（可通过放置磁铁或程控提高起搏频率来判断），但至少反映起搏系统的感知功能正常，除非起搏器电池耗竭。临床医生在给植入起搏器患者申请心电图检查时应注明起搏模式，以便于心电图的分析和判断。

做 12 导联心电图并观察心电图上的下列现象：①是否存在起搏刺激信号，如果存在，确定其是否夺获相应的心腔；②如果没有起搏刺激信号，则确定自主心脏除极的时间是否足以解释无起搏刺激（感知）。

（四）动态心电图检查

对间歇、短阵出现的起搏、感知功能障碍很有帮助。另外，也有助于对患者间歇性的快速或缓慢心律失常事件、室房逆传、PMT 等的发现。

（五）放射影像学检查

术后即刻的胸部 X 线片检查或随访过程中的 X 线检查（拍片或透视）可有助于对下列问题的判断：①气胸或液气胸，是确诊手术中穿刺并发症的可靠依据；②术后胸部 X 线片的随访和对比有助于对电极导线移位（需拍正、侧位片，尤其是心房电极导线，在后前位上有时难以判断电极的具体位置）、断裂、电极导线极性（可通过顶端电极的数目和尾端连接器上的连接头来识别）、电极导线与起搏器接口连接不良等的判断；③X 线对单纯电极导线绝缘层断裂、电极导线微脱位等无帮助，但 X 线检查可通过对电极导线在锁骨下入口处（最易出现电极导线断裂的地方）压迹的发现为判断电极导线故障提供间接佐证。

通过上述检查多能迅速有效地发现有无故障及故障可能的来源部位。但无论如何，最后明确诊断以及决定进一步的处理措施时都需要再结合相应程控分析仪对起搏器进行的遥测和程控结果，后者也能发现潜在的一些问题。

（六）程控分析仪进行的随访程控

如上所述，利用程控分析仪进行分析是判断起搏系统故障和决定进一步处理的决定性随访步骤。如果最近查询过起搏器，则可检查已程控的起搏器参数，包括起搏感知功能，尤其是起搏模式、基础频率、上限频率和其他功能如自动模式转换等。另外，可对电极导线阻抗、电池状态、起搏及感知阈值、各种直方图、趋势图等进行查询和分析，协助明确故障的有无及来源。询问的数据通常分为实时测量的数据和存储的事件，前者为即时事件，后者为以前记录的事件。许多程控步骤都将询问作为第一步。

1. 起搏功能

因起搏的 P 波有时与自主 P 波形态无明显差别，尤其是当双极电极钉样脉冲信号很小时，此时可通过观察心室率（如患者自身房室传导功能正常）来证实心房夺获的存在。测试心房起搏阈值时通常需将起搏频率高于窦性心律至少 20 次/分，使窦性心律逐渐增加和减少的机会降到最低以免间歇性抑制起搏输出而干扰评估。房室传导功能正常患者在测定双腔起搏器心室起搏阈值时需缩短起搏或感知 A-V 间期。

夺获阈值的显著变化可能是电极导线机械故障的早期标志，或者反映了与疾病进展相应的电极导线—组织界面的病理变化。

2. 感知功能

感知功能的测试需要有心脏的自身活动，可通过降低起搏频率、延长起搏 A-V 间期等来评价心房和心室的感知阈值，并以此测试结果根据临床需求设置灵敏度。

3. 电池状态

随着起搏器植入人体后时间的延长，电池的能量会逐渐消耗直至耗竭。为避免因电池突然耗竭导致起搏系统功能障碍，制造商均设法提供能反映电池状态的容易测定的指标，通常是基础频率或磁铁频率，尚有起搏模式和（或）一项或多项特殊功能（如频率适应）的消失。制造商定义了起搏器在不同电池状态下的工作方式，并在起搏器技术手册中注明。

电池耗竭一般有两种独立的状态：建议更换时间（RRT），也称为更换指征（ERI），出现在电池电压（与输出电压不同）降至制造商设定的水平，处于此阶段时，在出现不稳定的起搏或出现系统功能全面障碍前，一般起搏器仍能正常工作 3～6 个月，应在此阶段安排择期更换起搏器；如果 RRT 阶段被错过（通常是由于未及时随访），电池电压会继续下降直至到达耗竭期（EOL），或称为服务末期（EOS），此时起搏器功能变得不稳定且不可预知，此时为相对的医疗急症，应迅速收入院尽早更换起搏器，尤其是起搏器依赖患者。

另外，电池的寿命依赖于起搏器程序的设置以及起搏支持的程度。通常起搏器公司对每款起搏器都规定了担保条件和年限。

4. 电极导线

由于电极导线在体内随心搏和肢体运动一直处于伸缩弯曲、扭转甚至被挤压状态，因此，电极导线是起搏系统中相对最容易出故障的部分，所以对电极导线完整性的评价是随访中不可或缺的。通常通过测试电极导线阻抗来间接了解电极导线的完整性，有些起搏器可以提供电极导线阻抗的趋势图。另外，必要时可做激发试验来协助判断潜在或间歇出现的电极导线故障。激发试验包括前伸、外展、旋转或挤压囊袋部位，同时进行心电图、事件标记、心内电图及数据的测量监测。

电极导线故障可表现为无刺激脉冲、不起搏、间歇起搏或出现感知功能障碍，通常需要重新更换新的起搏电极导线。如为双极电极导线可临时程控为单极，有可能会恢复起搏及感知功能，但只是权宜之计。

5. 针对起搏器的常用程控参数

主要目的是充分发挥起搏器最大生理功能，最大限度提供最佳血流动力学效应，节省起搏器能源。常用程控参数包括：①起搏频率，为了充分鼓励自身心律（具有更好的血流动力学效应）以及当患者存在心绞痛时可降低起搏频率；而当患者存在心功能不全及慢频率依赖性快速心律失常时可增加起搏频率；②输出能量，可根据临床情况对起搏器输出电压进行程控，多在植入 3 个月后将输出调低至起搏阈值的 2 倍以节约电能；而在阈值增高、电极微脱位或电池耗竭前应提高输出以夺获心肌，以此作为进一步处理的临时过渡；③感知灵敏度，在过感知时可提高感知值（降低灵敏度），而在感知不足时可降低感知值（提高灵敏度）；④其他，起搏参数尚包括 A-V 间期、滞后、不应期、起搏方式、极性等。

实际上，目前上市的部分起搏器可对上述部分参数进行自动调整而无须程控。

随着起搏技术的发展，尤其是数字化起搏器的应用，利用数字化技术取代模拟技术，使起搏器的数据存储、处理功能明显增强，起搏器可提供节律回顾、各种事件计数器、阻抗、腔内振幅趋势图、心房率、心室率直方图、24小时心电监护等，并能对发现的问题提出解决的程控建议。对这些存储数据进行仔细的分析，有利于提供临床上有用的治疗选择。如模式转换次数的多少反映了房性快速心律失常的发生频率，可协助对抗心律失常药物的疗效进行评价及评估是否使用抗血栓药物。

（七）随访频度

通常根据患者的病情以及不同医院、医生的具体情况和经验决定随访频度。在出院前对起搏系统进行详细的评估，并要求患者在植入后大约1个月内回医院检查，主要包括伤口愈合情况及起搏参数设置等；植入3个月后因起搏阈值趋于稳定，要求患者此时再次随访，通过检测起搏阈值等调整包括起搏输出电压、频率应答等参数。以后每半年或1年随访一次。起搏器植入超过6~7年应根据情况加强随访频度，若为起搏器依赖患者更应增加随访频率。

（八）频率适应性起搏器的随访

在植入术中，多数频率适应性功能处于关闭状态。一般在术后能活动时启动频率适应功能，最佳程控时间为术后6~8周（注：有些起搏器在植入术后8小时在极性确认、传感器初始化完毕后自动启动DDDR模式）。目前尚缺乏系统和标准的频率适应性起搏器的随访方案，不同感受器及不同公司产品可程控随访的内容不尽一致，通常在开始时多采用估测、建议或默认值。对频率感受器的适应性个体差异很大，随访时要耐心、个体化。

体动传感器起搏器可程控的频率适应性参数包括：频率适应的速度和恢复时间，频率适应的斜率，频率适应感知阈值以及频率适应的上、下限感应频率等。加速度可调节范围包括15秒、30秒及60秒，时间可有2.5分钟、5分钟和10分钟几个调节范围，而频率适应性斜率决定了相同感知指标变化时起搏频率的上升幅度。频率感知阈值越低，越易感知相关指标的变化。低感知阈值时，穿衣、刷牙等就会引起起搏频率增快（误感知）。频率适应的下限频率通常与起搏器的基础起搏频率一致，而上限频率可等于或低于上限跟踪频率。

判断程控是否合适的指标主要是日常活动及运动后患者的自觉症状。轻微动作即感心悸的可能原因是感知阈值偏低、斜率太高等。活动后仍感疲乏的原因可能是R功能未打开、感知阈值太高或斜率太低或并非变时功能不全的原因等。可结合运动试验时起搏频率的变化、查询起搏器内贮直方图及Holter检查等客观标准进行综合判断。

程控的方法一为开启R功能前通过起搏器存储功能，查询患者频率分布范围，开启R后在1~3个月再次查询频率分布范围，结合患者症状、正常人频率分布范围来综合调整频率适应性参数。方法二为开启R后让患者做活动测试，借助于起搏器自动记录描记测试数据，用程控仪查询起搏器存贮的运动测试结果，根据此结果调整频率应答参数。后者改变了原来主要依靠患者主诉程控的缺点，使其相对有据可依。双感受器（Q-T+ACT，MV+ACT）的随访相对较简单。一方面，传感器之间可进行交叉检测，减少了单感受器的误感知；另一方面，双感受器起搏器具有很多自动化功能，如感知斜率自动优化、自动初始起搏参数、自动交叉核对、自动生成频率应答分布图、自动频率应答趋势优化、自动将分布贴近目标模板等，医生无须程控，避免了随访程控的麻烦和盲目性。通常两种传感器均开启并进行交叉感知、验证，也可单独程控为单一传感器（体动）。

（九）起搏器的远程监测

近年来各家起搏器厂家都推出了起搏器的远程监测功能，也陆续在国内开始应用。现有的临床研究显示远程监测可获得几乎所有诊室程控所获得的存储信息，可早期发现/治疗有意义的事件，可安全地替代诊所随访，减少随访次数，尤其是对心室起搏依赖患者增加了患者的安全度。

二、起搏器常见故障及处理

在判断疑有起搏器故障的患者时，很重要的一点是仔细阅读心电图。起搏器系统功能异常通常表现为无刺激信号、不能夺获或不能感知。

（一）无刺激信号

可能为下列常见原因之一。

（1）如放置磁铁后可解决问题，则原因多半是过感知。可能由于电磁干扰、肌电位、交叉感知或 T 波过感知等引起。处理方法为降低感知灵敏度。

（2）假性功能障碍。可能由于不能看出太小的双极刺激电信号或起搏器使用了正常的一些起搏功能如滞后或自动模式转换等。可通过临时程控为单极以观察起搏信号或通过程控仪询问目前起搏参数的设置及是否开启了特殊功能。

（3）电极导线故障。可能是由于与起搏器相连的螺丝松动或脱接、电极导线导体故障或电极导线绝缘层破损。怀疑电极导线问题时应及时拍摄胸部 X 线片。胸部 X 线片可能会显示电极导线尾端连接器未能与起搏器紧密相连或显示电极导线圈断裂，遥测电极导线阻抗异常。处理：重新手术旋紧螺丝或更换起搏电极导线。

（4）起搏器故障。如证实为起搏器故障，如电池耗竭，应更换起搏器。

（二）不能夺获

可能为下列原因之一。

1. 起搏阈值升高

电极导线末端电极的输出不能有效刺激与电极相连的心肌，是为传出阻滞。见于植入早期起搏电极头部的炎症反应、电解质紊乱（如高钾、酸中毒）、抗心律失常药物（尤其为 Ⅰc 类药物）、心肌纤维化（如心肌病、心肌梗死）。处理：可临时提高输出电压，纠正可能引起的原因，如应用激素、纠正电解质紊乱或更换起搏位置。

基础起搏频率为 70 次/分，AVD 130 毫秒，VRP 350 毫秒。房室顺序起搏，但心房脉冲与 P 波距离明显延长。自身窦性心律慢于起搏频率，因此，不能确定心房感知功能。QRS 波心室也失夺获（可自脉冲与后续 QRS 波之间的距离和 QRS 波动形态来判断）。后续的 QRS 波落入其不应期中而未被感知，未重置 V−A 间期。

2. 电极脱位或穿孔

需重新放置电极导线。

3. 电池耗竭

需更换起搏器。

（三）不能感知

即感知不良，可能为下列原因之一。

1. 心内膜信号太小

心内膜信号太小包括电解质紊乱、酸中毒引起的暂时改变或心肌梗死或心肌病引起的局部心内膜永久性改变。此时需提高感知灵敏度，或更换起搏位置。

2. 电极脱位或穿孔

需重新放置电极导线。

3. 起搏器故障

需更换起搏器。

不能感知时需要与功能性感知不良相鉴别，后者是指由于起搏器正常的时间周期设置，诸如不应期、空白期等所引起，不要与真正的感知不良相混淆。

三、环境对起搏系统的影响

能感知自主心电信号和被其抑制或触发是设计起搏器的基本原理。但一些外界具有类似特性的信号在某些情况下可干扰起搏器的功能，影响起搏器的正常工作，尤其是医院内医疗设备和医院外电子设备的干扰作用。

（一）医院内电磁干扰

1. 电烙

外科手术中常用的电烙对起搏系统有一定影响。应注意以下 3 点。

（1）术前：应检查患者对起搏器的依赖程度。如患者依赖起搏器则需准备好临时起搏装置。如手术区域靠近起搏器，则需关闭频率适应功能以避免由于震动或压力传输到起搏器而引起不适当的快速心脏起搏。

（2）术中：起搏器可能通过感知电烙引起的电磁干扰（EMI）而抑制其输出。应用电烙时应尽量缩短时间，并采用双极方式，离起搏系统大于 15cm。如为起搏器依赖患者，术前可程控起搏器为 VOO 或 DOO 方式。

（3）术后：应再重新检测起搏器的功能，包括起搏模式、起搏阈值和阻抗以确定起搏器功能是否正常。如为心脏手术，术后拍胸部 X 线片以验证是否存在电极导线折损和脱位。

2. 磁共振显像（MRI）

MRI 引起的磁场和射频信号会对心脏起搏器产生扭力矩或造成其功能障碍。现代起搏器较早先的起搏器含有更少的铁磁性材料，因此磁场引起的扭力矩已不常见。磁力可能会关闭起搏器弹簧开关并引起非同步起搏。射频信号可能会抑制起搏、加速起搏或恢复到重置模式。单极起搏器更容易受到 MRI 的干扰。通常起搏器患者应避免接触 MRI，除非认为绝对必需。

3. 电波碎石术（ESWL）

ESWL 是用水压振动波治疗肾结石的方法。水压波可干扰或损害起搏器功能，植入起搏器患者应尽量使碎石波束远离起搏器。体动式频率适应起搏器的压电晶体可能会被震荡波损伤，而且震荡波也可能引起起搏器过感知并由此导致非生理性快速心脏起搏，术前应关闭其频率适应功能。起搏器可能将震荡波误识别为心房活动，因此应将双腔起搏器程控为 VVI 以避免快速心室起搏。

4. 放射治疗

诊断性放射剂量对心脏起搏器无影响。对胸部如乳腺和肺肿瘤的放射治疗可能会干扰起搏器功能或对起搏器造成累积性损伤。在隔离带之间的逸漏电流会对起搏器电路造成损伤，此损伤直接与累积性放射剂量有关。在接受放射治疗前后都应对起搏器进行检测，应屏蔽起搏器或必要时移到其他位置。

5. 向患者体内输入电脉冲

以测量每分通气量的心脏监护器可能会干扰以每分通气量为感受器的频率适应性心脏起搏器的正常功能，此时应关闭 MV 感受器。

6. 经皮电神经刺激（TENS）

是用于缓解急性或慢性神经肌肉痛的一种方法。TENS 要放一电极板于疼痛部位皮肤上，而皮肤是与起搏器相连的。一般认为 TENS 在双极起搏器中使用是安全的，而在单极起搏器中使用时可能需要降低后者的敏感性。

7. 牙科器械

有些牙科器械可能抑制起搏器，尤其是单极起搏器。振动可能会增加体动感受器起搏器的起搏频率。

8. 心脏复律或除颤

直流电复律或除颤可能会损伤起搏器或使起搏器被重整。如果必须进行直流电复律或除颤，应采取前后位置放置电击板，尽量远离起搏器，至少大于 10cm，并在电复律或除颤后对起搏器进行检查。除颤电流也可能会引起心肌组织的变化并由此引起失夺获（阈值升高）和（或）丧失感知功能（心内电信号振幅下降），这些变化通常是暂时的。

9. 电休克治疗（ECT）

电休克是治疗某些精神疾患的一种方法，通常不影响起搏器的功能。在 ECT 前后应检查起搏器的功能。慎重起见可以进行心电监护。电休克过程中可能会因抽搐引起肌电干扰而抑制起搏器的功能。

10. 射频消融

射频消融可使起搏器产生频率奔放，应将起搏器程控至 VOO、AOO 或 DOO 模式。

（二）医院外电磁干扰

1. 移动电话

在接收或打出电话时可能会干扰起搏器。电话与起搏器之间的任何作用都是暂时的。将电话移开就可恢复起搏器的先前工作状态。建议安置起搏器的患者至少保持移动电话和起搏器装置之间的距离 15cm。不要将手机靠近起搏器（即衬衫口袋），因为虽然手机不使用，但处于开启状态时仍能发射信号（如在接收状态）。在用手机通话时应使用植入起搏器对侧的耳朵。

2. 监视装置

该反盗窃系统是在人们经过的门上安置一个产生电磁场的装置。经过此区域可能会干扰起搏器的功能，一般为抑制起搏器脉冲的输出。安置单极起搏器的患者尤其易受电子监视装置的干扰。

3. 工业电子设备

包括电焊机，可能会产生强烈的电场。电场的范围因设备不同而异，如果足够大时可能会干扰单极起搏器的功能。安置起搏器的患者应对个人周围的环境进行测试以保证安全。

4. 微波炉及其他家用电器

由于有较好的密封及现代起搏器屏蔽功能的改善，微波炉对起搏器的干扰已不是一个重要的问题。

5. 金属探测器

虽然公共场所如机场的金属探测器在检测到起搏器时会发出警报，但一般并不干扰起搏器的功能。

6. 高压线和变电所

如果安置起搏器的患者接近这些装置时可能会抑制或引起单极起搏器的非同步起搏。在规定的不要靠近这些设备的范围外通常不会干扰起搏器的功能。

（王丽敏）

第三章

血脂异常

第一节　血脂异常的病因与危害

一、血脂异常的病因

血脂异常的病因分为原发性和继发性两类。继发性血脂异常是指系统性疾病、不良生活方式或者由于使用某些药物所致的血脂水平紊乱（表3-1），其中糖尿病、肥胖及酗酒是引起继发性血脂异常的常见病因。在排除了继发性血脂异常后，即可诊断为原发性血脂异常，现已发现部分原发性血脂异常是由于遗传性基因缺陷所致的血脂代谢障碍，而部分原发性血脂异常病因目前仍不明确。

表 3-1　继发性血脂异常的常见病因

分类	常见病因
内分泌及代谢性疾病	糖尿病、库欣综合征、甲状腺功能异常、脂肪营养不良、糖原贮积症
肝肾疾病	肝硬化、胆汁淤积、卟啉病、肾功能不全、肾病综合征
不良生活方式	酗酒、肥胖、缺乏体育锻炼、高脂饮食、吸烟
药物	利尿剂、β 受体阻滞剂、糖皮质激素、免疫抑制剂、卡马西平、环孢素、维 A 酸、胆汁酸结合树脂、雌激素、孕激素、甲状腺激素

二、血脂异常的危害

（一）血脂异常与动脉粥样硬化

早在 20 世纪初，Adolf Windaus 等已发现冠心病患者的病变血管壁中有大量胆固醇沉积，并推测胆固醇升高可能促进动脉粥样硬化斑块形成。1980 年，Akira Endo 等首次报道他汀类药物能够显著降低高胆固醇血症患者的血浆胆固醇水平。随后一系列的里程碑式的血脂干预试验均有力证实，血浆胆固醇尤其是 LDL－C 水平的升高是导致动脉粥样硬化最主要的危险因素，积极降低胆固醇水平可以显著降低心血管事件的发生率。

（二）血脂异常的非心血管系统危害

1. 胰腺炎

急性胰腺炎是甘油三酯（TG）显著升高时的严重并发症，可危及生命。其发病机制复杂，TG 升高主要通过影响胰液分泌、诱发胰腺微循环障碍及损伤胰腺腺泡细胞进而引发急性胰腺炎。

2. 黄色瘤

黄色瘤是由于脂质沉积引起的皮肤或肌腱部位的黄色或橙黄色斑丘疹或结节。主要是吞噬了大量脂质的组织细胞和巨噬细胞浸润所致，是高脂血症一种常见的并具有重要诊断价值的皮肤表现，其发病机制尚不清楚。根据其形态和发生部位，黄色瘤一般可分为以下 4 种类型。

（1）腱黄瘤：是家族性高胆固醇血症（FH）的特征性表现，呈大小不等的结节状，多发生于手足背伸肌腱、跟腱、肘、膝等部位。

（2）发疹性黄色瘤：见于 TG 显著升高的患者。多为直径 1~4mm、黄棕色伴红色边缘的皮损，多发生于臀部、臂部、大腿屈侧及口腔黏膜等部位。

（3）结节性黄色瘤及掌黄瘤：仅见于家族性异常 β 脂蛋白血症患者。前者多位于肘、膝关节，也见于腋窝、腹股沟等部位；后者为扁平状黄色瘤，在沿手指掌面的纹理呈线状分布。

（4）睑黄瘤：最常见的一种黄色瘤，但并非高脂血症特异表现，好发于上眼睑内眦部，中年女性多见。

3. 乳糜血与乳糜血综合征

乳糜血/乳糜血综合征由 TG 代谢障碍所致，其病因可分为原发性和继发性两类。原发性乳糜血最常见的病因是家族性高 TG 血症。继发性乳糜血常与胰岛素抵抗有关，后者可导致 TG 从脂肪细胞中释放增加且清除减少。

当血浆 TG 浓度超过 1 000mg/dL 时即可出现乳糜血，同时伴有至少下列 3 项中的 1 项则为乳糜血综合征，包括：①发疹性黄色瘤；②视网膜脂血症；③腹部异常，腹痛、急性胰腺炎或肝/脾肿大。

4. 视网膜脂血症

视网膜脂血症是 TG 显著升高时较为罕见但具有特征性的眼底改变。视网膜血管呈黄白色甚至奶白色，多发生于年轻糖尿病并伴有严重酸中毒患者。

5. 其他危害

包括血脂异常所致的肝脾肿大、角膜弓、关节炎等，其中，肝脾肿大多是由于肝、脾网状内皮细胞大量摄取循环中乳糜微粒/胆固醇所致。高脂血症所致关节病变较为罕见，仅见于严重的高胆固醇血症，其机制尚不十分清楚。角膜弓并非血脂异常的特征性改变，但富含胆固醇的脂蛋白颗粒沉积可促进角膜弓的形成。在严重 FH 患者中，儿童时期即出现角膜弓。

（宋洪占）

第二节　血脂异常的诊断与危险分层

一、血脂的实验室检测

1. 血脂的基本检测项目

目前临床上推荐的血脂基本检测项目包括总胆固醇（TC）、低密度脂蛋白胆固醇（LDL-C）、高密度脂蛋白胆固醇（HDL-C）和甘油三酯（TG）的水平测定。

（1）总胆固醇（TC）测定：即测定血液中各脂蛋白所含胆固醇之总和，可分为化学法和酶法两大类检测方法。目前国内建议酶法作为临床实验室测定 TC 的常规方法。

（2）低密度脂蛋白胆固醇（LDL-C）测定：LDL-C 的测定方法有两种，分别为公式法和直接测定法。公式法在 1972 年由 Friedewald 等提出，即 LDL-C = TC-（HDL-C）-TG/2.2（以 mmol/L 计）或 LDL-C = TC-（HDL-C）-TG/5（以 mg/dL 计）。然而 Friedewald 公式法具有一定的局限性。该公式通过假设 VLDL-C/TG 比值固定，进而以 TG 间接推算 VLDL-C 水平，但这样的假设仅在一定条件下适用，当血清中存在乳糜微粒，或血清 TG>4.52mmol/L（400mg/dL），或血清中存在异常 β 脂蛋白时，VLDL-C/TG 比例变化，则公式法失效，此时应以直接测定法检测 LDL-C 水平。

另一类测定 LDL-C 的方法为直接测定法，目前国内建议匀相法作为临床实验室测定血清 LDL-C 的常规方法。

（3）高密度脂蛋白胆固醇（HDL-C）测定：HDL-C 检测方法包括匀相法和沉淀法、超速离心法、电泳法等，其中匀相法，也称直接法，具有操作简单且精密度、特异性更好的特点，是目前国内建议临床实验室测定血清 HDL-C 的常规方法。

（4）甘油三酯（TG）测定：目前尚无公认的 TG 测定的参考方法。国内建议酶法测定 TG 水平。其优点是操作简便，适合自动分析，线性范围较宽，且灵敏、精密，相对特异性也较好。

2. 新型血脂检测及评价方法

随着临床血脂检验领域的快速发展，新型的血脂检测方法和评价方法正不断涌现。

（1）新型脂蛋白成分检测：如 apoAⅠ、apoB、Lp（a）等，其中 apoAⅠ和 apoB 我国推荐采用免疫浊度法，包括免疫透射比浊法和免疫散射比浊法，前者为首选，其他方法包括磁共振（NMR）法及密度超速离心法。

（2）脂蛋白功能测定：特别是有关 HDL 的胆固醇逆转运功能及抗氧化、抗炎的功能研究是近年来血脂研究领域的热点，但目前由于 HDL 提取过程复杂且费用较高，其功能研究的临床意义尚待深入探讨，因此对 HDL 的功能检测目前仅在实验研究中应用，尚未被临床广泛应用。

（3）脂蛋白颗粒大小、数量及脂质成分检测：方法包括梯度凝胶电泳法、磁共振（NMR）法、密度梯度超速离心法及新近的基于芯片的微流凝胶电泳法等，但各种方法之间的测量结果差异较大，目前尚无统一标准，仅用于试验研究，未广泛应用于临床。

3. 影响血脂检测的因素

血脂检测是评价脂质代谢异常的最主要依据，其检测准确性受一系列因素影响。

（1）机体处于特殊的生理或病理状态：如剧烈运动后、女性经期/妊娠期、应激状态等。

（2）行为因素：如检测前大量摄入高胆固醇/高饱和脂肪酸饮食、饮酒、摄入咖啡以及吸烟等。

（3）血样标本采集和处理过程中的影响因素：如采血时的体位变化、止血带阻滞血流的时间、抗凝剂及血样的保存等。

（4）检测仪器、试剂、操作流程差异等。

血脂水平检测注意事项如下。

（1）饮食和机体状态控制：TG 检测前受试者应空腹 12 小时且检查前数天应禁酒；TC、HDL－C 和 LDL－C 检测前可不要求空腹；血脂检测前 24 小时内避免剧烈运动或剧烈情绪波动，2 周内保持健康膳食、运动习惯和体重稳定；女性应避开月经期和妊娠期。

（2）标本采集和处理的标准化：抽血前受试者至少应坐位休息 5 分钟；静脉穿刺过程中止血带使用不应超过 1 分钟；避免血清/血浆标本的反复冻融。

二、血脂异常的诊断

血脂异常是公认的导致动脉粥样硬化性心血管病的重要危险因素，但究竟如何界定血脂异常，一直以来都是难点，一是由于 TC、LDL－C 水平升高与缺血性心血管疾病发病风险增加的关系是呈连续性的，并无明显的转折点，因此血脂异常的诊断切点需人为指定；二是因为单纯根据血脂异常的严重程度提出治疗决策并不科学，血脂异常的严重程度并不是决定动脉粥样硬化性心血管疾病发病的唯一危险因素，而是由年龄、吸烟、肥胖和家族史等其他多个危险因素形成的"综合作用"决定，因此，对血脂异常的诊治越来越强调按不同心血管危险分层进行。2011 年 ESC/EAS 联合发布的《血脂异常管理指南》已取消对"合适的血脂范围"的界定，而强调根据心血管危险分层指导血脂干预，使临床血脂管理更加合理。

三、血脂异常的危险分层

我国 2007 年发布的《中国成人血脂异常防治指南》结合我国流行病学长期队列随访资料的数据，建议应按照有无冠心病及其等危症，有无高血压，高脂血症以外其他心血管危险因素的数目多少，综合对血脂异常患者进行危险分层（表3-2）。

表3-2　血脂异常危险分层方案（2007 年《中国成人血脂异常防治指南》）

危险分层	TC 5.18 ~ 6.19mmol/L（200 ~ 239mg/dL）或 LDL－C 3.37 ~ 4.12mmol/L（130 ~ 159mg/dL）	TC ≥ 6.22mmol/L（240mg/dL）或 LDL－C ≥ 4.14mmol/L（160mg/dL）
无高血压[①]且其他危险因素数[②] < 3	低危	低危
高血压或其他危险因素数 ≥ 3	低危	中危
高血压且其他危险因素数 ≥ 1	中危	高危
冠心病等危症[③]	高危	高危
急性冠状动脉综合征或缺血性心血管病合并糖尿病	极高危	极高危

①高血压，血压 ≥ 140/90mmHg 或正在接受降压治疗；②其他危险因素，包括年龄（男性 ≥ 45 岁，女性 ≥ 55 岁）、吸烟、低 HDL－C［< 1.04mmol/L（40mg/dL）］、肥胖（体重指数 ≥ 28kg/m²）和早发缺血性

心血管病家族史（一级男性亲属发病年龄 < 55 岁，一级女性亲属发病年龄 < 65 岁）；③冠心病等危症，包括有临床表现的冠状动脉以外的动脉粥样硬化、糖尿病以及有多种危险因素使其发生主要冠状动脉事件的危险相当于已确立的冠心病，心肌梗死或冠心病死亡的 10 年危险 > 20%。

2011 年 ESC/EAS 发布的《血脂异常管理指南》（以下简称 2011 年 ESC/EAS 指南）推荐采用 Score 评分系统进行心血管危险因素评估，该评分系统来源于欧洲大规模队列研究证据，用于评估 10 年首次致死性动脉粥样硬化事件风险。

2013 年国际动脉粥样硬化协会（IAS）发布的《血脂异常管理的全球推荐》推荐采用 Framingham 风险评分进行动脉粥样硬化性心血管疾病（ASCVD）终身风险评估，并强调终身风险评估优于短期（如 10 年）风险评估。

2013 年 ACC/AHA 发布的《降低成人动脉粥样硬化性心血管疾病风险的胆固醇治疗指南》创新了 ASCVD 一级预防的风险评估模式，与之前的 Framingham 风险评分评估冠心病风险不同，建议采用汇总队列方程评估 10 年 ASCVD 风险。

（李　强）

第三节　血脂异常的治疗

一、调脂治疗干预的时机

高甘油三酯血症的治疗分为两种情况。

（1）对于心血管风险高危患者：TG > 1.7mmol/L（150mg/dL）即应开始生活方式干预，在生活方式干预前提下空腹 TG > 2.3mmol/L（约 200mg/dL）时需考虑开始药物治疗，首选他汀类药物，使 LDL - C 水平达到靶目标，而当 LDL - C 水平已达标后，仍存在 TG ≥ 1.7mmol/L（150mg/dL）且 HDL - C < 1.0mmol/L（40mg/dL），需考虑加用贝特或烟酸治疗。非 HDL - C 是次要目标（LDL - C 的目标值 + 0.78mmol/L）。

（2）对于 TG 显著升高 > 10mmol/L（约 880mg/dL）[我国专家共识推荐 TG > 5.65mmol/L（500mg/dL）]：应立即启动贝特类药物治疗，必要时联合 ω - 3 脂肪酸或烟酸治疗，在 2 ~ 5 天内迅速将 TG 降至安全水平以降低急性胰腺炎风险，此时不推荐单用他汀类药物治疗。

二、非药物治疗——治疗性生活方式改变

生活方式可直接或间接影响血脂水平，两者关系甚为密切，如高脂饮食、饮酒和吸烟等不良生活方式可直接影响血甘油三酯水平，此外不良生活方式可通过传统危险因素如血压、血糖等作用间接影响血脂水平，因此改善生活方式是血脂异常治疗的基础，而且无论是否进行药物调脂治疗，都必须坚持生活方式的改善。

（一）饮食调摄

（1）增加不饱和脂肪酸的摄入，如以单不饱和脂肪酸或 ω - 6 多不饱和脂肪酸替代饱和脂肪酸。

（2）增加膳食纤维，尤其是可溶性膳食纤维的摄入，其多存在于豆类、水果、蔬菜和未加工的谷类中，有直接降低胆固醇的作用。

（二）减轻体重及适当运动

（1）减轻体重可使 LDL - C、TG 水平下降并提高胰岛素敏感性。我国血脂指南建议减轻体重目标为达到正常体重指数（BMI），或 1 年内使体重下降 7% ~ 10%。

（2）中等强度（使心率达到年龄相关最大心率的 60% ~ 75%）的有氧运动可使 TG 下降、HDL - C 升高，同时使 LDL - C 显著下降，对改善血脂异常具有非常积极的作用。我国专家共识建议每日进行至少 30 分钟的中等强度的有氧运动，每周至少 5 次，包括快走、骑车、登楼梯等运动方式。

（三）戒酒、戒烟

（1）TG 严重升高者应立即戒酒。适度饮酒（男性 20 ~ 30g/d，女性 10 ~ 20g/d）可使 HDL - C 升高。目前推荐无饮酒习惯者不建议饮酒，有饮酒习惯者应将每日酒精摄入量控制在 30g（男性）与 20g（女性）以下 ［酒精摄入量（g）= 饮酒量（mL）× 酒精度数（%）×0.8］。

（2）吸烟不仅增加总体心血管风险，而且将导致 HDL - C 降低，因此应强调戒烟的重要性。

三、降脂药物治疗

（一）高胆固醇血症的药物治疗

1. HMG -CoA 还原酶抑制剂（他汀类药物）

（1）作用机制和临床疗效：他汀类药物是目前心血管病预防中研究最为透彻的药物之一，很多大型临床试验已经证实，他汀类药物在一级和二级预防中均可大幅降低心血管病发病率和死亡率。试验还显示，他汀类药物能延缓甚至逆转冠状动脉硬化的进展。

（2）不同种类他汀类药物药代动力学及疗效：不同种类的他汀类药物化学结构不同，导致其吸收、生物利用度、血浆蛋白结合率、排泄和溶解度均有所差异，洛伐他汀和辛伐他汀为前体药物，其他现有他汀类药物均为活性形式。

（3）他汀类药物的肝毒性：他汀类药物的肝毒性是临床医生最为熟知和关注的不良反应，FDA 曾建议在说明书中增加关于服用他汀类药物的患者需要常规定期监测肝酶的警示，而在对美国脂质学会肝专家小组、他汀安全性评估工作组、著名国际性组织药物性肝损伤网络（DILIN）和急性肝衰竭研究学组（ALFSG）的资料进行分析后，FDA 认为，他汀类药物相关的严重肝损害，如肝功能不全和肝衰竭等极其罕见，且常规定期监测肝酶并无助于此类严重不良反应的预测，但却容易误导造成不恰当的他汀类药物停用，反而增加患者心血管事件的风险。因此 2012 年 FDA 的报告降低了对他汀类药物相关肝不良反应的关注，建议用药前若肝酶正常，则服用他汀类药物后不必常规定期复查，如服药后出现乏力、纳差、上腹不适、尿色变深、皮肤或巩膜黄染等肝病相关的症状，则需及时复查肝酶，积极寻找肝损害的原因，必要时停用他汀类药物。由于我国肝病发生率高，且处于特殊医疗环境下，我国人群该如何使用该建议还需进一步的研究。

（4）他汀类药物的肌毒性：他汀类药物最严重的不良反应为肌病，目前他汀类药物引起骨骼肌损伤的机制尚不清楚。血浆肌酸激酶（CK）升高是目前监测他汀类药物肌毒性的最好标志。他汀类药物引起的肌病包括肌痛（无 CK 升高）、肌炎（肌肉症状 + CK 升高）

及横纹肌溶解（CK 升高 >10 倍正常上限值 + 血肌酐水平升高），横纹肌溶解尽管罕见但可引起肾衰竭和死亡，应立即停药。他汀类药物治疗后可容许 CK 升高的上限为两次测量 CK 达到正常上限值的 5 倍。

（5）他汀类药物增加糖尿病风险：糖尿病是冠心病的等危症，选用他汀类药物进行积极的血脂控制是重要的治疗措施。但 JUPITER 研究和 SPARCL 研究结果以及分别由 Sattar 和 Preiss 等完成的两项最具影响力的 Meta 分析均一致提示他汀类药物可增加新发糖尿病风险，特别是对使用大剂量他汀类药物和存在糖尿病风险因素的患者。且这一不良反应为他汀类药物的类效应，与药物种类以及亲水性的大小无关。

2. 烟酸

烟酸的调脂机制复杂，是既能降低 TG 水平，也能有效升高 HDL - C 的上市药物，同时还是临床上能降低 LP（a）的唯一药物。缓释型烟酸 2g/d，可使 LDL - C 下降 5% ~ 20%，TG 下降 20% ~ 50%，HDL - C 升高 10% ~ 20%。然而，目前对于烟酸治疗是否能带来心血管疾病获益存在争议，且由于烟酸的不良反应如面部潮红、高血糖、高尿酸血症及上消化道不适等也限制了其在临床的广泛应用。

3. 胆固醇吸收抑制剂

依折麦布是一种选择性肠道胆固醇吸收抑制剂，与其他降脂药物不同，其作用于小肠细胞刷状缘，抑制饮食和胆汁中胆固醇吸收，从而减少胆固醇自小肠向肝的输送，肝胆固醇含量减少可促使其 LDL 受体表达增多，从而加速循环中 LDL 的代谢。

依折麦布（10mg）可平均使血浆 LDL - C 水平降低 18%，与他汀类药物联用可使 LDL - C 水平下降幅度增加 15% ~ 20%。对 TG 和 HDL - C 作用较弱。

4. 胆汁酸螯合剂

胆汁酸螯合剂，包括考来烯胺（消胆胺）、降脂树脂及考来维仑，在最大剂量即消胆胺 24g 或考来烯胺 4.5g 时，可使 LDL - C 水平下降 18% ~ 25%。由于胆汁酸螯合剂可增加 TG 水平，因此高 TG 血症患者不适用。胆汁酸螯合剂不可吸收，因此十分安全，可用于儿童及育龄期女性（包括哺乳期、孕期及可能怀孕的女性）。

（二）高甘油三酯血症的药物治疗

除他汀类药物外，已上市的用于高甘油三酯血症治疗的药物包括贝特类、烟酸类及 ω - 3 脂肪酸类药物。

1. 贝特类

贝特类药物是最有效的降低 TG 的药物，可作为重度高甘油三酯血症（ >500mg/dL）患者预防胰腺炎的一线治疗。在 TG 水平 <500mg/dL（5.75mmol/L）的患者，贝特类药物主要用于混合型高脂血症患者，在他汀类药物治疗基础上联合治疗，降低非 HDL - C 水平。

2. ω - 3 脂肪酸

鱼类及亚麻籽中富含 ω - 3 脂肪酸。在高脂血症治疗中应用最广泛的 ω - 3 脂肪酸是鱼油中的两种活性分子：二十碳五烯酸（EPA）和二十二碳六烯酸（DHA）。ω - 3 脂肪酸 2 ~ 4g/d 可有效降低 TG 水平达 5.5mmol/L（490mg/dL），可与贝特类药物、烟酸或他汀类药物联用治疗高甘油三酯血症。值得注意的是对糖尿病和肥胖患者，摄入 ω - 3 脂肪酸可增加热量摄入，且服用较大剂量 ω - 3 脂肪酸可增加出血风险，因此不适合长期应用。

（三）影响 HDL-C 的药物

目前已上市的可升高 HDL-C 水平的调脂药物包括他汀类、贝特类及烟酸等。新型靶向 HDL 的治疗药物也在不断更新，包括胆固醇酯转移蛋白（CETP）抑制剂及 apoA I 模拟肽等。

（四）联合药物治疗

多数情况下，血脂异常单药治疗即可达标，但某些情况下，为达到血脂目标值并降低调脂药物不良反应发生率，需考虑不同类别调脂药物联合应用，以下情况常需联合药物治疗：①他汀类单药治疗未能达到 LDL-C 及非 HDL-C 的降脂目标；②患者存在 LDL-C 升高及 TG-HDL 混合异常；③严重高甘油三酯血症患者单用贝特类药物或胆汁酸螯合剂治疗未能达到非 HDL-C 的降脂目标。

目前他汀类药物有效性研究证据充分，可降低总死亡率，并有降脂作用外的多效性作用，且不良反应少，因此联合调脂治疗方案多以他汀类药物为基础，联合贝特类药物、烟酸、ω-3脂肪酸、依折麦布或胆汁酸螯合剂等。

四、其他治疗

其他调脂治疗包括 LDL 血浆分离置换、外科手术治疗和基因治疗等。目前对于高胆固醇血症的非药物治疗主要是指 LDL 血浆分离置换。外科手术治疗，包括小肠切除和肝移植等，现已基本不用，而基因治疗虽然对单基因缺陷所致的家族性高胆固醇血症是一种有希望的治疗方法，但目前技术尚不成熟。

LDL 血浆分离置换是一种有创性、昂贵但有效的治疗措施，通常是难治性高胆固醇血症如纯合子 FH 患者的无奈之选，该措施可选择性清除高胆固醇血症患者血浆中的 LDL，需每周或隔周一次。由于 LDL 血浆分离置换是有创性操作，存在一定感染、损伤风险，且对血流动力学影响较大，在滤过脂蛋白的同时丢失营养物质，临床还应慎用。

（张波涛）

第四章

高血压

第一节　正常血压的形成与调节

一、正常血压的形成

血压是指血管内流动的液体对单位面积血管壁的侧压力，即压强。一般常说的血压是指从动脉测得的血压，即动脉血压，它是血液对动脉管壁的侧压力。动脉血压的形成有赖于以下几个要素：循环系统平均充盈压、心脏射血、外周阻力和大血管的弹性储存作用。

循环系统平均充盈压表示循环系统中的血液充盈程度，当心脏跳动停止时，血液循环停止，此时循环系统各处的压力达到一个相同值，即循环系统平均充盈压。它的大小取决于血液总量与循环系统容量的相对大小，任何原因引起的血容量增多或心血管容积缩小，均可导致循环系统平均充盈压升高。人的循环系统平均充盈压约6mmHg，而人的心房压力很低，右心房压正常情况下不超过5mmHg，因此，循环系统平均充盈压增高会导致循环回心血量增多，从而增加心排血量。

心脏射血促使血液流动并形成一定的压力波。当左心室收缩时，血液泵入主动脉，血压急剧升高，当压力达到最高值时为收缩压；心室舒张，血压下降，当压力达到最低值时为舒张压。主动脉的血压波动曲线是先快后慢的上升支，这是由于心室射血时主动脉内血液迅速增多，血压瞬间上升，后由于主动脉的弹性扩张，使血压升幅减小，随着血液向远端流动逐渐达峰值，此后主动脉弹性回缩及心室舒张，构成下降支。

外周阻力主要指小动脉和微动脉对血流形成的阻力，而主动脉、大动脉在血压形成中起弹性储器作用，外周阻力的存在使得心脏射血不致瞬间输送到远端血管，而是使2/3的血液储存在主动脉及大动脉中，从而形成一定的侧压力，维持一定的血压。

就整体循环而言，动脉血压＝心排出量×总外周血管阻力，凡是影响上述两个因素的原因均可导致高血压。

心排出量等于每搏输出量与心率的乘积。每搏输出量是指一次心脏收缩时射出的血量。每搏输出量增加，主动脉内血流增多，对血管壁的侧压力加大，因此收缩压升高；由于收缩压升高，血流加速，使舒张期留在主动脉内的血液增加不明显，使得舒张压升高不明显，因此每搏输出量主要影响收缩压。而当心率在一定范围内变化时，主要影响舒张压。心率加快，心排出量增加，但由于心动周期缩短且舒张期缩短更明显，血液流向外周的时间缩短，最终留在主动脉内的血量增多，舒张压升高。由于心率快时收缩期血流速度较快，部分抵消了心排出量增加导致的收缩压升高，使得收缩压升高不如舒张压明显，脉压减小；但如果心率过快，超过 180 次/分，由于心舒张期过度缩短，回心血量不足，心排血量减小，血压反而下降。相反，心率过慢，低于 40 次/分时，心室舒张期延长，但由于此时心室充盈已达极限，充盈时间延长，也不能增加每搏输出量，心排血量也减少，血压下降。

总外周阻力与阻力血管、血液黏滞度、大动脉弹性储器作用等有关。任何原因引起的血管外周阻力增加，都会使舒张末期留在主动脉内的血量增多，舒张压升高，而对收缩压的影响不显著，脉压减小。但老年人由于动脉硬化、大动脉弹性缓冲作用减弱，反而使收缩压明显升高、舒张压显著降低，脉压增大。

二、正常血压的调节

人体动脉血压的调节是一个非常复杂与精密的过程，它使得人体动脉血压保持相对的稳定。动脉血压的调节主要靠神经和体液调节，分别或综合作用于心脏（心肌收缩力、心率等）与血管（血管阻力、血容量等），以维持血压的稳定，抗高血压药物往往作用于这些调节通路上。

（一）神经调节

血压的神经调节方式包括自主神经系统调节、血管运动中枢调节及心血管反射等，其特点为调节出现快、消失快，通常只需数秒钟血压即可升至正常的两倍，反之，数十秒内血压可降至正常的一半。

1. 自主神经系统

阻力血管血管壁都含有平滑肌纤维，受自主神经系统支配，主要是交感缩血管神经纤维和舒血管神经纤维。其中，交感缩血管神经纤维在血压调节中占优势，体内大部分的血管只接受单一的交感缩血管神经纤维支配，仅有少数器官（如骨骼肌、消化道和外生殖器等）的血管同时接受交感或副交感舒血管神经纤维支配，因而舒血管神经纤维对血压调节作用较小。

交感缩血管神经纤维的节后神经元为肾上腺素能神经元，释放的神经递质为去甲肾上腺素（NE），作用于躯干、四肢等血管的平滑肌，兴奋血管平滑肌细胞的 α、β 肾上腺素受体和心脏 $β_1$ 肾上腺素受体。NE 与 α 受体结合使血管收缩，与 β 受体结合舒张血管，由于血管平滑肌细胞 α 受体占优势，因此综合效应是使血管收缩，外周血管阻力增加；而兴奋心脏 $β_1$ 肾上腺素受体使心肌收缩力增强、心率加快，心排出量增加，从而使血压上升。除肾上腺素能外，交感神经节后神经元还含有神经肽 Y 等肽类物质，多数肽类物质与 NE 共存并且共同释放，神经肽 Y 已证实是比 NE 更强的缩血管物质，可以直接收缩血管、抑制某些舒血管介质的释放，从而增加外周血管阻力。当阻力血管的交感缩血管神经纤维兴奋时，血管收缩、总外周阻力增加，从而使血压升高。

舒血管神经纤维主要包含交感舒血管神经纤维和副交感舒血管神经纤维，前者只支配骨骼肌，后者支配消化腺及外生殖器，其神经递质为乙酰胆碱，由于分布范围较小，对血压影响有限。

2. 血管运动中枢

血管运动中枢是位于延髓及脑桥下 1/3 的网状物质，分为血管收缩区、血管舒张区和感受区，该中枢将副交感神经发出的冲动由迷走神经传到心脏，将交感神经发出的冲动传至几乎所有的动静脉，在血管活动中起至关重要的作用。血管收缩区神经元为肾上腺素能神经元，通过交感神经节前神经元引起血压升高、心率加快。血管舒张区神经元通过抑制血管收缩区的功能而发挥作用。感受区主要通过感应循环系统血压的变化来调节血管收缩区和血管舒张区的功能。

3. 心血管反射

心血管的各种活动都是通过各种反射完成的，包括压力感受器反射、化学感受器反射、心肺感受器反射和中枢缺血反应等。

（1）压力感受器反射：压力感受器主要位于颈胸部的大动脉中（如颈动脉窦和主动脉弓），适宜刺激是动脉管壁的机械牵拉。当血压升高时，牵拉血管壁，压力感受器发放冲动，传导至血管运动中枢，一方面抑制血管运动中枢，降低交感缩血管中枢的兴奋性，另一方面兴奋迷走中枢，使迷走神经兴奋性增加，通过传出神经作用于血管和心脏等效应器官，最终使心率减慢、心肌收缩力减弱、外周血管阻力减低，血压下降，从而维持血压的稳定。压力感受器还具有重调节的特点，当血压长期慢性升高时，压力感受器的阈值可上调，高血压患者压力感受器阈值常上调，从而使血压维持在较高水平。

（2）化学感受器反射：化学感受器反射通路基本与压力感受器一致，只是化学感受器对缺氧、二氧化碳潴留及 H^+ 升高敏感。当血压下降至一定水平时，感受器处的血流量减少，造成缺氧和代谢产物（CO_2、H^+ 等）的积聚，刺激化学感受器，兴奋血管运动中枢，最终使心率加快、外周阻力增加，血压上升。化学感受器反射仅在血压降至80mmHg以下才发挥作用，因此不是主要的血压调节机制。

（3）心肺感受器反射：又称容量反射，在维持血压稳定上起着很重要的作用。在心房、肺动脉壁处分布着一些牵拉感受器，当血容量过多时，回心血量增多，心房受牵拉，刺激心房等部位的感受器，反射性地引起肾脏入球小动脉强烈扩张、肾小球滤过压升高，使尿液生成增多；同时抗利尿激素分泌减少，减少肾小管对水的重吸收，从而使尿量增多，血容量下降，维持血压稳定。

（4）中枢缺血反应：当脑血流明显减少时，血管运动中枢可对缺血直接起作用，引起交感神经兴奋性显著升高，外周血管剧烈收缩，血压迅速升高。它仅在某些应激情况下发挥调节血压的作用。

（二）体液调节

动脉血压的体液调节主要是指血液和组织液中的一些化学物质，通过作用于心脏、血管，直接或间接地调节血压。

1. 肾素—血管紧张素—醛固酮系统（RAAS）

肾素是一种蛋白水解酶，由肾小球入球小动脉壁上的球旁细胞分泌，肾素进入血液循环后可水解十二肽的血管紧张素原（肝脏合成并释放）为十肽的血管紧张素Ⅰ（Ang Ⅰ）。Ang Ⅰ仅有轻微的缩血管作用，但在肺血管表面的血管紧张素转换酶（ACE）作用下，水解成八肽的血管紧张素Ⅱ（Ang Ⅱ）。Ang Ⅱ具有强烈的缩血管作用，并能刺激肾上腺皮质释放醛固酮，它通过与肾脏等靶器官上的受体结合而发挥作用。Ang Ⅱ在氨基肽酶等的作用下，脱去一个氨基酸形成一个七肽，该七肽的缩血管作用较弱，但能强烈刺激肾上腺皮质合成、释放醛固酮。另外，Ang Ⅰ、Ang Ⅱ可在酶的作用下生成 Ang（1~7），从而形成一整套的肾素—血管紧张素—醛固酮系统（RAAS）。

在生理条件下，当血压下降、肾血流灌注减少、入球小动脉内压力减低，刺激球旁细胞分泌肾素，激活RAAS，促使血管收缩、外周血管阻力增加，同时由于水钠的重吸收使血容量增加，从而升高血压，维持血压的稳定。

2. 儿茶酚胺

儿茶酚胺主要是指肾上腺素和去甲肾上腺素，血液中的肾上腺素及去甲肾上腺素由肾上腺髓质释放，仅有小部分由交感神经末梢释放。

肾上腺素对心脏的作用主要通过β_1受体，导致心率加快、心肌收缩力增强，心排出量增加，血压上升。而肾上腺素对血管的作用取决于血管平滑肌细胞上α、β受体的分布情况，在皮肤、消化道、肾脏等器官，α受体占优势，肾上腺素使其收缩；在骨骼肌、肝脏等器官的血管平滑肌细胞β受体占优势，生理浓度的肾上腺素使其扩张，大剂量因兴奋α受体使其收缩。去甲肾上腺素主要作用于血管平滑肌细胞α受体，使血管强烈收缩，血压急剧升高。

3. 血管内皮生成的血管活性物质

血管内皮细胞可合成释放多种血管活性物质，主要包括一氧化氮（NO）、内皮素（ET）和前列腺素（PG）等，调节血管的收缩与扩张。

（1）一氧化氮（NO）：是血管内皮合成的舒血管物质，具有扩张血管作用。NO从血管内皮释放后，扩散至邻近的血管平滑肌细胞，结合并激活鸟苷酸环化酶，产生大量的cGMP，引起舒血管效应，从而发挥对血压的调控作用。

（2）内皮素（ET）：是由21个氨基酸构成的多肽，是目前已知的最强的缩血管因子，有ET_1、ET_2、ET_3 3种异构体，其中ET_1的作用最强。其受体有两种，即ET_A和ET_B，激活ET_A引起血管、气管平滑肌收缩，心肌细胞增殖，而兴奋ET_B引起相反的作用，包括间接舒张血管、抑制心肌细胞增殖，以及利尿等。ET_1与血管内皮ET_B受体结合后，首先兴奋内皮细胞引起短暂的血管扩张，血压短暂下降；继之与血管平滑肌细胞上的ET_A受体结合，激活磷脂酶C，水解二磷脂酰肌醇为三磷酸肌醇和二酰甘油，促进细胞内Ca^{2+}内流，从而导致血管平滑肌强烈收缩。除了强烈的收缩血管作用外，ET还可增加心肌收缩力，减少尿钠排泄，促进水钠潴留，增加心排出量；促进血管平滑肌细胞增殖以及增加中枢、外周交感神经和RAAS的活性，从而升高血压。

（3）前列腺素（PG）：是一组由花生四烯酸氧化后生成的二十碳不饱和脂肪酸，除由血管内皮合成外，广泛分布于各个器官，对多种生理功能均有作用。在血管调节方面，PG包含有舒张血管的PGI_2、PGE_2及收缩血管的TXA_2、PGF_2，PG还可通过影响肾素分泌调控血压。

4. 激肽系统

激肽是一类具有强烈舒血管活性的多肽，主要包括缓激肽、胰激肽和甲胰缓激肽等。在组织激肽释放酶（广泛存在于肾、胰腺、胃肠道黏膜及中枢神经系统等许多组织）和血浆激肽释放酶的作用下，激活血浆激肽原Ⅰ，生成活性产物胰激肽，后者经氨基肽酶水解生成缓激肽。缓激肽和胰激肽是体内最强的血管舒张物质之一，可引起全身小动脉舒张，显著降低外周血管循环阻力，使血管通透性增强，从而引起血压下降。缓激肽还具有强大的利尿排钠效应，可使肾脏血流量增多，肾小管周围毛细血管压增高，抑制肾小管再吸收，并通过刺激入球小动脉压力感受器及致密斑而产生利尿排钠作用。另外，缓激肽可抑制远端肾小管对钠和水重吸收及抑制抗利尿激素的作用，从而促进水钠排泄。

5. 抗利尿激素与心房利钠肽

（1）抗利尿激素（ADH）：是下丘脑的视上核和室旁核（前者为主）的神经元分泌的一种肽类激素。它在胞体中合成，经下丘脑垂体束被运输到神经垂体而后释放出来。主要作用是提高肾远曲小管和集合管上皮细胞对水的通透性，促进水的重吸收，此外也能增强内髓部集合管对尿素的通透性，并减少肾髓质的血流量，有利于维持内髓的高渗梯度，这些作用均增加远曲小管和集合管对水的重吸收，使尿液浓缩、尿量减少（抗利尿）。下丘脑通过改变抗利尿激素的分泌来控制肾的排水，以维持细胞外液渗透压的正常及血量相对恒定。抗利尿激素的分泌与释放受血浆晶体渗透压和循环血量的调节。下丘脑视上核或其周围区域有渗透压感受器，它能感受血浆晶体渗透压的变化，冲动沿下丘脑—垂体束传至神经垂体以调节抗利尿激素的释放，血浆晶体渗透压升高，抗利尿激素释放增加；反之，血浆晶体渗透压降低，抗利尿激素释放减少。腔静脉和左心房内膜下的容量感受器能感受循环血量的变化，冲动沿迷走神经传入中枢，反射性地抑制或促进下丘脑—神经垂体系统释放抗利尿激素，循环血量尤其是胸部的循环血量减少时，抗利尿激素释放增加；反之，循环血量增加时，抗利尿激素释放减少。

（2）心房利钠肽（ANP）及其家族中的 C 型利钠肽（CNP）、脑钠素（BNP）是心房、心室肌及血管内皮细胞产生和分泌的一类具有强烈利尿、利钠、扩血管及降低血压等作用的多肽激素。心钠素不仅存在于心房，在心室、血管壁、脑组织、肾脏、垂体等也广泛存在。其经心脏分泌进入血液循环后，与机体 ANP 受体特异性结合，产生特异性作用，如提高肾小球滤过率、利钠利尿、扩张血管、降低体循环血管阻力及血浆容量等，从而参与血压、血容量以及水盐平衡的调节。

心房利钠肽可对抗抗利尿激素的作用，二者均通过增加/减少水钠的排泄，调节血容量、水盐平衡及血压。

（张雪岩）

第二节　原发性高血压

原发性高血压是指成年人（≥18 岁）凡在未服用降血压药物情况下和在安静状态下，非同日血压至少测量 3 次，当体循环动脉收缩压≥140mmHg 和（或）舒张压≥90mmHg，称为血压增高。与此同时，常伴有以脂肪和糖代谢紊乱及心、脑、肾和视网膜等器官功能性或器质性改变为特征的全身性疾病。如果仅收缩压≥140mmHg，而舒张压不高者称为单纯收缩性高血压。同理，若舒张压≥90mmHg，而收缩压 <140mmHg，则称为舒张性高血压。

一、病因

本病病因未完全阐明，目前认为是在一定的遗传基础上由于多种后天因素的作用，正常血压调节机制失代偿所致，以下因素可能与发病有关。

1. 遗传因素

高血压的发病有较明显的家族集聚性，双亲均有高血压的正常血压子女（儿童或少年）

血浆去甲肾上腺素、多巴胺浓度明显较无高血压家族史的对照组高，以后发生高血压的比例也高。国内调查发现，与无高血压家族史者比较，双亲一方有高血压者的高血压患病率高1.5倍，双亲均有高血压者则高2～3倍，高血压患者的亲生子女和收养子女虽然生活环境相同，但前者更易患高血压。动物实验已筛选出遗传性高血压大鼠株（SHR），分子遗传学研究已实验成功基因转移的高血压动物，上述资料均提示遗传因素的作用。

2. 饮食因素

（1）盐类：与高血压最密切相关的是Na^+，人群平均血压水平与食盐摄入量有关，在摄盐较高的人群，减少每日摄入食盐量可使血压下降。高钠促使高血压可能是通过提高交感张力，增加外周血管阻力所致。饮食中K^+、Ca^{2+}摄入不足、Na^+/K^+比例升高时易患高血压，高K^+高Ca^{2+}饮食可能降低高血压的发病率，动物实验也有类似的发现。我国不同年龄段人群食盐摄入量均较高，居民平均每日食盐摄入量为12.1g，远远超过世界卫生组织（WHO）主张的每日食盐限制在6g以下。

（2）脂肪酸与氨基酸：降低脂肪摄入总量，增加不饱和脂肪酸成分，降低饱和脂肪酸比例可使人群平均血压下降。动物实验发现摄入含硫氨基酸的鱼类蛋白质可预防血压升高。

（3）饮酒：长期饮酒者高血压的患病率升高，而且与饮酒量成正比。可能与饮酒促使皮质激素、儿茶酚胺水平升高有关。

3. 职业、环境和气候因素

流行病学资料提示，从事高度集中注意力的工作、长期精神紧张、长期受环境噪声及不良视觉刺激者易患高血压。此外，气候寒冷地区冬季较长，人的血管容易收缩而导致血压升高，这也是我国北方地区高血压发病率比南方地区高的原因之一。

4. 其他因素

吸烟、肥胖和糖尿病患者高血压患病率较高。

二、临床表现

高血压是多基因遗传因素与环境因素长期相互作用的结果，无论是男性还是女性，平均血压随年龄增长而增高，尤其是收缩压。流行病学研究已经证实，高血压本身不仅会造成心血管损害，而且当高血压患者合并有其他危险因素时更易引起或加重心血管损害，这些危险因素包括糖尿病、吸烟、高脂血症等。血压在同一水平的高血压患者，合并危险因素越多，心血管系统并发症发生率也越高，说明危险因素之间存在着对心血管系统损害的协同作用。

高血压根据起病和病情进展的缓急及病程的长短可分为两型，即缓进型和急进型高血压，前者又称良性高血压，绝大部分患者属此型，后者又称恶性高血压，仅占高血压患者的1%～5%。

（一）缓进型高血压

多为中年后起病，有家族史者发病年龄可较轻。起病多数隐匿，病情发展慢，病程长。早期患者血压波动，血压时高时正常，为脆性高血压阶段，在劳累、精神紧张、情绪波动时易有血压升高，休息、去除上述因素后，血压常可降至正常。随着病情的发展，血压可逐渐升高并趋向持续性或波动幅度变小。患者的主观症状和血压升高的程度可不一致，约50%患者无明显症状，只是在体格检查或因其他疾病就医时才发现有高血压，少数患者则在发生心、脑、肾等器官的并发症时才明确高血压的诊断。

患者可有头痛，多发在枕部，尤易发生在睡醒时，尚可有头晕、头胀、颈部板紧感、耳鸣、眼花、健忘、注意力不集中、失眠、烦闷、乏力、四肢麻木、心悸等。这些症状并非都是由高血压直接引起，部分是机体功能失调所致，无临床特异性。此外，尚可出现身体不同部位的反复出血，如眼结膜出血、鼻出血、月经过多，少数有咯血等。

1. 脑部表现

头痛、头晕和头胀是高血压常见的神经系统症状，也可有头部沉重或颈项板紧感。高血压直接引起的头痛多发生在早晨，位于前额、枕部或颞部，可能是颅外颈动脉系统血管扩张，其脉搏振幅增高所致。这些患者舒张压多很高，经降压药物治疗后头痛可减轻。

高血压脑血管并发症主要表现为脑血管意外，即脑卒中，可分为两大类：①缺血性脑卒中，其中有动脉粥样硬化血栓形成、腔隙性脑梗死、脑栓塞、短暂性脑缺血和未定型等各种类型；②出血性脑卒中，有脑实质和蛛网膜下隙出血。

2. 心脏表现

血压长期升高增加了左心室的负担，左心室因代偿而逐渐肥厚，早期常呈向心性对称性肥厚，继之可出现心腔扩张，最终导致高血压性心脏病。近年来研究发现，高血压时心脏最先受影响的是左心室舒张期功能。左心室肥厚时舒张期顺应性下降，松弛和充盈功能受影响，若左心室舒张末压升高，左心房可有不同程度扩大，甚至可出现在临界高血压和左心室无肥厚时。与此同时，左心室的心肌间质已有胶原组织沉积和纤维组织形成，但此时患者可无明显临床症状。

出现临床症状的高血压性心脏病多发生在高血压起病数年至10余年之后。在心功能代偿期，除有时感心悸外，其他心脏方面的症状可不明显。代偿功能失调时，则可出现左心衰竭症状，开始时在体力劳累、饱食和说话过多时发生气喘、心悸、咳嗽，以后呈阵发性的发作，常在夜间发生，并可有痰中带血等，严重时或血压骤然升高时可发生急性肺水肿，出现端坐呼吸，咳粉红色泡沫样痰，若不及时降压可危及生命。反复发作或持续的左心衰竭，可影响右心室功能而发展为全心衰竭，出现尿少、水肿等临床症状。在心脏未增大前，体检可无特殊发现，或仅有脉搏或心尖搏动较强有力，主动脉瓣区第二心音因主动脉舒张压升高而亢进。心脏增大后，体检可发现心界向左、向下扩大；心尖搏动强而有力，呈抬举样；心尖区和（或）主动脉瓣区可听到Ⅱ～Ⅲ级收缩期吹风样杂音。心尖区杂音是左心室扩大导致相对性二尖瓣关闭不全或二尖瓣乳头肌功能失调所致；主动脉瓣区杂音是主动脉扩张，导致相对性主动脉瓣狭窄所致。主动脉瓣区第二心音可因主动脉瓣病变而呈金属音调，可有第四心音。心力衰竭时心率增快，出现发绀，心尖区可闻及奔马律，肺动脉瓣区第二心音增强，肺底出现湿啰音，并可有交替脉；后期出现颈静脉怒张、肝肿大、下肢水肿、腹水和发绀等全心衰竭征象。

3. 肾脏表现

肾血管病变的程度和血压升高的程度及病程密切相关。实际上，无控制的高血压患者均有肾脏的病变，但在早期可无任何临床表现。随病程的进展可先出现蛋白尿，如无合并其他情况（如心力衰竭和糖尿病等），24小时尿蛋白总量很少超过1g，控制高血压可减少尿蛋白。血尿多为显微镜血尿，少见有透明和颗粒管型。肾功能失代偿时，肾浓缩功能受损可出现多尿、夜尿、口渴、多饮等，尿比重逐渐降低，最后固定在1.010左右，称为等渗尿。当肾功能进一步减退时，尿量可减少，血中非蛋白氮、肌酐、尿素氮常增高，酚红排泄试验显示排泄量明显减低，尿素廓清率或肌酐廓清率可明显低于正常，上述改变随肾脏病变的加重而加重，最终出现尿毒症。但是，在缓进型高血压，患者在出现尿毒症前多数已死于心、脑血管并发症。此外，当高血压导致肾功能损害的同时，肾损害又可反过来加重血压升高，从而形成恶性循环。

（二）急进型高血压

在未经治疗的原发性高血压患者中，约1%可发展成急进型高血压，发病较急骤，在发病前可有病程不一的缓进型高血压史。男女发病比例约为3∶1，多在青中年发病，近年来此型高血压已少见，可能与早期发现轻中度高血压患者并得到及时有效的治疗有关。其表现基本上与缓进型高血压相似，但与后者相比，临床症状如头痛等更为明显，具有病情严重、发展迅速、视网膜病变和肾功能很快衰竭等特点。血压显著升高，舒张压多持续在130～140mmHg或更高。各种症状明显，小动脉纤维样坏死性病变进展迅速，常于数月至1～2年出现严重的脑、心、肾损害，发生脑血管意外、心力衰竭和尿毒症。并常有视物模糊或失明，视网膜可发生出血、渗出及视神经盘水肿。血浆肾素活性增高，以肾脏损害最为显著，常出现持续蛋白尿，24小时尿蛋白可达3g，伴有血尿和管型尿，最后多因尿毒症而死亡，但也可死于脑血管意外或心力衰竭。

（三）并发症

在我国，高血压最常见的并发症是脑血管意外，其次是高血压性心脏病、心力衰竭，再次是肾衰竭。较少见但严重的并发症为主动脉夹层血肿，其起病常突然，迅速发生剧烈胸痛，向背部或腹部放射，伴有主动脉分支堵塞现象时，使两上肢血压及脉搏有明显差别，严重者堵塞一侧，从颈动脉到股动脉的脉搏均消失，或下肢暂时性瘫痪或偏瘫。当累及主动脉根部时，患者可发生主动脉关闭不全。未受堵塞的动脉血压升高。主动脉夹层血肿可破裂入心包或胸膜腔，因心脏压塞而迅速死亡。胸部X线检查可见主动脉明显增宽。超声心动图、CT或磁共振断层显像检查（MRI）可直接显示主动脉夹层及范围，甚至可发现破口。主动脉造影也可确立诊断。高血压合并下肢动脉粥样硬化时，可造成下肢疼痛、间歇性跛行。

三、诊断

（一）确定是否为高血压

1. 诊所血压

诊所偶测血压是目前诊断高血压和分级的标准方法和主要手段，在未服用降压药物、非同日3次安静状态下，测血压达到诊断水平，体循环动脉收缩压≥140mmHg及（或）舒张压≥90mmHg者为高血压。由于测量次数少、观察误差较大和"白大衣效应"，不能可靠地反映血压的波动和活动状态下的情况。动态血压及家庭自测血压可弥补诊所偶测血压的不足，具有重要的临床价值。

2. 自测血压

对于评估血压水平及严重程度，评价降压效应，改善治疗依从性，增强治疗的主动参与，自测血压具有独特优点，且无白大衣效应，可重复性较好。目前，患者家庭自测血压在评价血压水平和指导降压治疗上已经成为诊所血压的重要补充。然而，对于精神焦虑或根据血压读数常自行改变治疗方案的患者，不建议自测血压。推荐使用符合国际标准（BHS和

AAMI）的上臂式全自动或半自动电子血压计，正常上限参考值：135/85mmHg。应注意患者向医师报告自测血压数据时可能有主观选择性，即报告偏差，患者有意或无意选择较高或较低的血压读数向医师报告，影响医师判断病情和修改治疗。有记忆存储数据功能的电子血压计可克服报告偏差。血压读数的报告方式可采用每周或每月的平均值。家庭自测血压低于诊所血压，家庭自测血压 135/85mmHg 相当于诊所血压 140/90mmHg。对血压正常的人建议定期测量血压（20～29 岁，每 2 年 1 次；30 岁以上每年至少 1 次）。

3. 动态血压

动态血压测量应使用符合国际标准（BHS 和 AAMI）的监测仪。动态血压的正常值推荐以下国内参考标准：24 小时平均值 < 130/80mmHg，白昼平均值 < 135/85mmHg，夜间平均值 < 125/75mmHg。正常情况下，夜间血压均值比白昼血压值低 10%～15%。动态血压监测在临床上可用于诊断白大衣性高血压、隐蔽性高血压、顽固难治性高血压、发作性高血压或低血压，评估血压升高严重程度，但是目前主要用于临床研究，例如评估心血管调节机制、预后意义、新药或治疗方案疗效考核等，不能取代诊所血压测量。动态血压测量时应注意以下问题：测量时间间隔设定一般为每 30 分钟 1 次。可根据需要而设定所需的时间间隔。指导患者日常活动，避免剧烈运动。测血压时患者上臂要保持伸展和静止状态。若首次检查由于伪迹较多而使读数 <80% 的预期值，应再次测量。可根据 24 小时平均血压，日间血压或夜间血压进行临床决策参考，但倾向于应用 24 小时平均血压。

4. 中心动脉压

近年来提出了中心动脉压的概念，中心动脉压，是指升主动脉根部血管所承受的侧压力。中心动脉压也分为收缩压（SBP）、舒张压（DBP）及脉压（PP）。主动脉的 SBP 由两部分组成：前向压力波（左心室搏动性射血产生），回传的外周动脉反射波。前向压力波形成收缩期第 1 个峰值（P1），反射波与前向压力波重合形成收缩期第 2 个峰值（即 SBP）。反射波压力又称增强压（AP），增强压的大小可用增压指数（AIx）表示，$AIx = AP/PP$（$AP = SBP - P1$）。通常情况下，AP 在舒张期回传到主动脉根部与前向压力波重合，在收缩期回传到外周动脉。

中心动脉压直接影响心、脑、肾等重要脏器的灌注压，因而可能比肱动脉血压更能够预测心脑血管病的发生。反射波是左心室后负荷的组分，是心脏后负荷的指标之一，也是收缩期高血压的发病基础。中心动脉压增高将诱发冠脉硬化，进而容易引起冠状动脉狭窄及冠状动脉事件。因此，降低中心动脉压将有助于预防心血管事件。已证明中心动脉血流动力学与高血压靶器官损害、心血管疾病独立相关。在预测、决定终点事件方面中心动脉血流动力学的意义优于外周血流动力学。ASCOT 试验的亚组研究 CAFE 中心动脉压可作为评价及优化抗高血压治疗方案的一个新的指标。

5. 白大衣高血压与隐匿性高血压

白大衣高血压也称诊所高血压。指患者去医院就诊时，在医师诊室测量血压时血压升高，但回到自己家中自测血压或 24 小时动态血压监测时血压正常。

隐匿性高血压与之相反，是指患者在医院测量血压正常，而动态血压监测或家庭自测血压水平增高。隐匿性高血压在一般人群中患病率为 8%～23%，其发生靶器官损害和心血管疾病的危险性较一般人明显增高。目前对于是否应该采用药物手段干预隐匿性高血压与诊室高血压尚存争议，但加强对这些患者的血压监测、及时发现持续性高血压仍具有重要意义。

同时，对于这些患者还应加强生活方式干预，例如控制饮食、增加体力运动、控制体重、限制食盐摄入量等，努力延缓或避免持久性高血压的发生。由此可见临床应大力提倡并推广非诊室血压监测措施（包括动态血压监测与家庭自测血压）。动态血压监测与家庭自测血压能够提供更为详尽且真实的血压参数，有助于全面了解血压波动情况，鉴别与判定一过性血压升高（诊室高血压与隐匿性高血压）的人群。

（二）判断高血压的病因，明确有无继发性高血压

对怀疑继发性高血压者，通过临床病史、体格检查和常规实验室检查进行简单筛查。

1. 临床病史提示继发性高血压的指征

（1）肾脏疾病家族史（多囊肾）。

（2）肾脏疾病、尿路感染、血尿、滥用镇痛药（肾实质性疾病）。

（3）药物，如口服避孕药、甘草、甘珀酸、滴鼻药、可卡因、安非他明、类固醇、非甾体类抗炎药、促红细胞生长素、环孢素。

（4）阵发性出汗、头痛、焦虑、心悸（嗜铬细胞瘤）。

（5）阵发性肌无力和痉挛（醛固酮增多症）。

2. 提示继发性高血压的体征

（1）库欣（Cushing）综合征面容。

（2）神经纤维瘤性皮肤斑（嗜铬细胞瘤）。

（3）触诊有肾增大（多囊肾）。

（4）听诊有腹部杂音（肾血管性高血压）。

（5）听诊有心前区或胸部杂音（主动脉缩窄或主动脉病）。

（6）股动脉搏动消失或胸部杂音（主动脉缩窄或主动脉病）。

（7）股动脉搏动消失或延迟、股动脉压降低（主动脉缩窄或主动脉病）。

3. 继发性高血压常规实验室及辅助检查

测定肾素、醛固酮、皮质激素和儿茶酚胺水平，动脉造影，肾和肾上腺超声、计算机辅助成像（CT），头部磁共振成像（MRI）等。

四、治疗

（一）治疗目的

治疗高血压的主要目的是最大限度地降低心血管疾病发病和死亡的总危险。当然，血压也并非降得越低越好，近年来研究表明，在降压治疗中存在明显的降压"J"点曲线问题。"J"点曲线现象即血压下降达到特定水平时，主要心血管疾病的发生率会下降；但持续降低血压，心血管事件发生率反而会回升。但究竟血压 J 点值在哪里，目前没有定论。可以肯定的是不同高血压人群其 J 点值不同，血压在 J 点值之上，降压治疗越低、越早越好。

（二）非药物治疗

非药物治疗包括提倡健康生活方式，消除不利于心理和身体健康的行为和习惯，以减少高血压以及其他心血管病的发病危险，适用于所有高血压患者。具体内容如下。

1. 减轻体重

对于肥胖的高血压患者，建议体重指数（kg/m^2）控制在 $24kg/m^2$ 以下。减轻体重对健

康的利益是巨大的，如人群中平均体重下降 5 ~ 10kg，收缩压可下降 5 ~ 20mmHg。高血压患者体重减少 10%，则可使胰岛素抵抗、糖尿病、高脂血症和左心室肥厚改善。减轻体重的方法一方面是减少总热量的摄入，强调少脂肪并限制过多糖类的摄入，另一方面则需增加体育锻炼，如跑步、太极拳、健美操等。在减轻体重过程中还需积极控制其他危险因素，老年高血压则需严格限盐等。减轻体重的速度可因人而异，但首次最好达到减轻体重 5kg 以增强减重信心，减肥可提高整体健康水平，减少包括癌症在内的许多慢性病，关键是"吃饭适量，活动适度"。

2. 采用合理膳食

根据我国情况对改善膳食结构预防高血压提出以下建议。

（1）减少钠盐摄入：WHO 建议每人每日食盐量不超过 6g。我国膳食中约 80% 的钠来自烹调或含盐高的腌制品，因此，限盐首先要减少烹调用盐及含盐高的调料，少食各种咸菜及盐腌食品。如果北方居民减少日常用盐的一半，南方居民减少 1/3，则基本接近 WHO 建议。

（2）减少脂肪摄入，补充适量优质蛋白质：建议改善饮食结构，减少含脂肪高的猪肉，增加含蛋白质较高而脂肪较少的禽类及鱼类。蛋白质占总热量 15% 左右，动物蛋白占总蛋白的 20%。蛋白质质量依次为：奶、蛋；鱼、虾；鸡、鸭；猪肉、牛肉、羊肉；植物蛋白，其中豆类最好。

（3）注意补充钾和钙。

（4）多吃蔬菜和水果：研究证明增加蔬菜或水果摄入，减少脂肪摄入可使 SBP 和 DBP 有所下降。素食者比肉食者有较低的血压，其降压的作用可能基于水果、蔬菜、食物纤维和低脂肪的综合作用。

（5）限制饮酒：尽管有研究表明非常少量饮酒可能减少冠心病发病的危险，但是饮酒和血压水平及高血压患病率之间却呈线性相关，大量饮酒可诱发心脑血管事件发作。因此不提倡用少量饮酒预防冠心病，提倡高血压患者应戒酒，因饮酒可增加服用降压药物的抗性。如饮酒，建议每日饮酒量应为少量。男性饮酒量：葡萄酒 100 ~ 150mL（相当于 2 ~ 3 两），或啤酒 250 ~ 500mL（250 ~ 500g），或白酒 25 ~ 50mL（0.5 ~ 1 两）；女性则减半量，孕妇不饮酒。不提倡饮高度烈性酒。WHO 对酒的新建议是酒越少越好。

3. 增加体力活动

每个参加运动的人特别是中老年人和高血压患者在运动前最好了解一下自己的身体状况，以决定自己的运动种类、强度、频度和持续运动时间。对中老年人应包括有氧、伸展及增强肌力练习 3 类运动，具体项目可选择步行、慢跑、太极拳、门球、气功等。运动强度必须因人而异，按科学锻炼的要求，常用运动强度指标可用运动时最大心率达到 180（或 170）减去年龄，如 50 岁的人运动心率为 120 ~ 130 次/分，如果求精确则采用最大心率的 60% ~ 85% 作为运动适宜心率，需在医师指导下进行。运动频率一般要求每周 3 ~ 5 次，每次持续 20 ~ 60 分钟即可，可根据运动者身体状况和所选择的运动种类以及气候条件等而定。

4. 减轻精神压力，保持平衡心态

长期精神压力和心情抑郁是引起高血压和其他一些慢性病的重要原因之一，对于高血压患者，上述不良的精神状态常使他们较少采用健康的生活方式，如酗酒、吸烟等，并降低对抗高血压治疗的依从性。对有精神压力和心理不平衡的人，应减轻精神压力和改变心态，正确对待自己、他人和社会，积极参加社会和集体活动。

5. 戒烟

对高血压患者来说戒烟也是很重要的，虽然尼古丁只使血压一过性升高，但它降低服药的依从性并增加降压药物的剂量。吸烟可造成血管内皮损伤，是导致心血管事件的最重要独立危险因素之一，因此必须提倡全民戒烟。

（三）药物治疗

1. 降压药物治疗原则

（1）小剂量：初始治疗时通常应采用较小的有效剂量以获得可能有的疗效而使不良反应最小，如有效而不满意，可逐步增加剂量以获得最佳疗效。

（2）尽量应用长效制剂：为了有效地防止靶器官损害，要求每天 24 小时内血压稳定于目标范围内，如此可以防止从夜间较低血压到清晨血压突然升高而致猝死、脑卒中或心脏病发作。要达到此目的，最好使用持续 24 小时作用的药物，一天一次给药。其标志之一是降压谷峰比值应 >50%，此类药物还可增加治疗的依从性。

（3）联合用药：为使降压效果增大而不增加不良反应，用低剂量单药治疗疗效不满意的可以采用两种或多种降压药物联合治疗。事实上 2 级以上高血压为达到目标血压常需降压药联合治疗。两种药物的低剂量联合使用，疗效优于大剂量单一用药。

（4）个体化：根据患者具体情况和耐受性及个人意愿或长期承受能力，选择适合患者的降压药物。

在用药过程中，同时考虑：①患者其他危险因素的情况；②患者有无其他合并疾病，包括糖尿病、心脏病、脑血管病、肾脏疾病等；③患者靶器官的损害情况；④长期药物服用应简便，以利于患者坚持治疗。

2. 降压药物的选择

（1）降压药物选择的原则：目前，治疗高血压的药物主要有 6 大类，即利尿药、β 受体阻滞剂、钙拮抗药、血管紧张素转化酶抑制药（ACEI）、血管紧张素 Ⅱ 受体拮抗药（ARB）及 α 肾上腺素能阻滞药。另外，我国也使用一些复方制剂及中药制剂。目前指南推荐的一线降压药物有 5 类：利尿药、β 受体阻滞剂、钙拮抗药、ACEI、ARB。近年来大型 Meta 分析显示：常用的 5 种降压药物总体降压作用无显著性差异。任何降压治疗的心血管保护作用主要源自降压本身。5 大类降压药物都可以用于高血压患者的起始和维持治疗。当然每种药物都有其临床适应证和禁忌证，不同类降压药在某些方面可能有相对的优势。

选择哪种降压药物作为开始治疗及维持降压治疗的原则是：对每个患者应该采取在指南指导下的个体化治疗，因为需要长期甚至终身的治疗。要考虑的主要因素有：①患者存在的心血管危险因素；②有无靶器官损害，临床有无合并心血管病、肾脏疾病及糖尿病等；③有无其他伴随疾病影响某种降压药物的使用；④对患者存在的其他情况，所用药物有无相互作用；⑤降压药降低心血管危险的证据有多少；⑥患者长期治疗的经济承受能力。

（2）常用降压药物。

1）利尿药：是最常用的一线类降压药，噻嗪类利尿药不论单用或联用，都有明确的疗效。有利于肾脏排出体内的钠盐和水分，达到降低血压的目的。主要不良反应为低钾血症、胰岛素抵抗和脂代谢异常。目前较少单独使用并尽量小剂量应用，在使用利尿药的同时，应该使用补钾和保钾制剂。新型利尿药吲达帕胺在常用剂量上仅表现为轻微的利尿作用，主要表现为血管扩张作用，降压有效率在 70% 左右，且不具有传统利尿药易造成代谢异常的特点。

适应证：主要用于轻中度高血压，尤其是老年人高血压或并发心力衰竭时、肥胖者、有肾衰竭或心力衰竭的高血压患者。痛风患者禁用，糖尿病和高脂血症患者慎用。小剂量可以避免低血钾、糖耐量降低和心律失常等不良反应。可选择使用氢氯噻嗪（HCT）12.5 ~ 25mg、吲达帕胺 1.25 ~ 2.5mg，每天 1 次。呋塞米仅用于并发肾衰竭时。

2）β 受体阻滞剂：β 受体阻滞剂降压安全、有效，通过阻断交感神经系统起作用。单用一般能使收缩压下降 15 ~ 20mmHg。目前第一代 β 受体阻滞剂普萘洛尔已较少使用，临床常用的有美托洛尔、阿替洛尔（因临床研究获益不大，目前不建议使用）和比索洛尔。其中比索洛尔为每天 1 次的新型高度选择性 β 受体阻滞剂，服用方便，不良反应小，几乎不影响糖脂代谢。β 受体阻滞剂主要用于轻中度高血压，尤其是静息心率较快的中青年患者或合并心绞痛者。不良反应是心动过缓、房室传导阻滞、心肌收缩抑制、糖脂代谢异常。特别适用于年轻人，以及发生过心肌梗死、快速型心律失常、心绞痛的患者。

适应证：主要用于轻中度高血压，尤其在静息时心率较快的中青年患者或合并心绞痛时。心脏传导阻滞、哮喘、慢性阻塞性肺病与周围血管病患者禁用。胰岛素依赖型糖尿病患者慎用。可选择使用美托洛尔 25 ~ 50mg，每天 1 ~ 2 次；比索洛尔 2.5 ~ 5mg，每天 1 次；倍他洛尔 5 ~ 10mg，每天 1 次。β 受体阻滞剂也可用于治疗心力衰竭，但用法与降压完全不同，应加以注意。

3）钙拮抗药（CCB）：钙拮抗药通过血管扩张以达到降压目的。用于高血压的钙拮抗药可分为 3 类：二氢吡啶类，以硝苯地平为代表，目前第一代的短效制剂硝苯地平已较少应用，临床多使用缓释和控释制剂或二、三代制剂，如尼群地平、非洛地平、氨氯地平等；苯噻氮唑类，以地尔硫䓬为代表；苯烷胺类，以维拉帕米为代表。后两类钙拮抗药也称非二氢吡啶类，多用于高血压合并冠心病和室上性心律失常的患者，不良反应主要有降低心率和抑制心肌收缩力。钙拮抗药的降压特点为：在具有良好降压效果的同时，能明显降低心、脑血管并发症的发生率和病死率，延缓动脉硬化进程，对电解质、糖脂代谢、尿酸无不良影响。第一代的短效制剂硝苯地平服用不方便，依从性差，对血压控制不稳，有反射性心率加速、交感神经激活、头痛、面红、踝部水肿等不良反应，研究显示，使用短效钙拮抗药有可能增加死于心肌梗死的危险性，但有证据显示，使用长效制剂则没有类似危险，故已较少应用短效钙拮抗药，建议尽量使用长效制剂。

长效钙拮抗药和缓释制剂能产生相对平稳和持久的降压效果，不良反应少。心脏传导阻滞和心力衰竭患者禁用非二氢吡啶类钙拮抗药。不稳定型心绞痛和急性心肌梗死时禁用速效二氢吡啶类钙拮抗药。优先选择使用长效制剂，例如非洛地平缓释片 5 ~ 10mg，每天 1 次；硝苯地平控释片 30mg，每天 1 次；氨氯地平 5 ~ 10mg，每天 1 次；拉西地平 4 ~ 6mg，每天 1 次；维拉帕米缓释片 120 ~ 240mg，每天 1 次。对于经济承受能力较差的患者，也可使用硝苯地平缓释片或尼群地平普通片 10mg，每天 2 ~ 3 次，虽然疗效可能没有长效制剂好，但降压总比不降好。慎用硝苯地平速效胶囊。常见不良反应为头痛、面红、踝部水肿等。

4）血管紧张素转化酶抑制药（ACEI）：通过扩张动脉降低血压。这类药物口服大多 1 小时内出现降压效应，但可能需要几天甚至几周才能达到最大降压效应。其中卡托普利作用时间最短，需每天 2 ~ 3 次服用，其他大多是新型的 ACEI，如贝那普利、赖诺普利、雷米普利、福辛普利等，均可每天 1 次服药。对降低高血压患者心力衰竭发生率及病死率、延缓胰岛素依赖型糖尿病患者肾损害的进展，尤其是伴有蛋白尿时特别有效。ACEI 不影响心率和糖、脂代谢，更重要的功能是能保护和逆转靶器官的损害。

主要不良反应为干咳、高钾血症、血管神经性水肿。主要用于高血压合并糖尿病，或者并发心脏功能不全、肾脏损害有蛋白尿的患者。妊娠和肾动脉狭窄、肾衰竭（血肌酐 > 265μmol/L 或 3mg/dL）患者禁用。可以选择使用以下制剂：卡托普利 12.5～25mg，每天 2～3 次；依那普利 10～20mg，每天 1～2 次；培哚普利 4～8mg，每天 1 次；西拉普利 2.5～5mg，每天 1 次；贝那普利 10～20mg，每天 1 次；雷米普利 2.5～5mg，每天 1 次；赖诺普利 20～40mg，每天 1 次。

5）血管紧张素 Ⅱ 受体拮抗药（ARB）：ARB 是继 ACEI 之后对高血压、动脉硬化、心肌肥厚、心力衰竭、糖尿病肾病等具有良好作用的新一类作用于肾素—血管紧张素系统（RAS）的抗高血压药物。作用机制与 ACEI 相似，但更加直接。与 ACEI 比较，它更充分、更具选择性地阻断 RAS，且很少有干咳、血管神经性水肿等不良反应，氯沙坦还可促进血尿酸排出，适用于 ACEI 不能耐受的患者。对糖尿病患者、心力衰竭患者、肾损害患者靶器官有良好的保护作用，可降低心脑突发事件的发生，减低心力衰竭患者的病死率。目前国内应用较多的是氯沙坦、缬沙坦，其次是伊贝沙坦和替米沙坦。例如氯沙坦 50～100mg，每日 1 次，缬沙坦 80～160mg，每日 1 次。

（3）新型的降压药物。

1）肾素抑制药（DRI）：肾素抑制剂能有效、高度选择性地作用于 RAS 系统，抑制肾素以减少血管紧张素原转化为血管紧张素 Ⅰ；具有抗交感作用，因而避免血管扩张后反射性的心动过速；能改善心力衰竭患者的血流动力学；对肾脏的保护作用强于 ACEI 和血管紧张素受体（AT1）拮抗药；预期不良反应小。肽类肾素拮抗药如雷米克林、依那克林属第一代肾素抑制药，但由于其生物利用度低，口服有首剂效应，易为蛋白酶水解等缺点，临床应用价值低。

2）其他新型降压药：目前报道有内皮素受体拮抗药、神经肽 Y 抑制药、心钠素及内肽酶抑制药、咪唑林受体兴奋药（如莫索尼定、雷美尼定）、5－羟色胺受体拮抗药（酮色林、乌拉地尔）、K⁺ 通道开放剂、降钙素基因相关肽（CGRP）等。这些新药研究进展迅速，有些已应用于临床，使高血压防治出现更为广阔的前景，但目前在国内应用这些新药的临床报道还不多。

（四）防治危险因素

1. 调脂治疗

高血压伴有血脂异常可增加心血管疾病发生危险。高血压或非高血压者调脂治疗对预防冠状动脉事件的效果是相似的。一级预防和二级预防分别使脑卒中危险下降 15% 和 30%。我国完成的 CCSPS 研究表明，调脂治疗对中国冠心病的二级预防是有益的。

2. 抗血小板治疗

对于有心脏事件既往史或心血管高危患者，抗血小板治疗可降低脑卒中和心肌梗死的危险。

对高血压伴缺血性血管病或心血管高危因素者血压控制后可给予小剂量阿司匹林。

3. 控制血糖

高于正常的空腹血糖值或糖化血红蛋白（HbA1c）与心血管危险增高具有相关性。

UKPDS研究提示强化血糖控制与常规血糖控制比较，虽对预防大血管事件不明显，但却明显减低微血管并发症。治疗糖尿病的理想目标是空腹血糖≤6.1mmol/L 或 HbA1c≤6.5%。

4. 重视微量蛋白尿

近年来随着对微量蛋白尿（MAU）的不断认识，其临床意义越来越受到重视。肾脏的病变，如微量蛋白尿的出现，是肾脏血管内皮功能障碍的标志，同时也是全身其他部位（心脏、脑）血管病变的一个反映窗口。神经体液因素不断作用于心血管疾病高危患者的大、小血管，引发高血压、动脉硬化、冠心病，内皮损伤及炎症反应导致随后发生靶器官损害，产生蛋白尿、心力衰竭等。MAU 已明确作为包括糖尿病（DM）、高血压及其他慢性肾脏疾病（CKD）患者甚至普通人群心血管并发症、肾脏疾病预后及死亡的独立预测因子，K/DOQI 指南已将蛋白尿的检测列为 CKD 高危人群的筛查指标。RAS 抑制药通过抑制异常激活的神经体液因子、保护内皮来干预危险因素，明显改善了高危患者的预后，体现在肾脏保护作用、减少微量蛋白尿、改善代谢综合征、降低新发糖尿病，以及保护心脏功能、治疗心肌梗死和心力衰竭等方面。

（吴兴哲）

第三节　继发性高血压

继发性高血压也称症状性高血压，此种高血压存在明确的病因，高血压为其临床表现之一。继发性高血压在所有高血压患者中占 5%～10%。继发性高血压本身的临床表现和危害性，与原发性高血压相似。因此当原发病的其他症状不多或不太明显时，容易被误认为原发性高血压。由于继发性高血压和原发性高血压的治疗方法不尽相同，且有些继发性高血压的病因是可以去除的，因此在临床工作中，两者的鉴别关系到是否能及时正确地进行治疗，很是重要。

一、病因

引起继发性高血压的原因，有以下 4 种。

（一）肾脏疾病

肾脏疾病引起的高血压，是继发性高血压中最常见的一种，称为肾性高血压。包括以下病变。

1. 肾实质病变

如急性和慢性肾小球肾炎、慢性肾盂肾炎、妊娠高血压疾病、先天性肾脏病变（多囊肾、马蹄肾、肾发育不全）、肾结核、肾结石、肾肿瘤、继发性肾脏病变（各种结缔组织疾病、糖尿病性肾脏病变、肾淀粉样变、放射性肾炎、创伤和泌尿道阻塞所致的肾脏病变）等。

2. 肾血管病变

如肾动脉和肾静脉狭窄阻塞（先天性畸形、动脉粥样硬化、炎症、血栓、肾蒂扭转）。

3. 肾周围病变

如炎症、脓肿、肿瘤、创伤、出血等。

（二）内分泌疾病

肾上腺皮质疾病，包括皮质醇增多症（库欣综合征）、原发性醛固酮增多症、伴有高血压的肾上腺性变态综合征和肾上腺髓质的嗜铬细胞瘤、肾上腺外的嗜铬细胞瘤都能引起继发性高血压。其他内分泌性的继发性高血压包括垂体前叶功能亢进（肢端肥大症）、甲状腺功能亢进或低下、甲状旁腺功能亢进（高血钙）、类癌和绝经期综合征等。内分泌疾病伴有高血压的并不少见。继发性高血压也可由外源性激素所致：雌激素（女性长期口服避孕药）、糖皮质激素、盐皮质激素、拟交感胺和含酪胺的食物和单胺氧化酶抑制剂等。

（三）血管疾病

如主动脉缩窄、多发性大动脉炎等，主要引起上肢血压升高。

（四）其他

包括睡眠—呼吸暂停综合征和各种药物引起的高血压等。

二、临床表现

继发性高血压的临床表现主要是有关原发病的症状和体征，高血压仅是其中的表现之一。但有时也可由于其他症状和体征不甚显著而使高血压成为主要表现。继发性高血压患者的血压特点与原发性高血压相类似，但又各有自身的特点。如嗜铬细胞瘤患者的血压增高常为阵发性，伴有交感神经兴奋的症状，在发作间期血压可以正常；而主动脉缩窄患者的高血压可仅限于上肢。

三、诊断

对下列高血压患者应考虑继发性高血压的可能。

（1）常规病史、体格检查和实验室检查提示患者有引起高血压的系统性疾病存在。

（2）20岁之前开始有高血压。

（3）高血压起病突然，或高血压患者原来控制良好的血压突然恶化，难以找到其他原因。

（4）重度或难治性高血压。

（5）靶器官损害严重，与高血压不相称，宜进行深入仔细的病史询问、体格检查和必要的实验室检查。

在病史询问中，应特别注意询问各种肾脏病、泌尿道感染和血尿史、肾脏病家族史（多囊肾），有无发作性出汗、头痛与焦虑不安（嗜铬细胞瘤），肌肉无力和抽搐发作（原发性醛固酮增多症）等。体检中注意有无皮质醇增多症的外表体征、有无扪及增大的肾脏（多囊肾），腹部杂音的听诊注意有无肾血管性高血压，心前区或胸部杂音的听诊注意有无主动脉缩窄或主动脉病，以及有无股动脉搏动减弱、延迟或胸部杂音，有无下肢动脉血压降低（主动脉缩窄或主动脉病）、神经纤维瘤性皮肤斑（嗜铬细胞瘤）等。靶器官损害的体征包括有无颈动脉杂音，运动或感觉缺失，眼底异常，心尖搏动异常，心律失常，肺部啰音，重力性水肿和外周血管病变的体征。

四、治疗

继发性高血压的治疗，主要是针对其原发病进行治疗。对原发病不能根治手术或术后血压仍高者，除采用其他针对病因的治疗外，对高血压可按治疗原发性高血压的方法进行降压治疗。

有关肾血管性高血压的治疗，目前认为：①顽固性高血压和肾功能进行性下降是血管重建的指征；②介入治疗已较手术血管重建更多选用；③对肌纤维发育不良者，选用单纯血管成形术成功率高、血压控制好，而对动脉粥样硬化性病变，再狭窄发生率较高，需放置支架；④介入治疗的效果优于药物治疗，但药物治疗仍然十分重要。如果肾功能正常、血压得到控制、肾动脉狭窄不严重，或高血压病程较长，则首选药物治疗。由于动脉粥样硬化病变有进展的高度危险，仍然需要强化生活方式的改变，以及小剂量阿司匹林、他汀类药物和多种降压药治疗。降压药宜选用噻嗪类利尿剂和钙拮抗药，如无双侧肾动脉狭窄，还可加用肾素—血管紧张素抑制剂。主要危险是狭窄后部位血流灌注显著减少导致的肾功能急性恶化和血清肌酐增高，常见于给予肾素—血管紧张素抑制剂后，但血清肌酐的变化可在撤药后恢复正常。

嗜铬细胞瘤的治疗是切除肿瘤。手术前，患者必须充分准备，包括给予 α 受体阻滞剂和 β 受体阻滞剂（前者足量给药后），然后给予手术切除，常用腹腔镜指导，此前给予足量补液，以免血容量不足。

对原发性醛固酮增多症，通过腹腔镜切除腺瘤，术前给予醛固酮拮抗剂（如螺内酯或依普利酮）。对肾上腺增生，给予醛固酮拮抗剂治疗。

主动脉缩窄患者在手术修复或安置支架后，高血压可仍然存在，患者可能需要继续服用降压药。

睡眠—呼吸暂停综合征合并高血压的治疗，包括肥胖者减轻体重，以及使用正压呼吸装置。

（李　晓）

第四节　高血压危象

一、概述

高血压危象是指以血压突然和显著升高［通常 >（210～220）/（130～140）mmHg］，伴有症状或有心、脑、肾等靶器官急性损害为特点的高血压。根据降压治疗的紧迫程度，高血压危象又可分为高血压急症和高血压次急症。高血压急症是指血压突然显著升高同时伴有急性或进行性靶器官损害，需要紧急治疗。高血压次急症是指仅有血压突然显著升高，但无急性靶器官损害。需强调的是，高血压急症与高血压次急症的区别在于有无急性靶器官损害而不是单纯血压升高水平上的差别。

高血压急症与高血压次急症的常见类型如下。

1. 高血压急症

（1）高血压脑病。

（2）急进型/恶性高血压有心、脑、肾、眼底损害。

（3）严重高血压出现急性并发症。

1）脑血管病：①脑内出血；②蛛网膜下隙出血；③急性粥样硬化性血栓性脑梗死。

2）快速进行性肾衰竭。

3）心脏疾病：①急性左心衰竭伴肺水肿；②急性心肌梗死；③不稳定型心绞痛；④急性主动脉夹层。

4）子痫或妊娠期严重高血压。

5）儿茶酚胺过高分泌状态：①嗜铬细胞瘤危象；②食物或药物（酪胺）与单胺氧化酶抑制剂相互作用；③少数严重撤药综合征（如可乐定等撤药后）。

6）冠状动脉搭桥术后高血压。

7）头部损伤。

2. 高血压次急症

（1）急进型/恶性高血压未出现急性并发症。

（2）先兆子痫。

（3）急性全身性血管炎并发严重高血压。

（4）与外科有关的高血压。

1）需即刻手术的严重高血压。

2）严重围术期高血压。

3）肾移植后严重高血压。

（5）高血压伴严重鼻出血。

（6）撤药诱发高血压。

（7）药物诱发高血压。

1）过量拟交感神经药。

2）α受体激动剂和非选择性β受体阻滞剂相互作用。

（8）慢性脊髓损伤伴发作性严重高血压。

二、发病机制

高血压危象时血压极重度升高的直接原因是动脉血管强烈收缩。其发病机制归纳如下：①情绪过分激动，血管反应性增加，循环或局部血管收缩素（血管紧张素Ⅱ或去甲肾上腺素）增多；②胆碱能张力降低，循环或局部血管舒张因子（前列腺素或缓激肽）减少；③钠潴留或容量负荷过重。

上述各种因素作用于肾脏产生"压力性利尿"和由此诱发的低血容量进一步刺激血管收缩素释放，形成恶性循环，导致强烈的外周阻力血管收缩，促使血压进一步迅速升高。血管内皮损伤和纤维蛋白样坏死相继出现，由此诱发血小板和纤维蛋白存积，使血管失去自我调节功能。血管的损害势必引起周围器官和组织缺血、水肿、出血和梗死，心、脑、肾是最易受累的靶器官。

三、临床表现

高血压危象中的高血压急症表现为相应靶器官损害的临床特点，具体见下表。高血压危象中的高血压次急症表现为不伴有新近发生或进行性的严重靶器官损害，或极重度高血压伴有轻微头痛、鼻出血、非典型头痛和肉眼血尿等。

表　高血压急症患者的临床特征

检查项目	结果
血压	通常 >（210~220）/（130~140）mmHg
眼底检查	出血、渗出、视神经盘水肿
神经系统检查	头痛、视觉丧失、精神错乱、嗜睡、痛性感觉缺失、昏迷
心脏检查	心尖冲动增强、心脏增大、心力衰竭
肾脏改变	氮质血症、蛋白尿、少尿
胃肠症状	恶心、呕吐

四、治疗

（一）高血压危象的治疗原则

高血压急症患者应立即住院，持续监测血压，经静脉给予降压药物。初始阶段的降压目标不是使血压正常，而是渐进地将血压调控至不太高的水平，最大限度地防止或减轻靶器官损害。在正常情况下，尽管血压经常波动，但心、脑、肾的动脉血流能够保持相对恒定，严重高血压时，这种自动调节作用仍然存在，但调节范围上移，以便耐受较高水平的血压。对正常血压者和无并发症的高血压患者的脑血流研究显示，脑血流自动调节的下限大约比休息时平均动脉压低25%。因此，初始阶段（几分钟到1小时内）平均动脉压的降低幅度不应超过治疗前水平的20%~25%。也有专家建议，第一阶段的目标是在30~60分钟内将平均动脉压降低到110~115mmHg，或将舒张压降低到100~110mmHg。如果患者能够耐受这种水平的血压，临床情况稳定，则可在随后24~48小时内逐步将血压降至正常。过于迅速地降低血压有可能加重肾功能恶化或诱发心脑血管事件，对患者有害无益。

高血压次急症可选用口服降压药物逐渐降低血压，通常在24小时内使平均动脉压下降约20%，或使舒张压低于120mmHg，随后跟踪治疗，一般无须住院治疗。

（二）高血压危象的药物治疗

1. 高血压急症的经静脉降压药物治疗

用于高血压急症的经静脉降压药主要有以下9种。

（1）硝普钠（SNP）：同时扩张动脉和静脉，有效降低心脏前后负荷，适用于绝大多数高血压急症患者，且给药后几秒钟内起效，停药后作用迅速消失，故若能仔细调节静脉滴注的速率，常常可取得任意程度的血压目标值。

（2）拉贝洛尔：可用于急性心力衰竭以外的各种高血压急症，每10分钟静注20~40mg能逐步将血压降低到预定的目标值，达标后改用口服；或用0.5~2mg/min持续静滴也能有效逐步降压。

（3）乌拉地尔：用于各种高血压急症及手术期的血压控制，首先快速静推25mg，观察5分钟，必要时再静推25mg，直至血压达到理想值为止。为了维持疗效或缓慢降压，可将250mg乌拉地尔溶于500mL生理盐水中静滴。

（4）尼卡地平：对大多数高血压急症患者有效，近年来使用渐多。它给药方便，从

5mg/h 开始，每 15~20 分钟加快滴速 2.5mg/h，直到最大推荐剂量 15mg/h 或取得血压目标值。尼卡地平能扩张静脉、动脉和侧支冠状动脉，特别适用于伴有中度血压增高的急性冠状动脉综合征或心肌缺血患者。

（5）硝酸甘油：起效快、消失也快，应注意监测静脉滴注速率。此外，该药小剂量时主要扩张静脉血管，较大剂量才能扩张小动脉，故可能需要每 3~5 分钟调快滴速，直到取得预期的降压效果。

（6）β 受体阻滞剂：如艾司洛尔、美托洛尔和普萘洛尔。

（7）袢利尿剂：如呋塞米等也常用于治疗高血压急症。

（8）依那普利：是可供静脉使用的血管紧张素转换酶抑制剂，0.625~1.25mg 静注，30 分钟内起效，6 小时后重复给药；可能特别适用于血浆肾素或血管紧张素 Ⅱ 水平增高的患者。

（9）非诺多泮：是一种选择性外周多巴胺受体拮抗剂，除扩张血管外，能增加肾血流、促进尿钠排泄和改善肌酐消除率，故特别适用于并发显著肾功能损害的高血压急症患者。一些研究提示，非诺多泮的降压疗效与硝普钠相似，但能改善肌酐清除率，而且没有氰化物中毒的危险。

一些过去常用的药物例如二氮嗪因不良反应常见，现已很少用于高血压急症。肼屈嗪限用于妊娠妇女先兆子痫时，主要优点是能够改善子宫血流，禁用于冠心病患者。酚妥拉明常引起心动过速甚至诱发心肌缺血，故现已很少作为治疗药物使用；硝普钠和拉贝洛尔能更安全有效地控制与循环中儿茶酚胺水平增高有关的高血压急症，但在怀疑儿茶酚胺水平过高如嗜铬细胞瘤时，酚妥拉明 5~10mg 静注仍有一定的诊断价值。

2. 高血压次急症的口服降压药物治疗

卡托普利最为常用，30 分钟内起效，患者耐受性良好。同时给予袢利尿剂如呋塞米可增强卡托普利的效果。可乐定的最常见不良反应是嗜睡（发生率高达 45%），可能会影响对患者精神状态的评估。哌唑嗪可用于嗜铬细胞瘤患者的早期处理。需要指出的是，曾经广泛使用的硝苯地平短效片剂（口服或舌下含服）虽然降压效果较好，但可能引起无法预料的低血压、脑血流异常、脑缺血发作或心肌缺血等，故不宜用于治疗高血压危象。

（三）高血压危象常见类型的治疗

1. 重症肾性高血压的治疗

在急进型恶性高血压中排除嗜铬细胞瘤、肾动脉狭窄及某些原发性醛固酮增多症外，最多见的是肾实质性高血压。大多数恶性高血压患者就诊时有肾功能减退，其中 1/2 以上要进行透析治疗，其肾脏病理改变主要是肾增生性动脉硬化和进行性肾小球功能丧失或动脉纤维样坏死。中重度肾衰竭透析患者常表现为持续高血压同时伴有心力衰竭。降压药物选择如下。

（1）袢利尿剂：如呋塞米，除有利尿缩容作用外，还有扩张肾血管、增加肾血流的作用，但肾小球滤过率不变，在肾小球滤过率下降时仍有利尿作用，降低肺动脉压，减轻肺水肿。无论对肾衰竭或心力衰竭，袢利尿剂均优于噻嗪类利尿剂。

（2）α 受体阻滞剂：如盐酸乌拉地尔，既有外周 α_1 受体阻断作用，从而扩张周围血管，又有中枢性抑制 5-HT（5-羟色胺）α_1 受体作用，从而降低心血管中枢的交感神经反馈，使周围交感神经张力下降，抑制反射性心率增加。

（3）硝酸酯制剂：如硝酸甘油及硝酸异山梨醇酯，静脉滴注时二者不同之处是，常用量硝酸甘油为 50~100μg/min，硝酸异山梨醇酯为 30~160μg/min。硝酸酯制剂既有降压作用，又有扩张冠状动脉作用，小剂量降低心脏前负荷，大剂量降低心脏后负荷，降压时因个体反应性差异大，用量为 1.8~9.6mg/h，常用微泵维持 7~14 天，无不良反应，但有时会发生敏感性降低。

（4）钙拮抗药：尼卡地平静脉滴注，能有效降压，适用于中度心功能不全，如陈旧性心肌梗死、扩张型心肌病、高血压性心脏病、瓣膜关闭不全，还能改善心排出量，使肺血管阻力下降、肺动脉楔压下降。

（5）α 受体阻滞剂 + β 受体阻滞剂：拉贝洛尔（柳胺苄心定）降压疗效静脉优于口服，或口服阿罗洛尔（阿尔马尔），由于主要从肝代谢，因此当肾功能不全时适用，此类药不影响肾血流量。

当肾功能进行性减退（一般血肌酐 600~800μmol/L），按病情选择治疗方案。当糖尿病肾病血肌酐 400~600μmol/L 时，应考虑透析，透析时由于缩容，有 1/4~1/3 患者血压下降甚至恢复到正常水平，但是相反，其中有 50%~80% 发生透析相关性高血压，多在透析的最初 2~3 小时发生血压异常升高，常顽固难以控制。常用药物：①α 受体阻滞剂，乌拉地尔血浆蛋白结合率高，达 80%~94%，因此不易透过滤膜，优于拉贝洛尔（蛋白结合率约为 50%）；②钙拮抗药，如尼卡地平；③AT Ⅱ 受体拮抗剂（ARB）或血管紧张素转换酶抑制剂（ACEI），口服氯沙坦、福辛普利或静注依那普利，ARB 由于与血浆蛋白结合率均较高，优于 ACEI。

对继发于系统性疾病的肾病如狼疮肾炎、硬皮肾等，病理表现为严重弥漫性间质炎症和纤维化者易发展成肾衰竭。顽固性高血压可选择药物：①ACEI（依那普利），降压常有特效；②钙拮抗药，尼卡地平、地尔硫䓬等多种药物联合使用。

2. 急性心血管综合征的治疗

急性心肌梗死、不稳定型心绞痛或肺水肿时常伴有血压骤升。首选药物为硝酸酯制剂，可降低心肌耗氧，改善心内膜下缺血，改善缺血周围血供，对 SNP 单用或与硝酸酯制剂合用降压观察发现，SNP 疗效不及 SNP 与硝酸酯制剂联合用药。此外，β 受体阻滞剂或 α_1 受体阻滞剂 + β 受体阻滞剂与上述药物有协同降压作用，并能降低心肌氧耗。

3. 急性主动脉夹层动脉瘤（AD）的治疗

主动脉内膜撕裂是高血压的严重并发症之一，有 70%~90% 的 AD 并存高血压，预后极差。未及时治疗的 AD 最初 24 小时内每小时死亡率约 1%，50% 1 周内死亡，90% 在 1 年内死亡。有 1/2~2/3 由于夹层引起主动脉根部受累致主动脉严重反流、心力衰竭。紧急降压主要选择静脉滴注尼卡地平 10mg + 200mL 生理盐水或 2mg 静脉内注射后再静脉滴注维持。同时辅以拉贝洛尔 100mg + 200mL 生理盐水静脉滴注；乌拉地尔 25mg + 20mL 生理盐水静脉内注射后，100mg +（250~500）mL 生理盐水静脉滴注；也可用硝普钠控制血压后改口服硝苯地平加 β 受体阻滞剂。争分夺秒地迅速降压、镇静、止痛，保持大便通畅，控制心力衰竭，尤其防止近端夹层血肿破入心包、胸腔或腹腔。必要时行外科人造血管置换术，可能优于内科保守治疗。对远端降主动脉病变（Stanford B 型）可考虑支架介入治疗。通常将收缩压控制在 100~120mmHg，心率控制在 60~75 次/分。

4. 妊娠期高血压的治疗

妊娠 20 周前的高血压有约 90% 为原发性高血压，其中 10% 为妊娠前血压不高，但分娩后 3 个月内血压恢复到孕前的正常状态，称为妊娠期高血压。妊娠时出现高血压，当血压≥160/110mmHg、蛋白尿 >300mg/24h，出现水肿、头痛等症状，在血压不十分高时，就会发生高血压神志改变，称为子痫，危险性较大，因此孕妇血压 >160/（105~110）mmHg 就应住院密切观察病情发展。治疗用药如下。

（1）α 受体阻滞剂 + β 受体阻滞剂：拉贝洛尔（一线用药）间断 15 分钟静脉注射 1 次，每次 20mg—40mg—80mg—80mg—80mg，总量不超过 300mg，平均（140±102）mg（个体差异大，20~300mg）或 1mg/kg 静脉注射，作用快，减慢心率不明显，对子宫及胎心无影响，无低血压反应，效果均优于肼屈嗪。大剂量时个别新生儿有低血压、低体温和心动过缓反应，心肌病及心力衰竭患者禁用。

（2）钙拮抗药（二线用药）：口服短效硝苯地平存在争议，一般主张服用长效硝苯地平，但与硝苯地平相比，尼卡地平对血管选择性更高。

（3）其他：仅 α1 受体阻滞剂乌拉地尔安全有效，降压作用优于哌唑嗪；硝酸酯制剂降压作用优于肼屈嗪。

治疗用药注意点：①血压控制不要过低或过高，目标血压为 90~100mmHg，不要过低，但当血压 >160/（105~110）mmHg 时为严重高血压，应住院观察；②慎用利尿剂（先兆子痫时，容量下降，利尿可降低子宫、胎盘灌注，延缓胎儿生长）；③ACEI（ARB）禁用；④禁止 CCB 与硫酸镁合用，因为 Mg^{2+} 和 Ca^{2+} 拮抗剂联合应用，会阻滞 Ca^{2+} 通道，有神经肌肉阻断作用，抑制心肌反应和低血压反应。

5. 卒中时的降压治疗

高血压患者血压下降超过平时血压的 14% 左右时易发生脑梗死。由于高血压患者脑血流量自动调节右移范围为（90~200）/（60~120）mmHg，过高、过低都会造成不良后果。当血压急剧上升 >200/120mmHg 时（平均动脉压 >140mmHg）脑血流骤升引起脑水肿，虽然有个体差异，但仅上下浮动 10~20mmHg。因此，在脑梗死急性期，血压 >220/120mmHg 时应降压，应以利尿剂为基础，静脉用拉贝洛尔、地尔硫䓬，否则过高的血压将加重梗死周围缺血带的脑水肿，不利于脑梗死的恢复。紧急溶栓治疗也要及时应用 CT 监控，以免发生梗死周围缺血带出血。溶栓治疗前应保持血压稍低一些（<180/105mmHg），以防止由于血压过高引起的出血可能。由于急性脑卒中后最初 24 小时血压波动最大，血压由代偿性升高到逐步下降，应严密监测血压，缓慢降压。当脑水肿颅内压升高时，脱水治疗也会降压。当发现血压下降过低时，应立即扩容或采用肾上腺素 0.1~2mg/h，多巴酚丁胺 5~50mg/h，使血压回到安全范围。当颈动脉狭窄 >70% 时，尤其双侧均有狭窄，SBP 降至 150~169mmHg 最佳，>170mmHg 或 <130mmHg，卒中危险度均较高。与脑梗死不同，脑出血根本始动原因是血压过高，必须紧急降压。严禁用任何血管扩张剂，以防加重脑水肿颅内高压所致脑疝压迫脑干，一般血压在（170~200）/（105~110）mmHg 就应考虑降压，>200/110mmHg 必须立即治疗，防止出血加重，血压在 6~12 小时内逐步下降，但降压幅度应≤25%。血压过低会引起同侧或对侧缺血性脑梗死。此外，蛛网膜下隙出血（SH）常因脑动脉瘤破裂所致，最初 21 天内应用尼莫地平可改善预后，降低迟发性神经功能损伤的发生率。降压可使动脉瘤闭塞，与脑梗死和脑出血不同，尼莫地平是特效药，可保护脑血管痉挛引起的缺血，可静脉内注射，也可用胃管口服，每 4 小时服 60mg，共 21 天，血压控制不满意时加拉贝洛尔 20 ~ 30mg 静脉注射，10 分钟后再用 40 ~ 80mg 或静脉滴注调量。

6. 围术期高血压的治疗

术前有中重度高血压及大量饮酒者术中或术后血压常难控制，一般术后 2 ~ 12 小时有自我调节降压过程，降压治疗应对症处理（如尿潴留、疼痛、焦虑、呕吐、缺氧等）。颈动脉剥离术后压力感受器受损或冠状动脉搭桥术后可引起血压骤升，此时预后比一般外科手术差。由于外科手术常不能口服用药，只能舌下含服或经皮、经静脉用药，因人因病而异，选择用药如硝酸酯制剂对气管插管所致血压升高有效；术后不排气者少用尼卡地平；心血管手术后首选硝酸酯制剂及 α 受体阻滞剂 + β 受体阻滞剂等。

（李云鸿）

第五节　难治性高血压

难治性高血压又称为顽固性高血压。其定义为：在改善生活方式的基础上，使用足够剂量且合理的 3 种降压药物（包括利尿剂）后，血压仍在目标水平以上，或至少需要 4 种药物才能使血压达标（一般人群 < 140/90mmHg，糖尿病、冠心病和慢性肾病患者 < 130/80mmHg）。难治性高血压占高血压患者的 15% ~ 20%，由于血压难控制，对靶器官的损伤更为严重，预后更差。收缩压持续升高是难治性高血压的主要表现形式。

一、病因

（一）假性难治性高血压的常见原因

1. 医患相关因素

（1）血压测量技术问题：包括使用有测量误差的电子血压计、测压方法不当，如测量姿势不正确、上臂较粗而未使用较大袖带。

（2）白大衣效应：表现为诊室血压高而诊室外血压正常（动态血压或家庭自测血压正常），发生率在普通人群和难治性高血压人群类似，可高达 20% ~ 30%，老年人似乎更常见。

（3）假性高血压：是指间接测压法测得的血压读数明显高于经动脉真正测得的血压读数。发生机制是由于周围动脉硬化，袖带气囊不易阻断僵硬的动脉血流。尽管血压较高，但并无靶器官损害，多见于有明显动脉硬化的老年人和大动脉炎的患者。

（4）患者依从性差：如服药怕麻烦，担心药物的不良反应；忧虑用"好药"后将来无药可用；经济上不能承受，听信不正确的舆论等。部分为发生药物不良反应而停药。

（5）生活方式改善不良：包括食盐摄入过多、饮酒、吸烟、缺乏运动、低纤维素饮食等。摄盐过多可抵消降压药物的作用，对盐敏感性高血压更为明显。睡眠质量差造成血压升高，并且难于控制，临床上比较常见。长期大量饮酒者高血压发生率升高 12% ~ 14%，而戒酒可使 24 小时收缩压降低 7.2mmHg，舒张压降低 6.6mmHg，高血压的比例由 42% 降至 12%。

（6）肥胖与糖尿病：由于胰岛素抵抗、血管内皮功能紊乱、肾脏损害、药物敏感性低等原因，更易发生难治性高血压。有研究显示，糖尿病合并高血压患者平均需要 2.8 ~ 4.2

种抗高血压药物才能有效降低血压。

（7）高龄：单纯收缩期高血压比较常见，并随年龄增长而增多，更难降压。

（8）精神及心理因素：伴有慢性疼痛、失眠、焦虑、忧郁等。

2. 药物因素

（1）降压药物剂量不足或联合用药不合理。

（2）非固醇类抗炎药可使收缩压平均增高 5mmHg，可以削弱利尿剂、ACEI、ARB 和 β 受体阻滞剂的降压作用，对大部分患者影响较小，但对老年人及糖尿病、慢性肾病患者影响较大。

（3）可卡因、安非他命及其他成瘾药物的使用。

（4）拟交感神经药。

（5）口服避孕药。

（6）皮质类固醇激素。

（7）环孢素和他克莫司。

（8）促红细胞生成素。

（9）某些助消化药、通便药、通鼻用的交感神经兴奋剂和有激素样作用的甘草酸二铵等。

（10）部分中草药如人参、麻黄、甘草、苦橙等。

3. 其他因素

急性呼吸道感染常使血压显著升高或使高血压难以控制，可持续 1 周。环境和季节因素也显著影响血压水平，如寒冷环境血压上升幅度较大，且相对难以控制，平时所用药物不足以控制其血压，或者难以使血压达到目标水平。

（二）难治性高血压的继发原因

继发性高血压是难治性高血压的常见原因。

1. 高血压遗传学

11β－羟化酶缺乏、17β－羟化酶缺乏、Liddle 综合征（肾小管上皮细胞钠离子通道基因功能增强型突变）、糖皮质激素可治性高血压、肾单位上皮细胞 11β－羟类固醇脱氢酶缺乏所致的盐皮质样激素中间体过剩等均为单基因遗传的高血压，而且血压较难控制。近来认定的 WNK 激酶（丝氨酸—苏氨酸蛋白激酶家族成员）是有多种生理功能的蛋白，包括细胞信号、细胞生成、增殖和胚胎发育，其中对离子通道有重要的调节作用。其基因突变即可导致遗传性高血压和高血钾综合征，即假性醛固酮减低症 II 型。

2. 阻塞性睡眠—呼吸暂停综合征（OSAS）

约 50％ 的高血压患者合并 OSAS，男性多于女性。然而 OSAS 与高血压明显相关，在药物难以控制的高血压患者中常见，美国将其列为继发性高血压的首位原因。OSAS 的低氧状态导致的交感神经激活及压力反射敏感性下降，引起血压调节功能障碍，可能是造成高血压难治的主要机制。不适当的睡眠姿势、急性上呼吸道感染、饮酒和吸烟可加重病情，与喉部炎症、充血和水肿有关。诊断依靠详细询问病史和夜间呼吸睡眠监测。

3. 原发性醛固酮增多症

在难治性高血压患者中的患病率 ＞10％，在继发性高血压中最为常见。常见原因是肾上腺腺瘤或增生，少见原因为遗传缺陷。人部分原发性醛固酮增多症并无低钾血症和尿钾增多的表现，血钾多在正常范围的低值。临床上不能以自发性低钾血症作为筛查和诊断的必要条件。肾上腺无创影像学检查对单侧肾上腺单个腺瘤的诊断价值较高，而对双侧肾上腺多个结节的准确性欠佳，需要行选择性肾上腺静脉血激素测定予以明确诊断。

4. 肾血管性高血压

包括先天性纤维肌性发育不良、大动脉炎及肾动脉粥样硬化。前两者在年轻人（尤其是年轻女性）中多见，而后者在年龄 >50 岁的患者中多见，尤其是合并糖尿病、冠心病或周围动脉粥样硬化者。对于粥样硬化性肾动脉狭窄，介入治疗仍能获得较好的血压控制和肾脏功能改善，但尚需大规模的临床研究加以证实。

5. 肾实质疾病

慢性肾脏疾病既是高血压难治的原因，也是难治性高血压或高血压长期未能有效控制的并发症。慢性肾脏疾病的患者绝大多数伴有高血压，通常需要抗高血压治疗且多需联合用药，需要使用 3 种以上降压药物者占 70%。

6. 库欣综合征

70%~90% 的库欣综合征患者有高血压，其中 17% 为严重高血压。其主要机制为过多的糖皮质激素非选择性地刺激盐皮质激素受体，导致水钠重吸收增多、排钾增多和碱中毒，同时肥胖、睡眠—呼吸暂停也参与高血压的形成。其最有效的降压药物是醛固酮受体拮抗剂如螺内酯，必要时联用其他降压药物。

7. 嗜铬细胞瘤

患病率低却难治。95% 的患者有高血压，其中 50% 有持续性高血压。有研究表明，患者从发病到最后确诊平均需要 3 年以上时间。通过尸检发现，约有 55% 的患者被漏诊。确诊需要实验室检查（定性诊断）和影像学检查（定位诊断）。

8. 主动脉缩窄

属于先天性畸形，特点为上肢血压增高而下肢血压降低，甚至完全测不出，并且不能触及下肢的动脉搏动。发病率虽低，但应考虑到发病的可能。

二、临床评估与辅助检查

1. 获得翔实的病史资料

详细了解高血压的发生时间、严重程度、进展情况及影响因素；以往治疗用药及其疗效和不良反应，现在用药情况；询问继发性高血压的可能线索，以及睡眠情况、打鼾和睡眠—呼吸暂停情况；了解有无动脉粥样硬化或冠心病；注意有无近期呼吸道感染史。

2. 评估患者的依从性

患者对于药物治疗的依从性直接关系治疗效果，一般可根据患者服药史获得。但是，对于依从性差的患者必须讲究询问技巧，如询问时不要直截了当或带有责备口气，应该从用药的不良反应、药物的价格及其经济承受能力、用药的方便程度着手。

3. 体格检查

要获得准确的血压信息，必须规范血压测量。测量血压应在合适的温度和环境下安静休息 >5 分钟，在正确舒适的体位和姿势下测量。袖带应覆盖上臂长度2/3，同时气囊覆盖上臂周长的 2/3 以上。每一侧至少测量 2 次，2 次之间至少间隔 1 分钟；当 2 次血压读数差 <5mmHg 时方可认为测量读数准确，取其较低的数值为血压测量值。两臂血压不等时，应采

用较高一侧的血压读数。注意测量四肢血压（下肢血压只取收缩压），有助于排除主动脉缩窄以及其他大动脉疾病。仔细检查颈区、锁骨下动脉区、肾区和股动脉区有无血管杂音，有助于诊断大血管疾病、肾动脉狭窄。肾区未闻及血管杂音不能排除肾动脉狭窄；胸骨左缘上部的杂音应当考虑到主动脉缩窄的可能。患者有皮肤紫纹、面颊部发红并且呈中心性肥胖，可能是库欣综合征。

4. 诊所外血压监测

动态血压有利于排除"白大衣效应"，并能观察血压变化的规律（包括夜间高血压）以及对药物治疗的反应等。鼓励家庭血压监测，对识别"白大衣效应"、评价血压和判定预后也具有重要价值。

5. 实验室检查

（1）尿常规检查：结合病史可以帮助认定或排除肾实质性疾病，如肾炎和肾功能受损。

（2）血液生化检查：包括血肌酐和血浆钾、钠、镁浓度以及血糖，血脂水平。

（3）检查清晨卧位和立位血浆血管紧张素、醛固酮、血浆肾素水平，并计算血浆醛固酮/血浆肾素活性比值，以便诊断或排除原发性醛固酮增多症。

（4）必要时检测血浆和尿液儿茶酚胺代谢产物水平，以排除嗜铬细胞瘤。

（5）当高度怀疑库欣综合征时检查血浆皮质醇水平，并做地塞米松抑制试验。

（6）肾脏超声检查：能提供肾脏大小和结构信息，有助于某些病因的诊断。

（7）24 小时尿液（乙酸防腐）检查：用于分析尿钠钾排泄、尿醛固酮排泄和计算内生肌酐清除率（必要时）。

6. 影像学检查

多排 CT 血管影像学检查能提供清晰可靠、接近选择性血管造影质量的图像。对于可疑肾动脉狭窄患者，如青少年高血压、女性疑为纤维肌性发育不良、老年人及粥样硬化性肾动脉狭窄的患者应进行 CT 肾动脉造影。对于非可疑肾动脉狭窄患者，不应该常规进行肾动脉造影检查。其他部位的 CT 动脉造影也有助于明确血管狭窄或结构异常的诊断。超声和 MRI 检查，对于肾动脉狭窄诊断敏感性差，不能作为排除诊断的依据。

三、诊断

对于难治性高血压患者的诊断，首先是要符合其诊断标准，其次是找出引起难治性高血压的病因，这也是诊断难治性高血压的重要环节。

1. 筛查程序

是否为假性难治性高血压→患者服用降压药物是否规律→降压药物选择和使用是否合理→有无联用拮抗降压的药物→治疗性生活方式改变有无不良或失败→是否合并使血压增高的器质性疾病（肥胖症、糖尿病等）→有无慢性疼痛和精神心理疾病→启动继发性高血压的筛查。可简化为：识别假性高血压→分析药物原因→注意生活方式不良→重视合并的疾病（肥胖症、糖尿病等）→排除继发性高血压。

2. 确定诊断

经过明确的筛查程序后，如诊室血压 > 140/90mmHg 或糖尿病和慢性肾脏病患者血压 > 130/80mmHg，且患者已经使用了包括利尿剂在内的 3 种足量降压药物血压难以达标，或需要 4 种或以上的降压药物才能使血压达标，方可诊断为难治性高血压。

3. 专家诊治

已知和可疑的难治性高血压，需要就诊于相关专家门诊；对于治疗 6 个月血压仍未控制或仍不见好转者，也需要就诊高血压专家门诊，以进一步诊断和治疗。

四、治疗

（一）治疗原则

（1）由心血管科医师诊治，最好由高血压专科医师诊治。

（2）多与患者沟通，提高用药的依从性。

（3）强化治疗性生活方式，如减轻体重、严格限盐、控制饮酒。

（4）合理选用联合降压药物治疗方案。

（5）降压失败后，在严密观察下停用现有药物，重启新的联合用药方案。原则是，专科诊治有利于寻找难治性高血压原因，有利于制订合理的治疗方案。

（二）药物选用原则

抗高血压药物剂量不足和组合不当是所谓高血压难治的最常见原因。对于血压控制不良的患者，首先停用干扰血压的药物，对其所用的 ≥3 种抗高血压药物，根据其血压的基本病理生理、药理学原则和临床经验进行调整或加强。基本原则为能够阻断导致血压增高的所有病因，联合药物的作用机制及协同作用，抵消不良反应。

（三）药物治疗

降压药物首先选用 ACEI 或 ARB + 钙拮抗药 + 噻嗪类利尿剂、扩张血管药 + 减慢心率药 + 利尿剂的降压方案。如果效果不理想，增加原有药物的剂量尤其是利尿剂剂量。血压仍不达标时，可再加用另一种降压药物如螺内酯、β 受体阻滞剂、α 受体阻滞剂或交感神经抑制剂（可乐定）。

1. 利尿剂

难治性高血压患者血浆及尿醛固酮的水平均较高，而且即使无慢性肾病，心房利钠肽及脑利钠肽的水平也较高。利尿剂是控制难治性高血压有效而稳定的药物，特别是对于盐敏感性高血压。当血压难以控制时，可适当增大剂量。通常选用噻嗪类利尿剂，当有明显肾功能不全时使用袢利尿剂如呋塞米或托拉塞米。因呋塞米是短效制剂，需要每日给药 2~3 次，否则间歇性尿钠排泄反而会激活 RAS 引起水、钠潴留。如果利尿剂加量后效果仍不佳，可联合醛固酮受体拮抗剂。值得提醒的是，利尿剂的降压效果在用药 2 周后较显著，而在用药 2 个月后才能达到比较理想的效果。

2. ACEI 或 ARB

抑制 RAS 系统，兼有明显的心脏和肾脏保护作用，在难治性高血压中是重要的联合治疗药物之一，尤其适用于糖尿病、肥胖症、胰岛素抵抗或睡眠—呼吸暂停者。但是目前国内所用剂量普遍较小，应当适当增大剂量以加强降压效果。

3. 钙拮抗药

常为难治性高血压患者联合用药的选择。钙拮抗药的种类和品种不同，药理作用特点有较大差异，应该根据临床情况具体选择，建议选择缓释或长效制剂。硝苯地平作用强，但半衰期短，应该使用控释型或缓释片剂。尼卡地平作用强，目前尚无缓释型，仅在病情需要时使用。氨氯地平是长半衰期药物，作用温和，可安全使用。对于某些血压难控的患者，可采用二氢吡啶类与非二氢吡啶类联用，如硝苯地平联合地尔硫䓬。

4. β 受体阻滞剂

阻滞外周交感神经活性，降低中枢交感神经活性，减少肾素释放，并具有镇静和抗焦虑作用。在难治性高血压患者中，β 受体阻滞剂常作为血压难控时的联合用药，尤其对舒张压较高、脉压较小、心率较快和有焦虑或失眠的患者效果更好。兼有 α 受体阻滞作用的 β 受体阻滞剂如卡维地洛，在降压方面也有较好的效果。

5. α 受体阻滞剂或交感神经抑制剂

在难治性高血压常用联合药物不能控制时也可选用。外周 α 受体阻滞剂的耐受性良好，如果选用的 β 受体阻滞剂不兼有 α 受体阻滞作用，可加用外周 α 受体阻滞剂。中枢性 α 受体阻滞剂虽可选用，但不良反应较多，耐受性差。

6. 肾素抑制剂

临床试验证实降压有效，但作为难治性高血压中的联合用药，尚缺乏确切的临床证据。有研究证实，肾素抑制剂与 ACEI 或 ARB 联用，不良事件并不减少反而增多。

（白小军）

第六节　儿童与青少年高血压

儿童、青少年的身体指标随着年龄变化较大，不能以一个单纯的血压指标作为其高血压的诊断标准。世界各国儿童、青少年的身体指标不同，其高血压诊断的标准数据来源也不相同。

根据美国第四次健康营养状况调查报告，2006 年美国国家高血压教育计划委员会（NHBPEP）和 2009 年欧洲心脏学会/高血压学会（ESC/ESH）制定儿童、青少年高血压的诊断标准为：正常血压指收缩压、舒张压低于年龄、性别及身高的 90%；高血压指收缩压和（或）舒张压持续≥95%，并以听诊法在至少 3 次不同时间测量；临界高血压（美国称为高血压前期）是指平均收缩压/舒张压≥90% 并 <95%。如儿童、青少年血压≥120/80mmHg，即使 <90% 仍视为临界高血压。此外，该诊断标准还提供了儿童、青少年高血压的分期标准，1 期是高血压水平在 95% 与 99% 之间 +5mmHg；2 期是高血压 >99% +5mmHg。儿童、青少年高血压 2 期时应进行评估和治疗。

一、危险因素

流行病学资料表明我国原发性高血压逐年上升，起病年龄趋向年轻化，与儿童、青少年超重与肥胖日渐增多、学习和工作压力普遍较大、不良饮食生活习惯等多种因素有关。

1. 家族史与遗传倾向

相关研究表明，有 86% 的青少年原发性高血压患者有高血压家族史；随访 7~18 岁有高血压家族史的青少年，收缩压 >90% 组于成年后患高血压的概率是收缩压正常组青少年的 4 倍，舒张期高血压组成年后患高血压的概率是正常组的 2 倍；有高血压家族史的健康青少年组颈总动脉中膜厚度明显高于无高血压家族史组。

2. 体重指数（BMI）

儿童、青少年超重与肥胖的发生率呈升高趋势。前瞻性研究证实，超重与肥胖是高血压的主要因素，并且独立于吸烟、缺乏运动等其他因素，提示青少年时期 BMI 与高血压呈明显相关，并且与成人超重与肥胖及其他因素相比更有预测价值。有研究显示，BMI 为 22 ~ 25kg/m^2 的青少年未来高血压或 2 型糖尿病的发病率明显升高。青少年的腰围主要与收缩期高血压相关，而高脂饮食主要与舒张期高血压相关。有研究认为，BMI 是儿童、青少年的高血压独立预测因素，而非腰围和身高。

3. 胰岛素抵抗

国内青少年临界高血压或高血压者糖耐量异常发生率明显高于伴有肥胖的血压正常者。有高血压家族史者血浆胰岛素水平比阴性者高。早期胰岛素分泌异常是胰岛素抵抗和导致青少年早期高血压的初始因素，并且与成人代谢综合征也存在着明显的相关性。

4. 缺乏运动

多项研究显示，有肥胖、胰岛素抵抗、高胰岛素血症的儿童与青少年往往缺乏运动，而体力运动有助于减少成年期高血压的发病率。但也有研究认为，运动、吸烟尚不能作为儿童、青少年高血压的独立预测因素。

5. 心理因素

某些心理因素，如焦虑、紧张、急躁、压抑等均可引起血压短暂升高，早年不良的生活环境增加了将来血压升高的可能性。有研究认为，青少年未来高血压的风险增高与充满敌意和急躁情绪有关，而与焦虑、抑郁及竞争无明显相关。

二、儿童与青少年高血压的特点

1. 继发性高血压

临床相对较原发性高血压多见，与成人高血压相比，儿童、青少年高血压更为多见。主要发生于青春期前，多数为肾脏疾病或肾血管疾病，部分与药物有关，少数为主动脉瓣狭窄或主动脉缩窄、神经系统病变，以及内分泌疾病等引起。儿童与青少年患继发性高血压的可能性与年龄呈负相关，与血压升高的程度呈正相关。

2. 无症状性高血压

临床较多见，儿童、青少年高血压多以临界高血压和 1 期高血压为主，多无明显症状，临床表现隐匿，应注意筛查。

3. 早发动脉粥样硬化

较多研究发现，儿童、青少年高血压组血小板聚集和血栓素 B$_2$ 水平明显高于血压正常组，血小板环磷酸腺苷（cAMP）水平则明显降低，一氧化氮水平则代偿性增高；高血压常伴有单核—巨噬细胞功能的改变及免疫应答的增强，提示存在高氧化应激的状态，白细胞介素 6 的水平明显增高，单核细胞对内皮细胞黏附力增强；与中老年高血压相比，青少年高血压患者在矫正 BMI 后，C 反应蛋白并不作为高血压的独立预测指标。儿童、青少年炎症反应细胞及其因子的增强是导致动脉硬化的基础因素。

4. 早发靶器官损害

儿童、青少年高血压表现为高血流动力学状态，如心率增快、心脏指数及左室射血分数（LVEF）增高等。青少年临界高血压及高血压患者左心室厚度及质量、相对室壁厚度、平均脉压/心排血量和总外周阻力均明显高于血压正常者，而心室舒张早期流速峰值/舒张晚期流速峰值（E/A）降低，左心室离心性肥大较向心性肥大更为多见。颈动脉中膜厚度是动脉粥样硬化早期重要的预测因素，青少年颈动脉内膜、中膜厚度与血压和 BMI 的升高有关。

5. 严重性血压升高

儿童、青少年严重性血压升高往往很危险，易发生高血压脑病、惊厥、脑卒中和心力衰竭等，需要紧急治疗。

三、临床评估

应针对不同高血压对象制订评估的内容，以便于儿童、青少年高血压的病因诊断、伴随临床情况和靶器官损害的评估。

（一）明确病因

1. 询问病史

包括家族史、睡眠史、饮食、体育运动、吸烟、饮酒等，目的是寻找高血压的易患因素与利于此后的评估。

2. 测定体重、身高、腰围等

目的是计算 BMI 和估测超重和肥胖程度。

3. 实验室检查

检查尿素氮、肌酐、电解质、尿液分析、尿培养、全血细胞分析，目的是除外肾脏疾病、慢性肾盂肾炎和贫血（伴随明显肾脏疾病）。

4. 肾脏超声检查

目的是除外肾脏占位、先天性畸形或者确定肾脏大小。对象均为血压持续≥95%的儿童。

（二）评估伴随的临床情况

1. 空腹血脂和血糖检查

目的是发现高脂血症和代谢异常，对象为血压持续在90%～94%的超重儿童，血压持续>95%的所有儿童和有高血压或者有心血管疾病家族史及慢性肾脏病的儿童。

2. 进行药物筛选

找出可导致高血压的化学物质，对象为病史中提示药物或化学物质可能对血压有影响的儿童和青少年。

3. 多导睡眠记录仪检查

目的是发现伴随高血压的睡眠障碍，对象为经常大声打鼾的儿童和青少年。

（三）评估靶器官损害

1. 超声心动图检查

目的是发现左心室肥厚和心脏受累的依据，对象为有多个危险因素和血压持续在90%～94%的儿童和血压>95%的所有儿童。

2. 实施动态血压再评估

以发现白大衣高血压和1天中异常血压形式，对象为怀疑白大衣高血压患儿和其他特殊类型血压异常的儿童及青少年。

3. 检查血浆肾素水平

目的是发现低肾素水平并提供盐皮质激素相关疾病的线索，对象为高血压 1 期的年幼儿童、高血压 2 期的所有儿童及青少年和有严重高血压家族史的儿童。

4. 肾血管造影检查

包括肾脏核素扫描、肾脏 MRI 血管显像、肾脏多普勒超声显像、三维 CT 或数字减影血管造影等，目的是发现肾血管疾病，对象为高血压 1 期的年幼儿童和高血压 2 期所有的儿童青少年。

5. 血浆和尿中激素水平、儿茶酚胺水平测定

目的是发现激素介导或儿茶酚胺介导的高血压，对象为高血压 1 期的年幼儿童和高血压 2 期所有的儿童及青少年。

四、治疗

（一）治疗原则

1. 明确病因

确诊为儿童、青少年高血压，首先明确病因，排除继发性高血压。如属继发性高血压，应当针对病因进行有效治疗。

2. 防治危险因素

对于儿童、青少年原发性高血压，应尽力寻找高血压的危险因素，如肥胖、高钠饮食、运动减少、睡眠不足以及饮酒、吸烟等，并采取合理措施予以控制。所有儿童、青少年高血压均应进行生活方式的改善，并且贯穿于始终。对于临界高血压、1 期或 2 期高血压，如果超重应当进行体重调节咨询，保持规律的体育运动，并控制饮食。

3. 药物治疗原则

儿童、青少年高血压的心血管终末事件，如心肌梗死、猝死、肾功能不全、心力衰竭相对少见，不宜将其作为降压治疗目标，通常以靶器官损害如左心室肥厚、肾功能下降、尿蛋白作为其治疗终点。临床上应根据高血压的分期以及并发靶器官损害情况决定药物治疗。对于临界高血压患者，如果无慢性肾脏疾病、糖尿病、心力衰竭或左心室肥厚，无需药物治疗；高血压 1 期患者，如果是症状性高血压、继发性高血压、高血压伴有靶器官损害、1 型或 2 型糖尿病、非药物治疗效果不满意，应当开始药物治疗；高血压 2 期患者应当开始药物治疗，实施单药、小剂量并逐渐加量的原则，必要时联合用药。

4. 血压控制目标

由于儿童、青少年人群缺乏循证依据，血压控制目标未明。理论上应将血压控制低于年龄、性别、身高相同分组的 95%，更安全的目标是降至 90% 以下。并发靶器官损害时，其降压目标各不相同。伴有肾脏疾病者，将 24 小时血压控制在平均动脉压的 50% 时，其 5 年肾功能维持相对较好，但蛋白尿可能反弹；控制在 75% 时，5 年肾功能控制最好；控制在 90% 时，肾功能维护较差。儿童、青少年糖尿病肾病患者，对其降压、减少蛋白尿的治疗缺乏循证依据，治疗策略源于成人强化治疗理念。

（二）改变生活方式的治疗方法

控制体重是肥胖相关性高血压最基本的治疗。规律的体育运动和限制静坐时间可改善体

重指数。临界高血压和高血压患者必须进行饮食调整，鼓励以家庭为基础的干预。

儿童期维持正常的体重可减少成年后高血压发病率。青少年体重减轻可使血压下降，而且可减低血压对盐的敏感性，降低其他心血管危险因素如脂质代谢异常和胰岛素抵抗的发生率。控制体重也可以避免药物治疗或推迟药物治疗的开始时间。

鼓励自我控制静坐时间，包括看电视录像、玩计算机游戏等，将静坐时间控制在每天 2 小时以内。定期体育活动对于心血管很有益处，推荐规律的有氧体育运动，每天 30~60 分钟。需注意的是 2 期高血压未被控制时，限制竞技性体育运动。

适宜的饮食调整包括减少含糖饮料和高能量零食的摄入，增加新鲜水果、蔬菜、纤维素和非饱和脂肪酸的摄入，减少盐的摄入，推荐包括健康早餐在内的规律饮食。建议 4~8 岁儿童盐的摄入量为1.2g/d，年龄较大儿童为 1.5g/d。

适于所有儿童及青少年的健康生活方式包括：规律体育运动，饮食中富含新鲜的蔬菜、水果、纤维素，低脂饮食，限制钠盐摄入。

（三）药物治疗

目前尚无降压药物被真正批准用于儿童、青少年高血压的治疗，美国、欧洲也未明确从法律上反对应用 AIEI、ARB、钙拮抗药、β 受体阻滞剂、利尿剂，以及双肼屈嗪、哌唑嗪。小剂量单药初始治疗是可行的。治疗 4~8 周后血压未明显下降，可增加药量。仍然无效或出现明显不良反应时，应考虑换药。中、重度高血压单药治疗效果不佳，可考虑联合给药。儿童、青少年的降压药物尚无对照研究的比较，但有较低的参考剂量。

1. β 受体阻滞剂

用于治疗儿童、青少年高血压已有多年，它是具有儿童、青少年降压治疗证据的少数药物之一，包括普萘洛尔、阿替洛尔、美托洛尔。一项安慰剂对照的美托洛尔控释片治疗高血压的研究证实，美托洛尔控释片 1.0mg/kg 和 2.0mg/kg，在治疗 52 周后，能显著降低收缩压、舒张压，且耐受性好。

2. 钙拮抗药

维拉帕米、硝苯地平、非洛地平、地尔硫䓬及伊拉地平等，均可安全、有效降压。氨氯地平剂量从 0.06mg/kg 开始，逐渐加至 0.34mg/kg，具有剂量依赖性降压作用。药代动力学研究显示，年龄≤6 岁儿童与成年人明显不同，建议使用时剂量适当增加。

3. ACEI

卡托普利在儿童中应用较久，其安全性、有效性得到确认。该药作用时间短，需每天 2~3 次给药。依那普利、赖诺普利的最佳剂量为每天 0.6mg/kg。福辛普利的量效关系尚未确定。雷米普利主要用于慢性肾病的儿童患者，每天 6mg/kg 可有效控制 24 小时平均动脉压，低剂量每天 2.5mg/kg 也可有效降压、减少蛋白尿。

4. ARB

在儿童中已获得了一些积累数据。氯沙坦降低舒张压的效用有明显的剂量依赖性，起始剂量为每天 0.75mg/kg，最佳剂量为每天 1.44mg/kg。伊贝沙坦每天 3.8~5.9mg/kg 能有效降压、减少蛋白尿，最佳剂量为每天 75~150mg。坎地沙坦每天 0.16~0.47mg/kg 能明显降压，无论是否并发蛋白尿，其降压疗效无明显差异。

5. 其他

利尿剂、血管扩张剂及 α_1 受体阻滞剂用于治疗儿童高血压的历史较久，但多数缺乏临床试验，其起始剂量基于临床经验。

（四）联合用药

目的在于提高降压疗效、减少不良反应，如并发肾脏疾病患者，单药治疗降压作用有限，早期联合给药很重要。固定复合制剂很少用于儿童，但可能提高其治疗依从性。

（曹伊楠）

第五章

心律失常

第一节　房性心律失常

一、房性期前收缩

房性期前收缩又称房性早搏，是指心房的异位节律点提早发出的激动引起整个或部分心脏的过早除极。其电生理机制包括自律性增强、折返及心房内并行心律。可见于心脏正常的人群，也常见于各种器质性心脏病患者。

1. 心电图特点

提前出现的 P'波，与窦性 P 波不同，其后可伴有或不伴有相应的 QRS 波；如 P'波下传，则 P－R 间期≥0.12 秒，QRS 波呈室上性，也可出现宽大畸形的 QRS 波群，称为室内差异性传导；如 P'波未下传，称为受阻性房性期前收缩；期前收缩后代偿间歇一般不完全。

2. 治疗

房性期前收缩一般不需处理，主要是针对病因进行治疗。房性期前收缩频发、症状明显者，应充分休息，避免精神紧张和情绪激动，避免烟酒、浓茶和咖啡，必要时可给予 β 受体阻滞剂或维拉帕米，心功能不全引起者宜用洋地黄类药物。

二、房性心动过速

房性心动过速简称房速，其电生理机制包括自律性增强和折返形成。

（一）自律性房性心动过速

自律性房性心动过速的发生与心房肌细胞自律性增高有关。

1. 病因

多见于基础心脏疾病患者及洋地黄类药物中毒、低血钾患者，也可见于慢性肺部疾病。

2. 心电图特点

心房率通常为 150～200 次/分，P'波与窦性者形态不同，常并发房室传导阻滞，刺激迷走神经不能终止心动过速，具有"温醒"现象，即发作开始后心率逐渐增快。心电生理检查程序刺激通常不能诱发和终止心动过速。

3. 临床表现

患者可出现心悸、头晕、气短等症状，少数患者可出现心力衰竭。

4. 治疗

自律性房性心动过速并发房室传导阻滞时，心室率通常不致过快，无须紧急处理。由洋地黄类药物中毒引起者，应停用洋地黄类药物，低血钾者补充氯化钾，可口服苯妥英钠、β受体阻滞剂。非洋地黄类药物中毒所致者，可选用洋地黄类药物、β受体阻滞剂、普罗帕酮或Ⅲ类抗心律失常药物。应注意对原发病进行处理，如药物治疗效果不佳，也可考虑导管消融治疗。

（二）折返性房性心动过速

折返性房性心动过速较为少见，通常发生于有心房扩大或心脏外科手术患者，主要是由于心房内某一局部不应期延长，形成了折返环路而致心动过速。心电图表现为 P′波与窦性者形态不同，P′-R 间期通常延长，发作时频率在 150~240 次/分。心房程序电刺激能诱发和终止心动过速。心房激动顺序与窦性者不同，刺激迷走神经通常不能终止心动过速发作。治疗主要针对病因进行，处理心动过速可选用腺苷、维拉帕米或 β 受体阻滞剂。

（三）紊乱性房性心动过速

又称多源性房性心动过速，为一种不规律的房速，心电图特点是 P 波形态多变（3 种或 3 种以上）、频率不一、节律不整、P-R 间期也不等，心房率在 100~130 次/分，大部分 P 波能下传心室。这种心律失常系触发活动所致，极易发展为心房颤动，常见病因是慢性肺部疾病、代谢或电解质紊乱、洋地黄类药物过量。治疗首先应针对病因，如控制感染、纠正缺氧和电解质紊乱。对心率快者可选用洋地黄类药物、维拉帕米等控制心室率。

总体来讲，房速多见于器质性心脏病患者，尤其是心房明显扩大者，应注意病因及诱因的治疗。终止房速发作可选用普罗帕酮、胺碘酮，但效果不肯定。房速无法终止时考虑控制心室率，可选用洋地黄类药物、β 受体阻滞剂、非二氢吡啶类钙拮抗药。慢性持续性房速是造成心动过速性心肌病的主要原因。对于临床表现和检查酷似扩张型心肌病的患者，伴有慢性持续性房速时要考虑心动过速性心肌病。应予以对症处理，情况稳定可考虑行射频消融根治房速。

三、心房扑动

心房扑动简称房扑，是一种快速的房性异位节律，频率在每分钟 250~350 次，它可以不同的比率传入心室，引起心室激动，呈（2∶1）~（4∶1）房室传导时，需要仔细鉴别。心电生理研究表明房扑是折返所致，可分为峡部依赖性房扑和非峡部依赖性房扑两种类型。

1. 病因

主要为各种器质性心脏病、二尖瓣及三尖瓣病变和其他原因引起的心房扩大及开胸手术后、心包炎等，偶见于正常人。

2. 心电图特点

P 波消失，代之以形态、极性、周长都固定一致的锯齿形 F 波，扑动波之间无等电位线，心房率大多在每分钟 250~350 次；心室率可规则或不规则，F 波与 QRS 波往往成

（2：1）～（4：1）的比率，心室率常在每分钟125～175次。临床上有时可见到不纯性房扑，即房扑和心房颤动同时存在，其频率常快于单纯的房扑，F波的形态可不断变化。

3. 临床表现

与房扑有关的症状主要取决于心室率以及是否伴有器质性心脏病。心室率过快时可出现心悸、头晕、气短、乏力，甚至晕厥等症状。并发缺血性心脏病的患者还可出现心绞痛。由于房扑时心房失去辅助泵的功能，同时也由于快速的心室反应，存在有器质性心脏病的患者可使心功能不全症状加重，出现心力衰竭的症状和体征。即使在无器质性心脏病患者中，过快的心室率持续较长时间，也可使患者出现心脏扩大和心力衰竭。房扑患者可出现肺循环栓塞和体循环栓塞，多数是因为房扑蜕变为房颤的结果。房扑本身也可以形成心房内血栓，产生体循环栓塞，包括脑卒中。

4. 治疗

（1）积极治疗原发疾病。

（2）复律治疗：房扑患者有严重的血流动力学障碍或出现心力衰竭，则应立即行直流电复律，电复律能量较小，50J左右的电能量即可达到恢复窦性心律的目的；也可选择经食管或心房电极快速起搏。房扑持续时间超过48小时的患者，在采用任何方式的复律之前均应抗凝治疗。考虑用药物转复的患者，应先控制心室率，因为有些抗心律失常药物虽可减慢房扑频率，但却能加快心室率。静脉应用多非利特、普罗帕酮、索他洛尔有不同程度的复律效果，其中多非利特效果最佳。

（3）控制心室率：房扑时心室率较难控制，不能转复为窦性心律者，可使用β受体阻滞剂或钙拮抗药（维拉帕米）控制心室率。

（4）抗凝治疗：有关房颤的抗凝治疗标准也适用于预防房扑的血栓栓塞并发症。

（5）导管射频消融治疗：绝大多数峡部依赖性房扑可经导管射频消融治愈，成功率90%～95%，复发率也较低。对于非峡部依赖性房扑在三维标测系统指导下行导管射频消融治疗也有一定的成功率。

四、心房颤动

心房颤动简称房颤，是临床上最常见的持续性心律失常，约占所有住院心律失常患者的1/3，患病率随年龄增加而增加。目前临床上将房颤分为首诊房颤、阵发性房颤、持续性房颤、长期持续性房颤及永久性房颤。

（一）病因

包括：①最常见于冠心病、高血压性心脏病、风湿性心脏病、先天性心脏病、心肌病、缩窄性心包炎等器质性心脏病；②睡眠—呼吸暂停、肥胖、饮酒、外科手术、肺部疾病、甲状腺功能亢进；③少数病例无器质性心脏病证据，称为孤立性房颤。

（二）心电图特点

P波消失，代以大小、形态、速率不同的f波，每分钟350～600次，心室率绝对不匀齐，其QRS波形态正常；如宽QRS波心动过速有极快速的心室率（每分钟超过200次），节律不整齐，QRS波宽窄形态不一，往往提示经旁道前传。

（三）临床表现

往往取决于心室率的快慢及原有心脏病的情况，患者可有心悸、气急、头晕和胸部压迫感，严重者可伴有血压下降或心力衰竭，血栓栓塞为心房颤动的常见并发症。体征一般表现为心率快、心律绝对不齐、心音强弱不一、脉搏短绌。根据患者的临床症状，可以将房颤症状分为Ⅰ～Ⅳ级：Ⅰ级，无症状；Ⅱ级，轻度症状，正常的日常活动不受影响；Ⅲ级，重度症状，正常的日常活动受影响；Ⅳ级，致残症状，不能进行正常的日常活动。

（四）治疗

应针对原发病及诱发因素积极进行治疗，如手术治疗心脏瓣膜病、治疗甲状腺功能亢进、治疗睡眠—呼吸暂停、纠正水电解质紊乱及酸碱失衡等。房颤主要治疗策略包括节律控制（恢复窦性心律＋维持窦性心律）、心室率控制（减慢心室率）和抗凝治疗，常根据房颤发作时间长短选择不同策略。房颤急性发作期应及时评价血栓栓塞的风险并决定是否抗凝，如房颤患者准备复律或可能自行转律，应予以抗凝治疗。

1. 心室率控制治疗

房颤发作心室率过快时，患者常出现心悸、心绞痛等不适症状，控制心室率适用于永久性房颤或急性房颤心室率增快者。房颤患者心室率的控制以 80 次/分左右为宜。无心力衰竭、低血压、预激者可选用 β 受体阻滞剂和非二氢吡啶类钙拮抗药，如有心力衰竭、低血压可选洋地黄类药物、胺碘酮。

（1）β 受体阻滞剂：美托洛尔 25～100mg，每天 2 次。不能用于哮喘、未稳定的心力衰竭患者。

（2）非二氢吡啶类钙拮抗药：地尔硫䓬 30～60mg，每天 3 次；或维拉帕米 80～160mg，每天 3 次，但不能用于心力衰竭患者。

（3）洋地黄类药物：适用于失代偿性心功能不全或静息室率快的房颤患者，地高辛 0.125～0.25mg，每天 1 次。

如需迅速控制房颤患者的心室率，可使用这些药物的静脉制剂。心力衰竭的房颤患者如静脉注射毛花苷 C 仍不能控制快速心室率，可静脉应用胺碘酮。

单一药物不能很好控制房颤患者心室率时可考虑联合用药。一般可选用 β 受体阻滞剂加洋地黄类药物或非二氢吡啶类钙拮抗药加洋地黄类药物。但应从低剂量开始，注意避免心动过缓和传导阻滞。

药物治疗不能有效控制心室率而症状明显的房颤患者或怀疑有心动过速心肌病时，可考虑经导管射频消融房室结联合起搏治疗。但右心室起搏影响心室收缩、舒张功能的同步性，对心功能不全的患者有不利影响，如有条件，应尽可能选择双心室起搏。

2. 节律控制治疗

通过药物或物理方法使房颤患者恢复和维持窦性心律的策略，适用于阵发性持续性房颤、长期持续性房颤患者。复律方法包括直流电复律和药物复律两种。

（1）直流电复律：体外同步直流电复律是安全有效的方法，电击能量为 100～200J，即刻成功率可达 80%～90%。

房颤发作在 48 小时内，患者并发急性心肌梗死，心力衰竭或血流动力学不稳定，应首选电复律；房颤伴有预激出现快速心室率或血流动力学不稳定者，应选择电复律。

持续性房颤转复为窦性心律后常易复发，通常给予药物维持窦性心律，因此，对于这些患者常在药物准备后行电复律。

（2）药物复律：房颤发作在7天之内的患者，可选用伊布利特（无器质性心脏病患者）或胺碘酮（有器质性心脏病患者）静脉注射复律。对于没有器质性心脏病、心功能正常患者也可用普罗帕酮450～600mg顿服或1.5～3mg/kg分次缓慢静脉注射。

房颤发作>7天，单用药物复律成功率不高，药物可选用伊布利特静脉注射或胺碘酮口服：0.2g，每日3次，服用1～2周，如未复律，可在此时行电复律。

7天以上的持续性房颤转复为窦性心律后通常需要用药物维持。普罗帕酮、索他洛尔的脏器毒性较低，可用于无严重器质性心脏病、心功能正常者；胺碘酮、多非利特可用于冠心病和心力衰竭患者。由于这些药物长期使用均有不同程度的不良反应，因此应定期检查。

（3）房颤复律时血栓栓塞的预防：房颤复律后可由于心房恢复收缩使陈旧血栓脱落或左房顿抑，形成新的血栓脱落，造成血栓栓塞，因此复律前应进行有效抗凝治疗。对于房颤持续时间<48小时且无血栓栓塞风险的患者，可以考虑在复律前后使用肝素/低分子肝素抗凝治疗。房颤发病≥48小时或时间不清楚的患者，均应在复律前至少抗凝3周，复律后抗凝4周。对于房颤>48小时，由于血流动力学不稳定需要立即复律的患者，应同时使用肝素（除非有禁忌证），首先静脉注射，70～80U/kg，随后静脉滴注，15～18U/（kg·h），剂量调节至活化部分凝血活酶时间（APTT）延长至对照值的1.5～2倍。电复律后改口服抗凝至少4周。

对于房颤>48小时的患者，也可考虑采用经食管超声心动图（TEE）检测左心房或左心耳血栓来指导抗凝治疗。未检测到血栓的患者，在用普通肝素抗凝后（开始静脉注射，然后静脉滴注维持，剂量调节至APTT为对照值的1.5～2倍）即行复律治疗，复律后肝素和华法林合用，INR≥2.0时停用肝素，继续使用华法林至4周，再评估栓塞风险，高危者应长期抗凝治疗。复律后评估栓塞风险。TEE检测到血栓的患者，应选择心室率控制，并口服抗凝药治疗，口服抗凝药治疗1个月后复查。

在需要使用肝素抗凝时，也可使用低分子肝素替代肝素进行抗凝治疗。

3. 抗凝治疗

（1）血栓栓塞风险评估：房颤常并发血栓栓塞，其中以脑栓塞的危害最大，是房颤致死和致残的最主要原因。约15%的脑卒中发生于房颤患者，在75～84岁年龄组中则高达25%，因此，对于血栓栓塞风险较高的房颤患者应积极给予有效抗凝治疗。瓣膜病伴房颤、具有血栓栓塞风险的非瓣膜病房颤患者（即除外风湿性二尖瓣狭窄、机械性或生物性心脏瓣膜、二尖瓣修补相关的房颤患者）、有其他抗凝指征的房颤患者（如肺栓塞、体循环栓塞等）均应抗凝治疗。

（2）房颤患者卒中预防策略：主要是口服抗凝药物，可以是华法林，也可以是新型口服抗凝药物，如达比加群或利伐沙班、阿哌沙班等。中危患者长期使用华法林的疗效要优于使用阿司匹林、阿司匹林+氯吡格雷。抗血小板药物的治疗，如阿司匹林+氯吡格雷联合治疗或阿司匹林单药治疗，仅限于拒绝口服抗凝药物的低危患者。

（3）抗凝出血危险评估：在抗凝治疗开始前，应对房颤患者抗凝出血的风险进行评估（HAS-BLED评分），评分≤2分为出血低风险者，评分≥3分时提示出血风险增高，需要谨慎和常规检查随访。HAS-BLED用来确定出血风险，增加改善风险因素的意识（如血压、不稳定的 INR 和伴随药物），但不应将 HAS-BLED 评分增高视为抗凝治疗的禁忌证。当评分增高时，应谨慎地进行获益风险的评估，制定适应的抗凝措施。

严重出血者应停用华法林，静脉注射维生素 K_1（5mg）；输注凝血因子，随时监测 INR。病情稳定后需要重新评估应用华法林治疗的必要性。

（4）房颤抗凝治疗的桥接问题：有栓塞高危因素患者一般在术前 5 天停用华法林，使用普通肝素或低分子肝素桥接。当 INR < 2.0 时（多在术前 2 天），可给予全量肝素或低分子肝素治疗，肝素用至术前 6 小时停药，低分子肝素用至术前 24 小时停药。术后根据情况在 24 ~ 72 小时重新开始抗凝治疗。心脏介入手术或周围血管介入手术无须停用华法林。

4. 经导管射频消融治疗心房颤动

近年来，房颤经导管射频消融成功率不断提高，使治愈房颤成为一种可能。目前房颤导管消融治疗的指征主要为无器质性心脏病或药物治疗无效或不愿接受药物治疗的阵发性和持续性房颤患者，对于长期持续性房颤也可以考虑在电生理中心进行导管消融治疗。

（吕　阳）

第二节　房室交界性心律失常

一、房室交界性期前收缩

房室交界性期前收缩又称房室交界性早搏，简称交界性早搏，冲动来自房室结上下部交界处，常能顺传到心室及逆传到心房。

1. 心电图特点

提前出现的 QRS 波群及 T 波形态与窦性者相同，P′ 为逆行性，可出现在 QRS 波群之前，P′- R < 0.12 秒或出现在 QRS 波之后，R - P′ < 0.20 秒，有时埋于 QRS 波群之中，代偿间歇完全。

2. 临床表现

交界性期前收缩相对少见，可见于健康人或心脏病患者，临床意义与房性期前收缩相似。

3. 治疗

交界性期前收缩的治疗参见房性期前收缩。

二、房室交界性逸搏

房室交界性逸搏是指基本心搏延迟或阻滞时，交界区起搏点被动发出冲动产生的心搏，多见于窦房结发放冲动频率减慢或传导阻滞时。

1. 心电图特点

交界性逸搏的频率一般为 40 ~ 60 次/分。心电图表示为出现在较长间歇之后的一个 QRS 波群，P 波缺失或呈逆行 P 波位于 QRS 波群之前或之后。交界性逸搏连续发生（3 次或以上）形成的节律称为房室交界性心律。心电图表现为正常下传的 QRS 波群，频率 40 ~ 60 次/分，可有逆行 P 波或存在独立的心房活动，从而形成房室分离。

2. 治疗

交界性逸搏是一种生理性保护机制，对防止心室停顿有重要作用，治疗主要是针对原发病。

三、非阵发性房室交界性心动过速

非阵发性房室交界性心动过速的发生与交界区组织自律性增高或触发活动有关。

1. 心电图特点

发作时 QRS 波群窄，心率在 70～120 次/分，有典型的"温醒"及"降温"现象（心动过速发作时逐步加快，终止时逐步减慢），不能被起搏终止；交界性激动控制心室，窦性激动控制心房，当两者频率相近时，心室可受到窦房结或交界性心律交替控制；可见到各种形式的房性融合波。

2. 临床表现

常提示存在严重的病理状态，如洋地黄类药物中毒、低血钾、心肌缺血或出现于心脏手术之后，还可能在慢性阻塞性肺疾病伴低氧血症及心肌炎时出现。

3. 治疗

此类心动过速多为短暂发作，本身无须特殊处理。主要应针对原发病进行治疗，如洋地黄类药物中毒者停药、补充钾盐等。非阵发性交界区心动过速持续发作时可以使用 β 受体阻滞剂或钙拮抗药治疗。

四、阵发性室上性心动过速

阵发性室上性心动过速简称室上速，主要包括房室结折返性心动过速、房室折返性心动过速两类。

（一）房室结折返性心动过速

房室结折返性心动过速（AVNRT）是临床上较常见的阵发性室上速，多发生于没有器质性心脏病的患者，女性多于男性，频率常常为 140～250 次/分。阵发性心悸、头晕和四肢乏力是常见的临床表现。心电图特点：①慢—快型 AVNRT，AVNRT 的折返环位于房室交界区，由房室结自身和结周心房肌构成的功能相互独立的快径路和慢径路组成。典型的 AVN-RT 为慢径路前向传导、快径路逆向传导，故称为慢—快型 AVNRT；由于快径路逆向传导至心房的时间较短（40 毫秒），心电图上 P 波多位于 QRS 波群中或紧随 QRS 波群之后（R－P 间期＜70 毫秒），而在 V_1 导联上显示"伪 r 波"；②快—慢型 AVNRT，为快径路前向传导，慢径路逆向传导，占 AVNRT 的 5%～10%；慢径路逆向传导时间较长，心电图上 P 波位于下一个 QRS 波群之前，表现为长 R－P 心动过速；③慢—慢型 AVNRT，较少见，AVNRT 的折返环由两条传导速度较慢的径路组成；心电图上 P 波位于 QRS 波群之后，其 R－P 间期＞70 毫秒。

（二）房室折返性心动过速

房室折返性心动过速（AVRT）是由于折返机制所致，折返途径由正常房室传导系统和房室旁路（肯氏束）组成。按折返途径，AVRT 又可分为顺传型 AVRT 和逆传型 AVRT 两个类型。顺传型 AVRT 指激动由正常房室传导系统下传，由旁路逆行传导；逆传型 AVRT 则正好相反。顺传型 AVRT 患者平时心电图可有典型的预激波群或正常，心动过速可被期前收缩诱发或终止。心电图特点：表现为正常的 QRS 波群，频率整齐，心率为 150～250 次/分，多数超过 180 次/分，逆行 P′波在 QRS 波之后，R－P′＜P′－R，R－P′＞70 毫秒，有时可伴有室内差异传导。

绝大多数室上性心动过速患者无器质性心脏病，多见于中青年，心动过速发作突然开始与终止，持续时间不定，易反复发作。患者可有心悸、眩晕，部分患者可有心绞痛、低血压或心力衰竭。

（三）治疗

1. 终止发作

（1）刺激迷走神经：按压颈动脉窦；深吸气后，屏气同时用力做呼气动作或用压舌板等刺激咽喉部产生恶心感，可终止发作。

（2）使用抗心律失常药：血流动力学稳定的室上性心动过速可选用静脉抗心律失常药。腺苷或非二氢吡啶类钙拮抗药（如维拉帕米）可首选，国内应用三磷酸腺苷（ATP）较多，如 ATP 10mg（不稀释），2 秒内静脉注射，如无效，3～5 分钟后重复静脉推注 10～20mg；维拉帕米 5～10mg 稀释后缓慢静脉注射；无效者 30 分钟后可重复。腺苷具有起效快和半衰期短的优点，但须注意应快速推注，有哮喘病史者不选用；也可静脉注射普罗帕酮或 β 受体阻滞剂，如普罗帕酮 70mg，稀释后缓慢静脉注射，无效者 10 分钟后可重复；美托洛尔 5mg，缓慢静脉注射，无效者 10 分钟后可重复，但应注意观察低血压和心动过缓等不良反应。器质性心脏病特别是心力衰竭或存在上述药物的禁忌可应用胺碘酮、洋地黄类药物。

（3）直流电复律：药物治疗无效或血流动力学不稳定者，可行直流电复律。

（4）食管心房调搏：有明显低血压和心功能不全者，可选择食管心房调搏，通过超速抑制终止心动过速。有心动过缓史者优选食管调搏。

（5）特殊情况：孕妇并发室上性心动过速，首先宜用刺激迷走神经方法或食管心房调搏，血流动力学不稳定时予以电复律。上述措施无效或不能应用时，可选腺苷、美托洛尔、维拉帕米。

2. 经导管射频消融术

室上性心动过速作为一线治疗方法，可达到根治目的，成功率为 96%～99%，并发症发生率约为 0.9%。

（王秋萍）

第三节　室性心律失常

一、室性期前收缩

室性期前收缩又称室性早搏（PVC），简称室早，指起源于希氏束分叉以下部位的心肌提前激动，使心室提前除极，是最常见的心律失常之一。

（一）病因

（1）可见于正常人，尤其是老年人，室性期前收缩随年龄增加，发生率有增高趋势，在健康人群中采用标准 12 导联心电图记录到的 PVC 的患病率 0.8%，20 岁以下人群为 0.5%，50 岁以上人群为 2.2%；伴有左室假腱索的健康人也可发生室性期前收缩。

（2）电解质紊乱（低钾或低镁）及药物（洋地黄类及某些抗心律失常药物）诱发。

（3）冠心病（尤其是急性或陈旧性心肌梗死）、各种心肌病、心肌炎、心瓣膜病等。

（二）心电图特点

提早出现的宽大畸形的 QRS 波群，时限大于 120 毫秒；其前无相关的 P 波；ST-T 与 QRS 波群主波相反；一般代偿间歇完全。当室早起源于左室，V₁ 导联 QRS 主波向上呈"右束支阻滞"图形，而起源于右室，则 V₁ 导联 QRS 主波向下呈"左束支阻滞"图形；当室早起源于房室结附近时，QRS 波群可无明显增宽；若室早逆向传导至心房则形成逆行 P 波，且代偿间歇不完全。室性期前收缩可孤立或规律出现，也可呈二联律、三联律、插入性或成对出现。临床上常见的 3 种特殊类型有：①室性并行心律，室性期前收缩在同一导联形态相同但配对间期不同，相邻两室性期前收缩之间有倍数关系；②R on T 室性期前收缩，室性期前收缩的 QRS 波群落于前一 T 波波峰附近，易诱发室速和室颤；③舒张晚期室性期前收缩（R on P 室性期前收缩），室性期前收缩发生于下一个窦性 P 波之后，可伴随短阵室性心动过速，甚至可能演变为持续的快速性室性心律失常。

（三）临床表现

大多数情况下无明显症状，频发或患者敏感时常有心悸及心前区不适。室性期前收缩临床意义决定于基本病因、心脏病变的程度、全身状况及室性期前收缩出现的频率和性质，这些因素的不同，室性期前收缩对患者的影响及预后也有很大差别，从仅有轻微症状到发生猝死。

（四）治疗

室性期前收缩的治疗目的在于改善症状，预防复发及猝死。治疗前应对室性期前收缩的类型、症状、原有基础疾病及心功能状况作全面了解，判断室性期前收缩对患者预后的影响，从而选择不同的对策。

（1）无器质性心脏病患者的室性期前收缩，尤其是偶发、单源室性期前收缩，一般预后良好，无症状者不需抗心律失常药物治疗；若室性期前收缩频发伴明显症状，治疗应以消除症状为目的，积极去除诱因（吸烟、饮咖啡、应激等），予镇静剂解除顾虑。β 受体阻滞剂对与交感神经兴奋有关的室性期前收缩有较好疗效，尤其适用于血压偏高、心率偏快者，可给予美托洛尔 25~50mg，每天 2 次。对于频发单源室性期前收缩严重影响生活质量、不能耐受药物或室性期前收缩负荷过重者（24 小时室性期前收缩次数超过总心率 10% 以上），且超声心动图或 MRI 证实心脏形态或功能异常者，可考虑经导管射频消融治疗。

（2）有器质性心脏病伴有心功能不全患者的室性期前收缩，原则上一般通过积极治疗原发病、改善心功能、纠正心肌缺血及水电解质紊乱等诱因，可酌情选用 β 受体阻滞剂或胺碘酮等药物或考虑经导管射频消融治疗。

二、室性心动过速

室性心动过速简称室速，指连续 3 个以上的自发室性期前收缩，也可为程序刺激诱发至少连续 6 个以上的室性期前收缩，频率 >100 次/分。室速是严重的心律失常，病死率较高，多发生于器质性心脏病患者，也可由电解质紊乱、药物、机械刺激等因素引起，极少数发生于无器质性心脏病患者，预后良好。发作时常伴有心悸、胸闷等不适，严重者可引起血压下降或晕厥，其临床症状的严重程度取决于基础心脏病状况、心室率快慢及室速持续时间。室速的发生机制包括折返激动、触发活动、自律性增高3方面。

（一）心电图特点

连续3个或3个以上的室性期前收缩，QRS波群宽大畸形，时限≥0.12秒，节律大致规则，也可有轻度或明显不齐，伴继发性ST-T改变，P波常埋入QRS内。室速特征性心电图改变有：①房室分离，P波与QRS波群无固定关系，且频率较慢；②心室夺获，室率较慢时，少数P波下传至心室，产生略提前、形态正常的QRS波群；③室性融合波，窦性激动与室性激动同时或分别夺获心室，产生介于窦性与室性之间的心室激动。

（二）分类

目前对于室速一般按室速持续时间及血流动力学改变分为非持续性室速和持续性室速，根据室速发生时QRS波群形态是否一致分单形性室速和多形性室速。

1. 非持续性单形性室速

由连续3个或3个以上室性期前收缩构成的室性心律失常，频率 >100 次/分，30 秒内自行终止，QRS波群形态一致。

2. **持续性单形性室速**

每次发作持续 >30 秒或 <30 秒但伴有严重血流动力学障碍甚至意识丧失，QRS波群形态一致。可表现为特发性室速、不间断室性心动过速。

（1）特发性室速：无器质性心脏病的单形性室速又称特发性室速。见于中、青年人，常起源于心室流出道或左室后间隔。起源于右室流出道的特发性室速QRS波群呈左束支传导阻滞和电轴正常或右偏；左心室特发性室速（分支型室速）QRS波群呈右束支传导阻滞和电轴左偏。

（2）不间断室速：多数为持续性单形性室速，频率 120 ~ 160 次/分，血流动力学相对稳定，可维持数天或十余天不等，电复律难以终止，一般药物治疗无效。可见于无器质性心脏病患者，也见于结构性心脏病，也可由抗心律失常药物引起。

3. 多形性室速

QRS波群形态可变。持续性多形性室速可蜕变为室扑或室颤，血流动力学稳定或短阵发作者，应鉴别是否有QT间期延长。可分为QT间期延长的多形性室速（尖端扭转性室性心动过速）、QT间期正常的多形性室速和伴短联律间期的多形性室速。

（1）尖端扭转性室速（Tdp）：常表现为反复发作的阿—斯综合征，重者发生心脏猝死。心电图显示QT间期延长（校正的QT间期女性 >480 毫秒，男性 >470 毫秒），可分为获得性和先天性QT间期延长综合征，获得性多见。

获得性QT间期延长的Tdp：常见药物如抗心律失常药物、大环内酯类抗生素、胃肠动力药、三环类抗抑郁药、抗真菌药物、抗原虫药，均可致QT间期延长，也可由电解质紊乱（如低血钾、低血镁）、心脏本身疾病（如心动过缓）、心肌缺血、心功能不全等引起，也可为颅内压升高、酗酒等所致。

先天性QT间期延长的Tdp：为少见的遗传性疾病，突然运动、恐惧、疼痛、惊吓或情绪激动可诱发，少数可在安静或睡眠状态下发作。发作前心电图 QT 间期延长。

（2）QT 间期正常的多形性室速：较多见，常见于器质性心脏病、缺血、心力衰竭、低氧血症，电解质紊乱也可诱发。

（3）伴短联律间期的多形性室速：较少见，通常无器质性心脏病，有反复发作晕厥和猝死家族史，也可自行缓解。诱发室速的室性期前收缩均有极短的联律间期（280~300 毫秒），心率可达 250 次/分，可转变为室颤。

（三）治疗

主要根据病因、临床表现、器质性心脏病的严重程度来决定治疗方案。治疗策略包括一般处理（积极去除病因、诱因，改善心肌缺血，纠正水电解质紊乱，停用促心律失常药物等）、抗心律失常药物和非药物治疗。现有的抗心律失常药物在随机临床试验中，只有 β 受体阻滞剂显示对恶性室性心律失常或猝死的预防有益处，因此 β 受体阻滞剂应作为恶性室性心律失常治疗的基石。

1. 非持续性单形性室速

（1）无器质性心脏病的非持续性室速无明显症状且发作不频繁者，应注意纠正可能存在的诱因，其治疗原则同室性期前收缩，症状明显者可用 β 受体阻滞剂。

（2）有器质性心脏病的非持续性室速与患者心脏猝死相关，对无论是否并发心功能不全的心脏病患者，β 受体阻滞剂都可有效抑制室性期前收缩、室性心律失常，减少 SCD，可选用美托洛尔 12.5~50mg，每天 2 次。除 β 受体阻滞剂外，抗心律失常药物不应作为治疗室速和预防 SCD 的首选方法。β 受体阻滞剂效果不佳或有应用禁忌时可考虑胺碘酮，但应密切观察不良反应且不宜长期使用。

2. 持续性单形性室速

有器质性心脏病的持续单形性室速应注意处理基础心脏疾病，纠正诱因，血流动力学障碍者立即同步直流电复律，血流动力学稳定者可先用抗心律失常药物，也可电复律。

（1）稳定的持续性单形性室速：有器质性心脏病患者首选胺碘酮，利多卡因只在胺碘酮不适用或无效时或并发心肌缺血时作为次选药；无结构性心脏病的患者，可考虑静脉推注氟卡尼或 β 受体阻滞剂、维拉帕米或胺碘酮。

（2）特发性室速：大多数特发性室速血流动力学稳定，对维拉帕米或普罗帕酮有效，静脉用药可有效终止发作，口服可预防复发，可予维拉帕米 5~10mg 静脉注射，30 分钟后可重复。发作时间过长或有血流动力学改变者宜电复律，发作终止后建议患者行射频消融治疗。

（3）不间断室速：不间断室速较难终止，不宜选用多种或过大剂量的抗心律失常药物。只要血流动力学稳定，胺碘酮和 β 受体阻滞剂联合治疗较安全。在胺碘酮负荷过程中可再试用电复律，也可试用射频消融治疗。

（4）持续性单形性室速、药物治疗无效、不能耐受或不愿长期药物治疗者和束支折返性室速者也可行射频消融治疗。

（5）并发严重器质性心脏病，药物不能控制的反复发作持续性单形性室速的患者，植入埋藏式心律转复除颤器（ICD）可改善其预后，降低病死率，如术后仍反复发作室速可考虑射频消融。

3. 多形性室速

任何情况下，反复发作的多形性室速，血流动力学不稳定时立即电复律，必要时予以镇静剂。多形性室速反复发作伴有晕厥者，可植入 ICD 改善其预后，降低病死率。

（1）尖端扭转性室速（Tdp）：对于获得性 QT 间期延长的 Tdp 患者，首先停用可使 QT 间期延长的相关药物；纠正腹泻、呕吐或代谢性疾病引起的电解质异常，维持血钾 4.5 ~ 5mmol/L，如有心动过缓或长间歇，推荐临时起搏治疗（70 ~ 90 次/分或更快频率），起搏前可试用异丙肾上腺素或阿托品提高心室率；静脉注射硫酸镁（1 ~ 2g 缓慢静脉推注，后 0.5 ~ 1g/h 静脉滴注），可以减少 Tdp 发作次数；部分患者上述治疗无效时，在临时起搏基础上加用 β 受体阻滞剂和利多卡因。

对于先天性长 QT 综合征（LQTS）的患者，应询问家族史和既往发作史，除外获得性 QT 间期延长的因素，减少或避免诱发因素，禁用延长 QT 间期的药物，纠正电解质紊乱。室速不能自行终止者应给予电复律。药物治疗首选 β 受体阻滞剂，普萘洛尔用至患者最大耐受量，对先天性 QT 间期延长综合征第 3 型利多卡因及美西律可能有效。急性期处理后应评估患者是否有植入 ICD 指征。

（2）QT 正常的多形性室速：应积极处理病因和诱因，偶尔出现者可口服 β 受体阻滞剂，若室速发作频繁，可应用胺碘酮或利多卡因。

（3）伴短联律间期的多形性室速：血流动力学稳定者首选静脉应用维拉帕米，无效者选用胺碘酮，不稳定者立即电复律。口服维拉帕米或普罗帕酮、β 受体阻滞剂预防复发，建议植入 ICD。

4. 室速/室颤风暴

24 小时内自发的持续性室速/室颤≥2 次，并需紧急治疗的临床症候群称为室速/室颤风暴。需纠正诱因，加强病因治疗，如血流动力学不稳定，应尽快电复律；抗心律失常药物首选胺碘酮，有时充分起效需数小时至数天，可考虑联合使用 β 受体阻滞剂或利多卡因，胺碘酮无效或不适用时用利多卡因；如持续单形室速，频率 <180 次/分且血流动力学稳定者，可植入心室临时起搏电极，在发作时快速刺激终止室速；给予镇静、抗焦虑药物，必要时行冬眠疗法；必要时予以循环辅助支持，如 IABP，体外膜肺氧合；若患者已安装 ICD，应调整好参数，以便更好识别或终止心律失常发作；可考虑急诊射频消融的可能性。

三、心室扑动和心室颤动

心室扑动简称室扑，心室颤动简称室颤，是最严重的致命性心律失常，心室丧失有效的整体收缩，表现为心室肌快而微弱的收缩及不协调的快速乱颤，使心脏丧失有效排血功能，导致心、脑、周围组织等灌注停止。室扑是室颤的前兆，室颤是循环衰竭的临终改变，也是心脏骤停最常见的表现形式。患者表现为意识丧失，大动脉搏动消失，听不到心音。

（一）心电图特点

室扑呈正弦波图形，波幅大而规则，频率 150 ~ 300 次/分；室颤波形、振幅、频率极不规则，波幅细小（0.2mV），无法识别 QRS 波、T 波，频率 500 次/分。

（二）临床表现

室颤的发生大多与心室内形成多个折返中心有关，多见于冠心病严重心肌缺血、高度房室传导阻滞或快速性室性心律失常、严重低钾血症、洋地黄类药物中毒、电击、溺水等。室扑、室颤的预后与患者基础病进程及室扑、室颤持续时间密切相关,对于原有心脏病不严重或无器质性心脏病者,经及时积极处理可能获得较好预后。

(三)治疗

室扑、室颤可直接导致死亡,一旦诊断,应分秒必争行心肺复苏。对于特发性心室颤动的存活患者推荐植入 ICD。

(吕 林)

第六章

心肌梗死

第一节　概述

随着心肌坏死生物标志物检测技术敏感性和特异性的提高、成像技术的不断发展与成熟以及操作相关性心肌梗死发生率的增高，从流行病学调查、临床研究到公共卫生政策的制定以及临床实践，都需要一个更为精确的心肌梗死（MI）定义。据此，2012 年欧洲心脏病学会（ESC）、美国心脏病学院（ACC）、美国心脏学会（AHA）和世界心脏联盟（WHF）联合颁布了第三次全球 MI 的通用定义。该定义维持了急性心肌梗死（AMI）的病理学定义，即由持续较长时间的心肌缺血导致的心肌细胞死亡。急性 MI 的诊断标准为：检测到心脏生物标志物心肌肌钙蛋白（cTn）水平升高超过 99% 正常值上限，且符合下列条件中至少 1 项：①心肌缺血的症状；②心电图提示新发缺血性改变（新发 ST‐T 改变或新发左束支传导阻滞）；③心电图出现病理性 Q 波；④影像学证据提示新发局部室壁运动异常或存活心肌丢失；⑤冠状动脉造影或尸检发现冠状动脉内存在新鲜血栓。

一、临床分型

第三次全球心肌梗死的定义对心肌梗死的临床分型进行了较大的更新。

1 型：自发性心肌梗死（MI），由原发性冠状动脉事件如粥样斑块破裂、溃疡、侵蚀和（或）破裂、裂隙或夹层导致一个或多个冠状动脉内血栓形成。

2 型：继发性心肌缺血性 MI，主要由心肌氧供减少或氧耗增加（如冠状动脉痉挛、冠状动脉栓塞、缓慢或快速心律失常、低血压等）而非冠状动脉本身疾病引起。

3 型：猝死型 MI，此型患者有前驱心脏不适症状和心电图改变，但死亡发生在心脏生物标志物升高前，或没有采集到心脏生物标志物。

4a 型：经皮冠状动脉介入治疗（PCI）相关性 MI，存在支持诊断的阳性症状、心电图改变、血管造影结果和区域变化成像，cTn 较 99% 正常值上限升高需达 5 倍，如果基线值原本已升高，cTn 再升高 20% 并稳定且有下降趋势，也具有诊断价值。

4b 型：支架内血栓相关性 MI，通过冠状动脉造影或尸检可检出支架内血栓形成，cTn 升高超过 99% 正常值上限 1 倍。

5 型：冠状动脉旁路移植术（CABG）相关性 MI，cTn 升高超过 99% 正常值上限的 10 倍，还应具备以下标准之一。①新发病理性 Q 波或新发 LBBB。②冠状动脉造影显示新的移植血管或原冠状动脉闭塞。③影像学证实新发的存活心肌丢失或室壁运动异常。

近年来，随着心脏瓣膜病介入治疗的发展，除 PCI 相关性 MI 外的介入相关性 MI 也有发生，如经皮主动脉瓣置换术和二尖瓣修复术等均有导致心肌损伤的风险，主要是源于操作相关的直接心肌损伤和冠状动脉闭塞所致。这与 CABG 相似，也会导致心肌生物标志物升高和预后恶化，但由于临床资料较少，尚难确定诊断标准，可参照 CABG 相关性 MI 的诊断标准。

二、病理

（一）冠状动脉斑块易损与破裂

冠状动脉粥样硬化是导致几乎所有 MI 的病理基础。MI 的多样临床表现均由冠状动脉病变的急性变化（即粥样斑块的破裂）所致。

易损斑块的组织学特征包括：①薄帽纤维粥样硬化（即有较大的脂质核心、薄纤维帽和富含巨噬细胞的斑块）；②富含糖蛋白基质或炎症导致内皮受侵蚀和血栓形成；③钙化结节斑块。研究显示 65%～70% 的血栓由薄纤维帽引起，25%～30% 的血栓来源于斑块侵蚀，2%～5% 的血栓由钙化结节突出管腔所致。决定纤维帽易碎性的因素主要有 3 个：圆周壁张力（或称纤维帽"疲劳"性）、病变特征（位置、大小和坚固度）及血流特征。近年来的研究发现，导致粥样斑块破裂的机制为：①斑块内 T 细胞通过合成细胞因子 γ 干扰素能抑制平滑肌细胞分泌间质胶原使斑块纤维帽结构变薄弱；②斑块内巨噬细胞、肥大细胞可分泌基质金属蛋白酶，如胶原酶、凝胶酶、基质溶解酶等，加速纤维帽胶原的降解，使纤维帽变得更易损；③冠状动脉管腔内压力升高、冠状动脉血管张力增加或痉挛、心动过速时心室过度收缩和扩张所产生的剪切力以及斑块滋养血管破裂均可诱发与正常管壁交界处的斑块破裂。实际上，具有相似特征的斑块可有不同的临床表现，这要归因于很多其他因素，如较强的凝血功能等。易损斑块的形成与很多因素有关，如血小板及凝血因子活化、炎症、氧化应激、细胞凋亡、血管重构、内皮功能障碍、白细胞迁移、细胞外基质降解等都对易损斑块的形成及发展起重要作用。而且这些因素之间互相影响，共同促进。其中血小板对易损斑块的形成起关键作用。动脉血栓是建立在动脉粥样硬化病变破损基础上的急性并发症，它已成为最常见的致急性冠状动脉综合征及致死的原因。血小板、炎症细胞和内皮细胞相互作用成为启动动脉粥样硬化的基石。此外，1/3 急性冠状动脉综合征猝死患者并无斑块破裂，而是出现明显管腔狭窄和斑块纤维化，这是由于全身因素启动了高凝状态导致血栓形成。这些全身因素包括低密度脂蛋白（LDL）增加、高密度脂蛋白（HDL）减少、吸烟、糖尿病及与血栓复合物相关的止血过程。

一系列炎症因子均参与易损斑块的形成过程。当存在血管内或血管外源的氧化应激和感染等促炎危险因素时，机体即在白细胞介素 18（IL-18）、肿瘤坏死因子（TNF-α）等促炎细胞因子作用下，通过信使细胞因子白细胞介素 6（IL-6）诱导肝细胞产生 C 反应蛋白（CRP）等，继而会触发急性炎症反应，使大量的白细胞、单核细胞浸润在斑块局部，激活为巨噬细胞，分泌基质金属蛋白酶，如基质金属蛋白酶 1（MMP-1）、基质金属蛋白酶 9（MMP-9）以及妊娠相关蛋白 A（PAPP A）等，可以降解细胞外基质，使斑块的纤维帽变薄，也可使斑块变得不稳定，最后导致斑块破裂和血栓形成，同时伴有血小板活化。此外，内皮黏附分子活化，如细胞间黏附因子 1（ICAM-1）和 E 选择素，也能促进单核细胞及白细胞渗出到血管外间隙中；斑块内的炎症还能刺激血管生长，从而导致斑块内出血和斑块不稳定，血管内皮生长因子（VEGF）、胎盘生长因子（PIGF）和肝细胞生长因子（HGF）都是有力的血管生长因子，都易引起斑块出血破裂。

（二）急性冠状动脉血栓性狭窄与闭塞

冠状动脉病变或粥样硬化斑块的慢性进展，可导致冠状动脉严重狭窄甚至完全闭塞，但由于侧支循环的渐渐形成，通常不一定产生 MI。相反，冠状动脉的粥样硬化病变在进展过程中即使狭窄程度不重，但是只要发生急性变化即斑块破裂，就会经血小板黏附、聚集和激活凝血系统，诱发血栓形成，致冠状动脉管腔的急性狭窄或闭塞而产生 MI。若冠状动脉管腔急性完全闭塞，血供完全停止，临床上表现为典型的 ST 段上抬型 MI，导致所供区域心室壁心肌透壁性坏死，即传统的 Q 波 MI；若冠状动脉管腔未完全闭塞，仍有血供，临床则表现为非 ST 段上抬即非 Q 波 MI 或不稳定型心绞痛，心电图仅出现 ST 段持续压低或 T 波倒置。如果冠状动脉闭塞时间短，累计心肌缺血 < 20 分钟，组织学上无心肌坏死，也无心肌酶的释出，心电图呈一过性心肌缺血改变，临床上就表现为不稳定型心绞痛；如果冠状动脉严重狭窄时间较长，累计心肌缺血 > 20 分钟，组织学上有心肌坏死，心肌坏死标志物也会异常升高，心电图上呈持续性心肌缺血改变而无 ST 段上抬和病理性 Q 波出现，临床上即可诊断为非 ST 段上抬型或 Q 波 MI。非 ST 段上抬型 MI 虽然心肌坏死面积不大，但心肌缺血范围往往不小，临床上依然很高危；这可以是冠状动脉血栓性闭塞已有早期再通，或痉挛性闭塞反复发作，或严重狭窄的基础上急性闭塞后已有充分的侧支循环建立的结果。

MI 时冠状动脉内血栓既有白血栓（富含血小板），又有红血栓（富含纤维蛋白和红细胞）。ST 段上抬型 MI 的闭塞性血栓是白血栓、红血栓的混合物，从堵塞处向近端延伸部分为红血栓，而非 ST 段上抬型 MI 时的冠状动脉内附壁血栓多为白血栓；也有可能是斑块成分或血小板血栓向远端栓塞所致；偶有由破裂斑块疝出而堵塞冠状动脉管腔者被称为斑块灾难。

（三）冠状动脉栓塞与无再流

无再流是指闭塞的冠状动脉再通后，无心肌组织灌注的现象。冠状动脉造影表现为血流明显减慢（血流 TIMI ≤ 2 级），而无冠状动脉残余狭窄、夹层、痉挛或血栓形成等机械性梗阻存在。无再流产生的病理生理机制还不完全清楚，但其结果是由于微循环损伤或功能障碍使微血管水平血流受阻致心肌组织无血流灌注已被公认。目前可能的机制有：①毛细血管结构完整性破坏；②毛细血管功能完整性损伤；③血小板激活；④微栓子栓塞；⑤白细胞聚集；⑥氧自由基损伤，氧自由基能破坏细胞膜的通透性和功能、钙的内环境稳定和微循环的完整性。无再流或慢血流的临床表现与冠状动脉急性濒临闭塞或完全闭塞相似，发生率为 1% ~5%，无再流现象使 MI 的死亡率明显升高。

（四）心肌缺血与坏死

冠状动脉闭塞后的心肌坏死是由心内膜下扩向心外膜下，坏死范围的大小取决于冠状动脉供血减少的程度、供血停止的时间和侧支循环血流的多少。不少患者的 MI 呈间歇性加剧和缓解，相应提示冠状动脉血流完全中断和部分再通。这种由冠状动脉张力变化或痉挛所产生的梗死相关冠状动脉血流的动态变化可能与血小板激活释放出血管活性胺和血管内皮功能丧失有关。

病理学上，MI 可分为透壁性和非透壁性（或心内膜下），前者 MI 累及心室壁全层，多由冠状动脉持续闭塞所致；后者仅累及心内膜下或心室壁内，未达心外膜，多是冠状动脉短暂闭塞而持续开通的结果。不规则片状非透壁梗死多见于非 ST 段抬高型 MI（STEMI），在未形成透壁梗死前，早期再灌注（溶栓或经皮冠状动脉介入治疗）成功的患者。

光学显微镜下，MI 心肌坏死有 3 种类型。①凝固性坏死，主要由心肌持续严重缺血所致，多位于梗死中央区，心肌细胞静止于舒张期并处于被动拉长状态。所见肌原纤维被动拉长，核固缩，血管充血，线粒体损伤伴絮状物沉积而无钙化，坏死细胞通过吞噬作用而消除。②收缩带坏死，又称凝固性心肌细胞溶解，主要是心肌严重缺血后再灌注的结果，心肌细胞死亡过程中由于钙离子内流增加而停止于收缩状态，多位于大面积 MI 的周围，在非透壁 MI 中更多见，是 MI 成功再灌注（如溶栓或经皮冠状动脉介入治疗）后的特征性心肌坏死。可见肌原纤维高度收缩伴收缩带形成，线粒体有钙超载损伤，血管明显充血，坏死细胞可溶解而使 MI 愈合。③心肌细胞溶解，是长时间严重缺血的结果，多位于梗死边缘区，镜下特征为细胞水肿或肿大、肌原纤维和核溶解呈空壳样，无中性粒细胞浸润，通过坏死细胞溶解、被吞噬和最终瘢痕形成而愈合。

MI 再灌注后的典型病理改变为不可逆心肌损伤区内心肌细胞坏死和出血；再灌注区内的凝固性心肌细胞溶解伴收缩带形成和细胞结构变形，非存活细胞线粒体中有磷酸钙沉积并最终导致细胞钙化，加速胞质内蛋白（血浆标志物）如肌钙蛋白 T、肌钙蛋白 I 和心肌酶（如 CK-MB）的快速洗出并产生提前峰值。

MI 后坏死心肌的组织学改变和修复过程如下：发生 MI 后 2~3 小时，光镜下可见梗死边缘区心肌纤维呈波浪样；8 小时后，心肌间质水肿，心肌纤维内脂肪沉积，有中性粒细胞和红细胞浸润，心肌细胞核固缩核溶解，小血管坏死；24 小时后胞质成团失去横纹，呈局灶玻璃样变性，核固缩甚至消失，心肌毛细血管扩张，中性粒细胞在梗死周边或中央区聚集；头 3 天内，心肌间质水肿，红细胞外渗；第四日，巨噬细胞开始从梗死边缘区清理坏死组织，随后淋巴细胞、巨噬细胞和纤维白细胞浸润；第八日，坏死心肌细胞全部分解；第十日，白细胞浸润减少，肉芽组织在边缘区开始生长；直到此后 4~6 周，梗死区血管和成纤维细胞（纤维母细胞）一直在生长，伴胶原修复，替代坏死心肌细胞；梗死后 6 周前，梗死区被坚固的结缔组织瘢痕修复，其间可见散在完整的心肌纤维。

（步　睿）

第二节　心肌梗死的临床表现与诊断

一、临床表现

（一）诱因和前驱症状

1. 诱因

临床上约有一半 AMI 患者可追及诱因的存在。任何可能诱发冠心病粥样"软化"斑块不稳定或破裂的因素均是 AMI 的诱因。相对于患者平时的任何"过度"甚或"极度"的日常活动均可能成为 AMI 的诱因，主要包括：①过度体力活动，如过度用力（搬运重物、排便）、剧烈运动（长跑）等；②过度情绪（精神）波动，如大喜、大悲、生气、激动、压抑等；③过度不良生活方式，如过饱、过度吸烟或饮酒、过度熬夜或娱乐等；④过度辛劳，如连续加班工作、远途旅行劳顿、身体疲惫不堪等；⑤过度气候变化，如冬季清晨外出遇冷，遇大风，甚至夏日进入过冷的空调环境等；⑥身体疾病或应激状态，如手术、感染、发热、休克、低氧、低血压、低血糖、肺栓塞、应用拟交感神经药物和可卡因使用等。上述各种诱因刺激均可导致心率增快、血压升高和冠状动脉痉挛而诱发斑块不稳定和破裂，启动 AMI 的病理生理过程。

此外，AMI 的发病也存在明确的昼夜节律，以每日早上 6 时到中午时发病率最高。这主要是由于人体生理状态和生化指标受到"昼夜节律"影响，使早晨血浆儿茶酚胺和皮质醇激素增高，以及血小板聚集性增强。事先服用 β 受体阻滞剂和阿司匹林的 AMI 患者则无特征性的昼夜节律。另外，AMI 是多种因素的复合和叠加诱发的，受季节和自然灾害应激的影响。

2. 前驱症状

是指 AMI 前患者所表现的与随后发生 AMI 有关联的症状，也可视为 AMI 的先兆症状。任何提示易损斑块已破裂的不稳定型心绞痛发作，均可视为 AMI 的前驱症状或先兆。患者往往多表现为频发劳力性心绞痛或自发性心绞痛，特别是第一次或夜间发作均提示 AMI 很快会发生。只是前驱症状轻而短暂，难以引起患者的警觉而主动就诊，即使就诊，又因"ECG 正常，心肌酶不高"难以抓住阳性诊断依据而易漏诊。临床上如能及时询问出并确定 AMI 的前驱症状或先兆，给予及时治疗包括强化药物或介入治疗的干预，就完全可能避免此次 AMI 的发生。因此，临床上对 AMI 前驱症状的认识，不仅有重要的诊断价值，而且还有十分重要的治疗和预防价值，患者和医师均应高度警惕和重视。

（二）典型症状

典型的临床症状是诊断 AMI 的三大关键的元素或依据之一，也是临床上考虑 AMI 诊断最为重要的基础。AMI 最为特征性的临床症状是：持续性剧烈胸痛 >30 分钟，含服硝酸甘油1～2片后无缓解，并伴有恶心、呕吐和大汗。疼痛部位可以从心脏的前后、左右和上下区域反映出来，多为心前区，如左胸前、胸骨后、食管和咽部；其次为胸骨下区，如心窝、上腹部；也可在后背部，个别还有心外部位疼痛，如牙痛、头痛，甚至大腿痛。疼痛同时往往向左上肢前臂尺侧放射，甚至放射到手指；也可放射至下颌部、颜面、肩部，甚至肩胛部，以左侧为主。胸痛的性质多为压榨样或刀绞样、压迫感或窒息感、火辣感或烧灼感，也有闷痛、咽堵感或上腹痛。疼痛程度多数剧烈难忍，少数轻一些。对有心绞痛病史的患者，AMI 的疼痛部位与平时心绞痛发作部位多一致，但疼痛更剧烈、更严重，持续时间更长，且休息或含服 1～2 片硝酸甘油无缓解。

AMI 时，持续剧烈胸痛往往提示冠状动脉已发生急性狭窄或堵塞，供血急剧减少或中断，使心肌发生了严重缺血。口含硝酸甘油 1～2 片不能缓解即可提示冠状动脉供血减少并非动力性痉挛所致，而是机械堵塞的结果，此时的冠状动脉血流应 <TIMI 3 级（TIMI 2 级或以下）。因此，剧烈胸痛变化及持续时间都由冠状动脉堵塞或开通情况而定，若冠状动脉持续完全堵塞而未开通（血流 TIMI 0～1 级），则胸痛将一直持续到缺血心肌彻底坏死为止，一般为 6～12 小时；若冠状动脉堵塞因溶栓（或介入治疗）或自溶开通而恢复正常血流（TIMI 3 级）供应，则再剧烈的胸痛多会在数分钟或 1～2 小时迅速减轻、缓解或消失。若冠状动脉堵塞因溶栓（或介入治疗）或自溶部分开通而恢复部分血流（TIMI 2 级）供应，

则胸痛也会明显减轻，然后在数小时内消失。若冠状动脉完全堵塞未开通（TIMI 0/1 级血流），但伴有侧支循环形成，也会使疼痛逐渐减轻或消失。可见，胸痛有无、剧烈程度和消长变化均反映冠状动脉供应情况和心肌缺血的有无、程度和范围；也同时应验了中医"痛则不通，通则不痛"的医学原理。

另外，恶心、呕吐和出汗也是 AMI 时较为特征性的症状和表现。特别是 ST 段抬高型 AMI（STEMI）患者，除持续性剧烈胸痛外，几乎均伴有恶心、呕吐和大汗，即使在少数无胸痛的患者，也多会有恶心、呕吐和大汗的症状。恶心、呕吐时又往往伴有面色苍白和大汗（或冷汗），这是由于血压降低所致，与心肌缺血时刺激左心室受体产生迷走反射导致心动过缓和低血压有关，在下壁 AMI 多见。AMI 时出汗多伴有面色苍白，是低血压的直接结果，故几乎均为冷汗，或一身冷汗，严重时大汗淋漓，这也是 AMI 需要立即急救的信号。

AMI 时，也有部分患者表现的症状不典型，包括：①心力衰竭，即无胸痛，以呼吸困难为首发症状或仅表现为心力衰竭加重；②晕厥，与完全房室传导阻滞有关；③休克，是循环衰竭所致，也可由于长时间低血压引起；④只有典型心绞痛发作症状，无疼痛加重和时间延长；⑤疼痛部位不典型，如以头痛为表现；⑥中枢神经系统表现，如脑卒中，是在并发脑动脉粥样硬化基础上继发了心排血量减少所致；⑦神经及精神症状，如躁狂或精神不正常，也是脑供血不足的结果。此外，还有无症状性 AMI，包括一半是确实无症状，另一半是可回顾性问出相关症状，多见于老年和糖尿病患者。

（三）体征

AMI 患者的体征随发病轻、重、缓、急所反映的梗死相关冠状动脉（IRCA）堵塞及其程度、血流状态和梗死缺血范围的大小差别很大。由于 AMI 直接影响心肌的电稳定性及心脏功能和循环状态，随时可危及患者生命，因此体格检查应快速和重点检查患者的一般状况、生命体征、心律失常和心血管的阳性体征，以对 AMI 的诊断、鉴别诊断、并发症及心功能和循环状态有初步而快速的判断。

一般状况，患者多因剧烈胸痛而呈痛苦、焦虑病容，多因不敢动而取"静卧"或因难以忍受而取"转辗不安"体位，多有面色苍白，出冷汗。神志多清楚，只有在严重快速心律失常或房室传导阻滞、心功能低下和心源性休克致心排血量明显降低出现低血压状态时，表现为意识淡漠、嗜睡，甚至烦躁、谵妄和精神症状；心脏停搏时会立即意识丧失和抽搐。若因大面积心肌梗死（或缺血）或在陈旧性心肌梗死基础上出现左心衰竭、肺水肿时，患者可呈端坐位、呼吸困难，伴窒息感、面色苍白、大汗淋漓、咳粉红色泡沫痰。若严重低血压和（或）心源性休克时，则患者因循环衰竭而出现四肢湿冷、肢端和甲床发绀、躯体皮肤花斑等因低灌注导致的微循环淤滞的体征。

生命体征中，反映每搏量、心室率和心律的脉搏，因每搏量降低而细弱，多偏快，也可偏慢，律多不整齐或有期前收缩。反映心、肺功能状态的呼吸多平稳，也可因大面积或反复心肌梗死并发左心衰竭而出现不同程度的呼吸困难，从呼吸增快到明显呼吸困难；老年患者或使用吗啡后还可出现潮式（Cheyne-Stokes）呼吸。直接反映循环状态的血压多因胸痛和交感神经兴奋而升高，平时血压正常者可升高（>160/90mmHg），有高血压病史者则更高；也可因大冠状动脉（如前降支开口或左主干）突然闭塞、每搏量急剧降低而明显降低（<90/60mmHg），致循环状态不稳定；或因右冠状动脉近端闭塞并发迷走反射出现房室传导阻滞和严重心动过缓，或因伴有右心室梗死、容量不足和心源性休克而出现一过性或持续

性低血压。一般来说，下后壁 AMI 因副交感神经刺激多会出现低血压和心率慢的体征，而前壁 AMI 因交感神经刺激则多会发生高血压和心动过速的体征。AMI 患者发病时体温一般正常，大面积 AMI 患者可于发病后 24 ~ 48 小时出现体温升高，为非特异性的坏死心肌吸收热，4 ~ 5 天恢复正常。AMI 时，室性心律失常很常见，应警惕随时发生心室颤动致心搏骤停。

AMI 时，反映右心房压力的颈静脉通常无扩张或怒张，搏动也无特殊改变。若有"大范围"右心室 MI 影响右心室血流动力学异常，左心衰竭伴有肺动脉血压升高，心源性休克和右心室乳头肌梗死或缺血并发了三尖瓣大量反流时，可见颈静脉明显"充盈"和"搏动"，超声心动图和漂浮导管可加以鉴别；容量不足则颈静脉充盈不足或塌陷。颈动脉搏动更能反映心脏每搏量和血压状态，急救时有利于快速判断。

肺部检查应重点检查呼吸音、湿啰音、干啰音、喘鸣音。AMI 时多数患者特别是首次下后壁 AMI 患者呼吸音正常，无干湿啰音，提示呼吸功能和心功能均无异常。若伴有心力衰竭，则除了呼吸困难、呼吸增快外，可闻及湿啰音，往往先出现在双肺底部，中度心力衰竭时多限于 50% 的肺野内，重度心力衰竭时多 > 50% 肺野，甚至满肺野。心力衰竭时也可出现干啰音，甚至喘鸣音或心源性哮喘。此时与肺源性哮喘的鉴别要点除病史外，主要根据胸部 X 线片上的"肺气肿"和"肺水肿"的特征加以鉴别。

心脏检查在小面积 AMI 患者可以无特殊发现；但对于大面积梗死，特别伴有泵功能低下或冠状动脉近端完全堵塞者，心脏体征明显，且有重要临床诊断和预后诊断意义。有过陈旧性心肌梗死并发心力衰竭或室壁瘤者，心尖搏动可向左下移位，搏动弥散偏弱，也可触及矛盾运动，收缩期前和舒张早期时搏动。第一心音（S_1）多低钝甚至难以听到，第二心音（S_2）在伴完全左束支传导阻滞或严重左心功能低下者可有逆分裂；在大面积梗死伴左心衰竭者可闻及第三心音（S_3），是由于舒张期左心室快速充盈使左心室充盈压迅速上升至充盈急减速的结果，心尖部明显，左侧卧位容易听到；多数患者可闻及第四心音（S_4），提示左心室因顺应性降低在舒张晚期充盈时左心房收缩增强。如果 S_3 和 S_4 来自右心室梗死时，则在左侧胸骨旁才能听到，并有吸气时增强。心率多偏快，心律多不整齐，可有期前收缩；也可有严重窦性心动过缓，见于下壁、后壁 AMI 伴低血压、房室传导阻滞和迷走反射者。心尖部可有但不易听到的收缩期杂音，多由继发于乳头肌功能不全或心室扩大的二尖瓣反流所致；心尖部或心前区新出现全收缩期杂音，粗糙伴震颤时，提示有乳头肌断裂致极重度二尖瓣反流或有室间隔破裂穿孔致心内左向右分流存在，此时多伴有严重心力衰竭或心源性休克。如果收缩期杂音是由于三尖瓣反流（如右心室 MI、乳头肌功能不全或心力衰竭）所致，则其收缩期杂音在右胸骨左缘最响，吸气时增强并伴随颈静脉搏动和 S_4。发病后第二日至 1 周左右可闻及心包摩擦音，有心脏破裂风险。在大面积透壁 AMI 和肝素抗凝者多见，应警惕。

AMI 患者的体格检查应注意有针对性，重点判断患者 AMI 面积的大小、心功能状态、血流动力学状态（即循环状态稳定与否）以及有无并发症。若患者有颈静脉压升高充盈、肝肿大则提示右心室梗死存在。若 AMI 患者呈端坐位，面色苍白伴大汗，呼吸困难伴咳嗽、咳泡沫痰和发绀，窦性心动过速和两肺满布湿啰音等体征时，提示大面积心肌梗死或缺血并发肺水肿。若呈现低血压伴面色苍白或青灰，皮肤湿冷，口唇和甲床微循环缺血、淤滞和发绀，四肢皮肤青紫、淤滞带花斑，少尿、意识淡漠，甚至躁动、谵语等组织灌注不足的体征时，则提示心肌梗死或缺血面积很大，左心室泵血功能极低和心源性休克存在，此时死亡率极高。即使体格检查未发现明确异常体征，虽提示梗死范围小，或当下尚未发生大面积心肌梗死或坏死，也应警惕心脏破裂的风险。

二、并发症

MI 的并发症可分为机械性并发症、心律失常、缺血性并发症、栓塞性并发症和炎症性并发症。

（一）机械性并发症

1. 心室游离壁破裂

3% 的 MI 患者可发生心室游离壁破裂，是心脏破裂最常见的一种并发症，占 MI 患者死亡数的 10%。

左心室游离壁破裂多位于大面积 AMI 中央、室壁最薄弱和冠状动脉供血末端无侧支循环保护且透壁坏死最严重的部位（如心尖部），也可位于正常收缩心肌与无运动坏死心肌交界处，以及剪切力效应最集中的部位（如侧壁）；老化心肌坏死区伴有心肌微结构的锯齿状撕裂部位，心室游离壁破裂在 AMI 1~14 天都可能发生。早高峰在 MI 后 24 小时内，晚高峰在 MI 后 3~5 天。早期破裂与胶原沉积前的梗死扩展有关，晚期破裂与梗死相关室壁的扩展有关。心脏破裂多发生在第一次 MI、前壁梗死、老年和女性患者中。其他危险因素包括 MI 急性期的高血压、既往无心绞痛和心肌梗死、缺乏侧支循环、心电图上有 Q 波、应用糖皮质激素或非甾体类抗炎药、MI 症状出现 14 小时以后的溶栓治疗。临床表现依据有无完全破裂而完全不同。在未完全破裂前，症状主要是胸痛，持续性或发作性，特别是不伴有 ECG ST 段变化的持续性或发作性胸痛，应高度怀疑心室壁破裂过程中的撕裂痛。另外，还可表现为晕厥、低血压、休克、心律失常、恶心、呕吐、烦躁不安、急性心包压塞和电机械分离等。当临床上怀疑有心脏破裂的可能性，应及时行床旁超声心动图检查。

心室游离壁破裂也可为亚急性，即心肌梗死区不完全或逐渐破裂，形成包裹性心包积液或假性室壁瘤，患者能存活数月。

2. 室间隔穿孔

比心室游离壁破裂少见，常发生于 AMI 后 3~7 天。其发生率在未行再灌注治疗者为 1%~3%，在溶栓治疗者为 0.2%~0.34%，在心源性休克者高达 3.9%。病理上室间隔穿孔和左心室游离壁破裂一样，有大面积透壁心肌梗死基础，前壁 AMI 多位于心尖部室间隔，下后壁 AMI 则位于基部室间隔；穿孔直径从 1cm 到数厘米不等；可以是贯通性穿孔，也可以是匍行性不规则穿孔。病理生理特点为心室水平左向右分流。室间隔穿孔的临床表现与梗死范围、心功能状态和室间隔穿孔大小有关，多表现为突然发生心力衰竭、肺水肿、低血压，甚至心源性休克；或心力衰竭突然加重并很快出现心源性休克，伴有心前区新的、粗糙的全收缩期杂音和震颤。彩色多普勒超声心动图检查能检出左向右分流和室间隔穿孔部位和大小；右心漂浮导管检查也可检出左向右分流，两者有确诊和鉴别诊断价值。AMI 后，胸骨左缘突然出现粗糙的全收缩期杂音或可触及收缩期震颤，或伴有心源性休克和心力衰竭，应高度怀疑室间隔穿孔，此时应进一步检查以明确诊断。

3. 乳头肌功能失调或断裂

左心室乳头肌的部分或完全断裂是透壁性 AMI 少见而致死性的并发症，发生率约为

1%，下壁、后壁 AMI 可致后内侧乳头肌断裂，比前侧壁梗死产生的前侧乳头肌断裂更多见。左心室乳头肌完全横断断裂，由于突发大量二尖瓣反流造成严重的急性肺水肿往往是致死性的；而乳头肌的部分断裂（通常是尖部或头部），虽有严重的二尖瓣反流，但往往不会立即致命。右心室乳头肌断裂并不常见，但可产生大量三尖瓣反流和右心衰竭。与室间隔穿孔并发于大面积 AMI 不同，一半的乳头肌断裂患者可并发于相对小面积的心肌梗死，有时冠状动脉仅为中度病变。

和室间隔穿孔一样，左心室乳头肌断裂的临床表现为心力衰竭进行性加重、低血压，甚至心源性休克。左心室乳头肌断裂造成不同程度的二尖瓣脱垂或关闭不全，心尖区出现收缩中晚期喀喇音和收缩期吹风样杂音，第一心音可不减弱，伴有心前区全收缩期杂音，杂音可随血压下降而减轻变柔和，甚至消失。彩色多普勒超声心动图能够正确诊断出乳头肌断裂和大量二尖瓣反流，并与室间隔穿孔相鉴别。因此，临床上对任何怀疑有乳头肌断裂的 AMI 患者应立即做多普勒超声心动图检查，以尽快确诊。

4. 左心室室壁瘤

又称左心室真性室壁瘤，是指在左心室室壁大面积透壁性 AMI 基础上，形成的梗死后室壁变薄、膨出、瘤样扩张和矛盾运动，发生率约为 5%。其多伴有左心室扩张、心功能低下，常发生在前壁 AMI，也可发生在下壁、后壁 AMI 患者，多在 AMI 早期形成，恢复期明显，出院后持续扩大。发病多位于前壁心尖部，瘤部的室壁明显变薄，尸检发现有的薄如牛皮纸，主要由纤维组织、坏死心肌和少量存活心肌组成，多伴有附壁血栓形成。其病理生理机制明确为梗死区心肌透壁坏死，室壁变薄、膨出，即扩展和重构的结果，由于瘤部无收缩运动，血流多淤滞于此，容易诱发附壁血栓形成。基础冠状动脉病变多为冠状动脉左前降支单支急性闭塞而无侧支循环形成，又未行早期冠状动脉开通治疗，或成功开通而无有效再灌注。

临床表现可出现顽固性充血性心力衰竭，以及复发性、难治的致命性心律失常。体检可发现心浊音界扩大，心脏搏动范围较广泛或心尖抬举样搏动，可有收缩期杂音。心电图上除了有 MI 的异常 Q 波外，约 2/3 的患者同时伴有持续性 ST 段弓背向上抬高，恢复期仍然不回落，则提示室壁瘤存在。超声心动图、心脏 MRI 和 CT，以及左心室造影，均可见梗死区膨出、瘤样扩张伴矛盾运动，非梗死区收缩运动代偿性增强即可确诊。左心室室壁瘤的风险有心力衰竭、恶性心律失常和动脉系统栓塞，预后差。

5. 假性室壁瘤

在心室游离壁亚急性破裂过程中，通过血肿、机化血栓与心包粘连一起堵住破裂口而不出现心包积血和心脏压塞，渐渐形成假性室壁瘤。假性室壁瘤需与真性室壁瘤相鉴别：鉴别要点在于病理解剖上假性室壁瘤实际上没有发生心包积液和心脏压塞的心室壁破裂，故瘤壁只有机化血栓、血肿和心包，无心肌成分；而真性室壁瘤则是梗死区扩展和膨出形成，瘤壁就是梗死的心室壁，由心肌组织和瘢痕组织组成。另外，前者瘤体很大，但瘤颈狭而窄；而后者瘤体也大，但瘤颈更宽。这些诊断要点和特性均可通过超声心动图、CT 和 MRI 心脏影像而反映并明确诊断。

少数患者，临床或尸检可见超过一种心脏结构破裂，甚至会有 3 种机械并发症组合发生的病例。

（二）心律失常

在 AMI 发生的早期即冠状动脉急性闭塞的早期，心律失常的发生率最高，不少患者也因发生严重心律失常而猝死于院外。院内心律失常也与冠状动脉持续闭塞致心肌缺血和泵功能低下有关，过去很常见。目前已是再灌注时代，只在冠状动脉再通成功时多见，此后恢复期也较少见，仅在伴有严重心功能低下或心力衰竭患者常见。心律失常包括快速型和缓慢型，前者包括室性和室上性期前收缩、心动过速和颤动；后者则包括心动过缓，窦房、房室和束支传导阻滞。心律失常的诊断主要依靠心电图（ECG）。

AMI 并发心律失常的主要机制，在冠状动脉急性闭塞期是由于缺血心肌心电特性不均一致折返所致，而在冠状动脉再灌注时则是由于缺血心肌堆积的离子（如乳酸和钾离子）以及代谢毒物冲刷所致。心律失常所产生的血流动力学后果轻则无妨，重则可产生心源性脑缺血综合征，甚至发生心搏骤停；结果主要取决于心脏每搏输出量（SV）和心输出量（CO）降低及其程度，以及对循环的影响；而影响 SV 和 CO 的决定因素是心率或心室率（如太快或太慢），还有心房的收缩作用。任何心律失常只要 SV 和 CO 无明显降低，对循环无影响，则血流动力学就会稳定；如果 SV 和 CO 严重降低，且循环受损，则血流动力学不稳定；若 SV 和 CO 接近 0，则会立即致心搏骤停。

（三）缺血性并发症

1. 梗死延展

指同一梗死相关冠状动脉供血部位的 MI 范围扩大，可表现为心内膜下 MI 转变为透壁性 MI 或 MI 范围扩大到邻近心肌，多有梗死后心绞痛和缺血范围的扩大。梗死延展多发生在 AMI 后的 2~3 周，多数原梗死区相应导联的心电图有新的梗死性改变且肌酸激酶（CK）或肌钙蛋白升高时间延长。

2. 再梗死

指 AMI 4 周后再次发生的 MI，既可发生在原来梗死的部位，也可发生在任何其他心肌部位。如果再梗死发生在 AMI 后 4 周内，则其心肌坏死区一定受另一支有病变的冠状动脉所支配。通常再梗死发生在与原梗死区不同的部位，诊断多无困难；若再梗死发生在与原梗死区相同的部位，尤其是非 ST 段抬高型心肌梗死（NSTEMI）的再梗死、反复多次的灶性梗死，常无明显或特征性的心电图改变，可使诊断发生困难，此时迅速上升且又迅速下降的酶学指标比肌钙蛋白更有价值。肌酸激酶同工酶（CK-MB）恢复正常后又升高或超过原先水平的 50% 对再梗死具有重要的诊断价值。

（四）栓塞性并发症

MI 并发血栓栓塞主要是指心室附壁血栓或下肢静脉血栓破碎脱落所致的体循环栓塞或肺动脉栓塞。左心室附壁血栓形成在 AMI 患者中较多见，尤其在急性大面积前壁 MI 累及心尖部时，其发生率可高达 60%，而体循环栓塞并不常见，国外一般发生率在 10% 左右，我国一般在 2% 以下。附壁血栓的形成和血栓栓塞多发生在梗死后 1 周内。最常见的体循环栓塞为脑卒中，也可发生肾、脾或四肢等动脉栓塞。如栓子来自下肢深部静脉，则可发生肺动脉栓塞。

（五）炎症性并发症

1. 早期心包炎

发生于 MI 后 1~4 天，发生率约为 10%。早期心包炎常发生在透壁性 MI 患者中，是梗死区域心肌表面心包并发纤维素性炎症所致。临床上可出现一过性的心包摩擦音，伴有进行性加重的胸痛，疼痛随体位而改变。

2. 后期心包炎（MI 后综合征或 Dressler 综合征）

发病率为 1% ~ 3%，于 MI 后数周至数月内出现，并可反复发生。其发病机制迄今尚不明确，推测为自身免疫反应所致。而 Dressler 认为它是一种过敏反应，是机体对心肌坏死物质所形成的自身抗原的过敏反应。临床上可表现为突然起病，发热，胸膜性胸痛，白细胞计数升高和红细胞沉降率增快，心包或胸膜摩擦音可持续 2 周以上，超声心动图常可发现心包积液，少数患者可伴有少量胸腔积液或肺部浸润。

三、辅助检查

（一）心肌损伤标志物检查

AMI 后，随着心肌细胞坏死和细胞膜的完整性破坏，心肌细胞内的大分子物质即心肌损伤标志物（心肌酶和结构蛋白）开始释放入血，使血中浓度出现异常升高和恢复正常的过程，这是临床上心肌损伤标志物诊断 AMI 的基础和依据。理论上，只要有心肌坏死，血中的心肌损伤标志物就应异常升高；若要诊断 AMI，就必须要有心肌损伤标志物的异常升高。因此，心肌损伤标志物异常升高已成为 AMI 诊断的主要依据和最终依据。目前，临床最常用的心肌损伤标志物包括肌酸磷酸激酶（CPK）或肌酸激酶（CK）及其同工酶 MB（CK-MB）、肌红蛋白、肌钙蛋白 T 或 I（cTnT 或 cTnI）、乳酸脱氢酶（LDH）和同工酶 LDHI 等。

1. CK 和 CK-MB

肌酸激酶（CK）是最早用于常规诊断 AMI 的生物标志物。但其唯一缺陷是在肌病、骨骼肌损伤、剧烈运动后、肌内注射、抽搐和胸廓出口综合征、肺栓塞、糖尿病及饮酒后可出现假阳性升高。因此，其同工酶因组织分布的特异性（BB 主要分布在脑和肾中，MM 主要分布在骨骼肌和心肌中，MB 主要分布在心肌中）使 CK-MB 多年来一直成为诊断 AMI 更特异的生物标志物。然而由于骨骼肌中也有 1% ~ 3% 的 CK-MB 存在，另一些器官（如小肠、舌、膈肌、子宫和前列腺）内也有少量存在，因此剧烈运动和上述器官的创伤、手术或甲状腺功能亢进时，也可出现 CK-MB 异常升高。可见，CK-MB 的心肌特异性只是相对的。

2. 心肌特异性肌钙蛋白 I 和肌钙蛋白 T

肌钙蛋白是调节横纹肌肌动蛋白收缩过程的钙调节蛋白，包括肌钙蛋白 C（TnC）、肌钙蛋白 I（TnI）和肌钙蛋白 T（TnT）3 个亚单位，分别结合钙离子、肌动蛋白和原肌球蛋白组成肌钙蛋白附着于肌动蛋白细丝点，TnT 和 TnI 除结合在肌钙蛋白上，分别还有 6% 和 2% ~ 3% 溶于细胞胞质内。由于骨骼肌和心肌中的 TnT 和 TnI 的基因编码不同，就可使用特异性抗体检测心肌的 TnT 和 TnI（cTnT 和 cTnI），并予以定量测出，这就是其心肌特异性的组织学和分子基础。只是 cTnT 检测技术由一家公司掌握，其正常值的载值是相对统一的；而 cTnI 检测技术则由数家公司开发，又受血清中所检测 cTnI 的不同片段（游离或复合的 cTnI）影响，故其正常载值就难以统一。无论是 cTnT 还是 cTnI，其异常升高的载值通常定义为 99% 正常参考上限值。就肌钙蛋白和 CK-MB 对 AMI 的诊断价值而言，如果以 CK-MB 为诊断标准，cTnT 或 cTnI 可诊断出更多的"假阳性"AMI 患者，反之如果以 cTnT 或 cTnI 为诊断标准，则 CK-MB 又可诊断出"假阴性"AMI 患者。可见，根据临床需要敏感性高

（把所有 AMI 患者都诊断出来）和特异性强（把所有非 AMI 患者都除外）的诊断指标的基本要求，显然 cTnT 和 cTnI 比 CK-MB 诊断 AMI 敏感性和特异性更高，从而更准确。

3. 肌红蛋白

肌红蛋白从坏死心肌释放入血更快、更早，在 AMI 后 1~2 小时即可检出，血中峰值明显提前至 4 小时左右，对 AMI 早期诊断有帮助，只是缺乏特异性，需要与 cTnT 或 cTnI 联合检测，才有诊断价值。

LDH 和 LDHI 是非心肌特异性生物标志物，而临床上已不再用于诊断 AMI。

上述心肌酶或心肌损伤标志物，一般在 AMI 发病后 4~8 小时在血中开始异常升高，平均 24 小时达峰值，2~3 天降至正常水平。只是肌红蛋白升高和峰值提前至 1~2 小时和 4 小时，对 AMI 早期诊断有帮助；cTnT 或 cTnI 峰值更后，持续时间更长，理论上 1~2 周才消失，可为延误就诊的 AMI（早期已误诊者）诊断提供证据，AMI 成功再灌注治疗（包括溶栓或急诊 PCI）可因血流快速冲刷作用，使血中心肌损伤标志物峰值升高并提前。近年研发的高敏肌钙蛋白 T 或肌钙蛋白 I（hscTnT 或 cTnI）可在 AMI 后 3~4 小时在血中就升高，对早期诊断优势突出。为提高对 AMI 诊断的准确率，临床一般在发病后 8~10 小时、20~24 小时和 48 小时连续多时间点取血，并检测多个心肌酶谱或组合，观察其动态变化，以综合判断。单一 CK 和 CK-MB 升高，可见于剧烈运动、肌肉损伤和甲状腺功能低下者，此时心肌结构特有的 cTnT 或 cTnI 正常。

（二）心电图（ECG）检查

ECG 是最为方便和普及的检查，又有其特征性改变和动态演变，是诊断 AMI 的必备依据之一。故临床上只要疑有 AMI，就必须尽快记录一张 12 导联或 18 导联（加做 $V_7 \sim V_9$ 和 $V_3R \sim V_5R$）ECG 以确定或除外 AMI 的诊断。AMI 时，心肌缺血、损伤和梗死在 ECG 相应导联上，分别特征性地表现为 ST 段压低或 T 波的高尖或深倒、ST 段上抬和 Q 波形成。AMI 超急性期，即冠状动脉全闭塞伊始，ECG 相应导联随即出现短暂的高尖 T 波，接下来很快进入急性期而出现 ST 段上抬，伴对侧导联 ST 段镜向性压低这一冠状动脉急性闭塞致 AMI 的特征性变化，1~2 小时后由于心肌坏死而渐出现病理性 Q 波和 R 波消失。因此，在 AMI 早期数小时内，ECG 的典型改变是相应导联异常 Q 波、ST 段上抬和 T 波的直立或浅倒，偶见 T 波高尖或深倒，提示冠状动脉刚刚发生急性闭塞或闭塞后已再通。

然而，ECG 对 AMI 最具诊断价值的特征性改变是其"动态演变"，即 AMI 发病后数小时、数日、数周（个别数月）在 ECG 上有一个特征性的动态演变过程：抬高的 ST 段迅速或逐渐回复到等电位线；同时伴相应导联 Q 波的形成并加深、加宽，R 波的降低和消失，呈现典型的 QS 波形；T 波从短暂高尖到自 ST 段末端开始倒置并渐渐加深至深倒呈对称的"冠状 T"，然后又渐渐变浅和直立。若 ECG 呈这一"动态演变"过程，则原则上可确诊为 AMI；无动态演变则可除外诊断，如早期复极综合征和恒定不变"冠状 T"的心尖肥厚性心肌病。另外，新出现的完全左束支阻滞（CLBBB）也是 AMI 的特征性改变，提示发生了 AMI 且预后差。广泛前壁 AMI 患者出现完全右束支阻滞（CRBBB），提示梗死范围大、坏死程度重和预后差。

ECG 依据不同部位导联的特征性变化和动态演变对 AMI 进行定位诊断。前壁导联（$V_1 \sim V_4$）、侧壁导联（$V_4 \sim V_6$）、高侧壁导联（I、AVL）、下壁导联（II、III、AVF）、正后壁导联（$V_7 \sim V_9$）加上 RV 导联（$V_3R \sim V_5R$）的变化就诊断为该部位 AMI。在新出现 CLBBB 时，则是前壁 AMI。

AMI 均是由于心外膜主要冠状动脉及其分支急性闭塞所致，故冠状动脉闭塞与 ECG 梗死部位有明确的对应关系。冠状动脉左前降支（LAD）闭塞，引起前壁 + 高侧壁 AMI；右冠状动脉（RCA）闭塞可引起下壁、正后壁、侧壁和 RV 的 AMI；左回旋支（LCX）闭塞可引起下壁伴前侧壁、高侧壁或正后壁 AMI，其开口部闭塞偶呈前壁心肌梗死改变；左主干（LM）闭塞除产生 LAD + LCX 都闭塞的广泛心肌缺血和梗死外，aVR 肢体导联 ST 段上抬是其特征。重要的是，不同冠状动脉闭塞和相同冠状动脉不同部位闭塞所产生的 AMI 范围大不相同。就右优势型不同冠状动脉闭塞而言，梗死范围从大到小依次为 LM > LAD > RCA > LCX，左优势型冠状动脉 RCA 闭塞时理论上只发生单纯右心室梗死，左心室无梗死；而就相同的冠状动脉而言，三大主支近端闭塞梗死范围大，主支远端和分支闭塞则范围小，左主干闭塞（3% ~ 5%）的缺血和梗死范围最大，可随时因心血管崩溃而死亡。因此，临床上有必要也有可能依据 ECG 所累及的导联推测梗死范围，还可反推出梗死相关冠状动脉（IRA）及其堵塞部位的高低。

此外，AMI 特别是初期和早期的 ECG 变化是冠状动脉病变和血流供应状态及其变化的反映，因此临床上也可据此推测和判断 IRA 的血流状态和变化。一般来说，冠心病患者在安静状态下，IRA 在无侧支循环供血的情况下，只要正常供血达 TIMI 3 级血流，患者多无心肌缺血症状，也无 ECG 缺血的表现；若供血急剧减少至血流 < TIMI 3 级（TIMI 2 级或以下），患者则几乎无例外地立即出现心肌缺血症状和 ECG 的 T 波高尖和 ST 段上抬变化；此时如果供血再恢复正常 TIMI 3 级血流，则心肌缺血症状会立即减轻，甚至消失，ECG 上抬的 ST 段也会随之迅速回落，甚至回复至等电位线。如果有侧支循环存在，则心肌缺血症状和 ECG ST 段上抬能得到部分代偿，心肌缺血症状和 ST 段上抬程度会轻一些；如果侧支循环较丰富，能较好代偿，则缺血症状和 ST 段上抬程度均很轻微；如果侧支循环很丰富，能完全代偿，则缺血症状和 ST 段上抬可以完全不发生。可见，AMI 时只要 ECG 有 ST 段上抬（与平时相比），就提示冠状动脉供血急剧减少至 TIMI 血流 ≤2 级，若上抬的 ST 段迅速回落或回复至等电位线，则提示冠状动脉血流又恢复了 TIMI 3 级。这一规律性的变化在当今冠状动脉再通治疗（溶栓或急诊 PCI）时代已成为共识，并且也是临床指导急诊 PCI 治疗的基本标准。

特别重要的是，AMI 时 ECG ST 段上抬与回落已成为反映心肌组织灌注完全与否及其程度的"金标准"，也是检验 AMI 再灌注治疗时代心肌有无获得完全再灌注的主要依据或标准。临床上约 1/3 的 AMI 患者在发病后 1 ~ 2 小时胸痛迅速缓解，上抬的 ST 段迅速回落，这是由于 IRA 自发再通并实现了心肌组织的成功完全再灌注；部分患者特别是下壁 AMI 患者，IRA 未自发再通，而是通过侧支循环的迅速开放而实现心肌组织部分或个别完全再灌注。AMI 在给予溶栓治疗特别是 PCI 植入支架后冠状动脉已成功再通，但血流未达到 TIMI 3 级，产生了慢血流或无再灌注现象，ECG 出现 ST 段明显上抬，是因为微血管栓塞而未实现心肌再灌注；如果血流达到 TIMI 3 级，也有 3% ~ 5% 的患者 ECG 上抬的 ST 段不能迅速回落，表明心肌组织并无完全再灌注（心肌无再流），可能是心肌微血管栓塞甚至破坏的结果。

（三）影像学检查

1. 床旁胸部 X 线片

能准确地评价 AMI 时有无肺瘀血和肺水肿存在，以及其消退吸收情况，并初步评价心影的大小，对诊断肺水肿有不可替代的重要价值。只是诊断和治疗效果评价有 12 小时的延迟，特别是肺水肿吸收和肺野清亮，需延迟 1～2 天。此外，对心脏大小的判断和主动脉夹层动脉瘤的诊断也有一定帮助。

2. 心血管 CT 或 MRI

对 AMI 的诊断和鉴别诊断有重要价值，然而只在特殊情况下如疑有大动脉夹层和急性肺栓塞时才应用。MRI 特别是钆显影延迟增强 MRI，不仅能检出坏死心肌，评价心功能，还可检测心肌灌注和存活心肌，预测预后，也有重要的临床应用价值。只是 AMI 急性期需搬运患者，不能常规检查，只能在恢复期进行。此外，MRI 对陈旧性心肌梗死瘢痕检查非常敏感和特异性强，对已错过急性期诊治的疑有陈旧性心肌梗死患者有独特的确定和排除诊断价值。

3. 超声多普勒心动图

可床旁检查，能直接检出梗死区室壁节段运动异常，包括减弱、消失、矛盾运动，甚至室壁瘤样膨出，并据此估测梗死范围，还能测量评价左心室大小和整体收缩功能，心内瓣膜结构和心内分流、跨瓣膜血流的情况，以及心包积液情况；对 AMI 左心室功能状态及其并发症（特别是机械性并发症）的诊断、鉴别诊断和预后预测均有重要价值。加之无创、便携式和床旁检查可重复操作的优势和便捷，已成为急诊室和 CCU 的常规检查手段。唯一不足是在某些患者，如肥胖、肺气肿和气管内插管机械通气患者，声窗不清，影响图像质量而难以评价，此时可行经食管超声（TEE）检查。应特别注意的是，在 ST 段抬高型心肌梗死（STEMI）患者，切不可因等待此项检查和结果而延误早期再灌注治疗的时间。

4. 核素心肌灌注显像

虽可检出梗死区充盈缺损，对 AMI 有确诊价值；还可估测梗死面积，评价心功能状态，检测存活心肌，预测预后；但在 AMI 急性期不可作为常规检查。

5. 其他检查项目

AMI 后 24～48 小时，应常规检查血常规、肝肾功能、血脂、血糖、出凝血时间和血气等项目，部分有预后预测价值，但多不作诊断之用。其中，血清总胆固醇和高密度脂蛋白胆固醇，在 AMI 后 24～48 小时的检查值基本维持在基础水平，此后会明显下降；AMI 患者若在发病 48 小时后住院，则准确反映血脂水平的检测需在 8 周后。血白细胞计数通常在 AMI 后 2 小时开始升高，2～4 天达高峰值，1 周左右恢复正常。峰值为（12～15）×10^3/mL，在大面积 AMI 者可达 20×10^3/mL。通常，入院时白细胞计数越高，冠状动脉病变越不稳定，临床不良预后风险也越高。AMI 后 1～2 天，ESR 通常正常，第四、第五日升高，并维持数周，与预后无关。而 C 反应蛋白（CRP）的升高则提示梗死相关血管病变的不稳定性，易并发心力衰竭。AMI 时血红蛋白（Hb）值有很强的独立预测心血管事件的价值。Hb ＜ 150g/L 或 ＞170g/L 均增加心血管事件。贫血会影响组织的氧运转，而红细胞增多症的风险则与血液黏稠度增高有关。

四、诊断

依据传统 WHO 标准，临床上只要符合持续胸痛＞30 分钟的典型缺血症状、ECG 动态演变和心肌酶学的异常升高 3 项指标中的任何 2 项（即 2/3 条件）就可确诊为 AMI。近年来，国际上已将心肌损伤标志物（cTnT、cTnI）的异常升高作为 AMI 诊断的必备标准，再加上其他 2 项的任何 1 项检测（1 + 1 标准），即可确诊。但在 STEMI，一旦 ECG 有 ST 段上抬，就应当尽早给予再灌注治疗，切不可因等待心肌损伤标志物的检查结果而延误了冠状动脉再灌注治疗。

因此，临床上患者只要有持续剧烈胸痛发作 > 20 分钟，口含服硝酸甘油不能缓解，伴有大汗、恶心、呕吐的典型表现，ECG 上 2 ~ 3 个相邻导联呈现 ST 段≥1mm 的上抬（或压低），或呈新发 CLBBB 图形，则应高度怀疑 STEMI（或 NSTEMI），立即给予急救治疗。特别是 STEMI，应尽快准备行急诊 PCI 或溶栓冠状动脉开通治疗，切不可因等待心肌酶学的结果而耽误。只有在临床症状和 ECG 变化均不典型时，才依赖心肌损伤标志物的结果做最终的确诊和排除诊断。

五、鉴别诊断

AMI 诊断过程中，需与下列疾病相鉴别。

1. 主动脉夹层

有剧烈胸痛，ECG 无心肌梗死改变，胸部 X 线片有升主动脉和降主动脉增宽，超声多普勒心动图、CT 和 MRI 有确诊或排除诊断价值。

2. 急性肺栓塞

临床发病、ECG 改变和心肌酶学与 NSTEMI 均有重叠。血气分析、超声多普勒心动图、核素肺灌注显像和 CT 有确诊或排除诊断价值。

3. 气胸

胸部 X 线片有确定或除外诊断价值。

4. 心肌心包炎

症状可酷似 STEMI，超声心动图和冠状动脉造影有鉴别诊断价值。

5. 胃痛和急腹症

以胃痛为表现的下后壁 AMI 常易被误诊为胃病或急腹症，应高度警惕。胃痛和急腹症时，ECG 无改变，并有相关的腹部体征可鉴别。

6. 心绞痛或心肌缺血

症状轻，持续数分钟，呈一过性，含服硝酸甘油有效，ECG 呈一过性（非持续）缺血改变。

7. 应激性心肌病

又称鱼篓病，多似广泛前壁 AMI，但有明确情绪应激诱因，症状轻，病情重，急诊冠状动脉造影显示梗死相关冠状动脉（IRCA）通畅，达 TIMI 3 级血流，但左心室心尖部呈室壁瘤样扩张，且在 1 ~ 2 周又会恢复，即有"快速可逆性"室壁瘤形成。这与 AMI 时 IRCA 闭塞左心室室壁瘤不可逆的特点完全不同。

8. 上消化道大出血

部分患者呈现剑突下不适，恶心、呕吐、出汗，甚至血压偏低，临床表现与 AMI 相似，但 ECG、心肌酶学和影像学检查均正常，可鉴别。

（孙　驰）

第三节 心肌梗死的治疗

无论是 ST 段抬高型心肌梗死（STEMI）还是非 ST 段抬高型心肌梗死（NSTEMI），一旦确诊或疑诊，就应立即给予监测和急救治疗。救治原则包括：①一般救治，包括舌下含服硝酸甘油，建立静脉通道，镇痛，吸氧，持续心电、血压监测等；②及时发现和处理致命性心律失常；③维持血流动力学和生命体征稳定；④立即准备并尽早开始冠状动脉再灌注治疗，包括急诊经皮冠状动脉介入治疗（PCI）或溶栓治疗；⑤抗血小板、抗凝；⑥保护缺血心肌，缩小梗死面积；⑦防止严重并发症；⑧稳定"易损斑块"。

一、院前急救

由于 AMI 发病后 1 小时内患者死亡风险很高，且多由心室颤动所致，故院前急救对挽救患者生命尤其重要，其重点任务是：①采取一切急救监护措施，保持患者存活和血流动力学稳定；②尽快转运患者到最近能行冠状动脉再通（急诊 PCI 或溶栓）治疗的医院急诊室；③做好与冠状动脉再通治疗的相关准备，包括通信联络和药物；④如果运送时间很长（如 >1 小时），又有人员和设备条件时，也可开始院前溶栓治疗。

就院前溶栓治疗而言，理论上能够"争分夺秒"地尽早开通闭塞的冠状大动脉，缩小梗死面积，改善心脏功能和预后，是院前急救的重点内容。但是，基于 AMI 发病后 60～90 分钟开始冠状动脉再通治疗对降低病死率的获益最大的认识，考虑到在城市一般能于 30 分钟左右将 AMI 患者送到医院，加上院内流水线式绿色通道的实施，基本能达到 60～90 分钟这一冠状动脉再通最佳时间的目标，院前溶栓显得似乎已无必要；院前溶栓所需人员和设备的要求太高，相当于将急诊室装上救护车，因此当下只有在转运时间长（如 >1 小时），又有人员和设备条件时，才考虑给予院前溶栓治疗。

二、急诊室救治

急诊室是 AMI 院内救治的入口，是最关键的一站，主要任务包括：①尽快明确 AMI 诊断；②尽快给予监护和急救治疗；③尽快完成冠状动脉再通治疗的准备工作；④努力使得来诊—急诊 PCI 时间（门—球时间）缩短在 90 分钟内，来诊—静脉溶栓时间（门—针时间）<30 分钟。具体处理如下。

（一）一般治疗

采集病史，立即记录 12 导联 ECG（必要时记录 18 导联 ECG，即加上右心室导联和正后壁导联），给予持续心电和血压监测，建立静脉通道；准备好除颤和心肺复苏等急救设备。

（二）抗血小板治疗

抗血小板治疗是急性冠状动脉综合征（ACS）治疗的基础，也是 AMI 急诊 PCI 治疗所必需的，治疗药物包括阿司匹林（ASA）+ P2Y$_{12}$ 受体拮抗药的双抗血小板治疗（DAPT）。ASA 不仅在心血管事件一级预防中有效，而且在治疗急性冠状动脉综合征中也有效。因此，对所有疑诊或确诊 AMI 的患者，只要无禁忌证（消化道溃疡或过敏），都应给予水溶阿司匹林 300mg 嚼服，从口腔黏膜迅速吸收，迅速达到完全抑制血小板的效果，而小剂量阿司匹林（100mg）不能迅速（需要数日）达到抗血小板的效果。P2Y$_{12}$ 受体拮抗药包括氯吡格雷和替格瑞洛，是当下双联抗血小板治疗（DAPT）的主要组合用药，负荷剂量分别为 300 ～ 600mg 和 180mg，口服。其中，氯吡格雷是前体药，口服后经肝脏 P450 代谢成有效成分而起作用，故有 30% 左右的患者因慢代谢致无反应或低反应，即抵抗而低效或无效；而替格瑞洛本身就是起效成分，不经过肝脏代谢而直接起效，故不仅起效快、作用强，而且无抵抗现象，在急诊 PCI 中的优势似更为突出。P2Y$_{12}$ 受体拮抗药还有普拉格雷。

（三）镇痛

AMI 患者来急诊室时，多数都有较为严重的心肌缺血性疼痛，有进一步刺激交感神经兴奋的不良作用，故镇痛非常重要。措施包括镇痛药（如吗啡）、硝酸甘油、吸氧和选择性应用 β 受体阻滞剂。

1. 镇痛药

首选吗啡，3 ～ 5mg，静脉缓慢注入，5 ～ 10 分钟后可重复应用，总量不应超过 15mg。吗啡除有强镇痛作用外，还有血管（静脉、动脉）扩张作用，从而降低左心室前、后负荷和心肌氧耗量而有抗缺血作用；其不良反应有恶心、呕吐、呼吸抑制和低血压，因此血压偏低（<100mmHg）者应慎用或减量使用。

2. 硝酸甘油

因为其强大的扩张冠状动脉（包括侧支循环）和扩张静脉容量血管致去心室负荷作用，可有效抗心肌缺血和止痛，是 AMI 患者最重要的基础用药。可先给硝酸甘油 0.5 ～ 0.6mg 舌下含服，然后以 10 ～ 20μg/min 静脉持续输注。若患者血压偏高可渐加量（每 3 ～ 5 分钟增加 5μg/min）至收缩压降低 10 ～ 20mmHg（仍 >90mmHg）为止。硝酸甘油除有抗心肌缺血而镇痛作用外，还有降低左心室舒张末压达 40% 和改善心功能的有益作用。不良反应有低血压，在伴右心室 MI 时容易发生，可以通过停药、抬高下肢、扩容或静脉注射多巴胺 2.5 ～ 5mg 纠正。

3. 吸氧

AMI 早期由于心功能降低或心力衰竭致肺通气—血流比例失调，多有低氧血症存在，如并发肺炎或原有肺部疾病的 AMI 患者，低氧血症更严重。因此，对所有 AMI 患者于入院后 24 ～ 48 小时均应给予鼻导管或面罩吸氧，通过增加吸入氧浓度，增加载氧量而保护缺血心肌。通常吸入 100% 浓度的氧气，流量一般为 2 ～ 4L/min，有明显低氧血症时需更大流量，如出现急性肺水肿，还需面罩加压给氧。不过，对于无低氧血症的 AMI 患者，吸氧提高载氧量有限，反而有轻度增加外周血管阻力和血压而降低心脏输出量的不良反应，故临床上对于指氧监测血氧饱和度正常者可以不给予吸氧。对于有明显低氧血症（如氧饱和度 <90%）的 AMI 患者，应常规监测血气分析，及时评价吸氧效果，以确保低氧血症得以及时纠正。对于吸氧效果不显著者应寻找原因，对于急性肺水肿低氧血症难以纠正者，应当及早行气管内插管和呼吸机正压呼吸纠正。

4. β 受体阻滞剂

因有降低心肌氧耗量和抗交感神经过度激活的效用，而减轻心肌缺血性疼痛，缩小 MI 面积，预防致命性心律失常，因此对临床无心力衰竭的 AMI 患者，均应使用，尤其适用于伴窦性心动过速和高血压的 AMI 患者。但是 AMI 伴心力衰竭、低血压［收缩压（SBP）<90mmHg］、

心动过缓（HR <60 次/分）和房室传导阻滞（PR 间期 >0.24 秒）者禁用。在前再灌注治疗时代，对西方人群 AMI 患者经典使用方法是采用美托洛尔 3 个 5mg 静脉缓慢注射方案，中间间隔 5 分钟观察，如果出现心率 <60 次/分或收缩压 <100mmHg，则不再使用下一个 5mg 剂量。最后一个剂量结束后 15 分钟，如血流动力学稳定，则可给予口服美托洛尔 50mg，每 6 小时一次，连服 2 天，再改成 100mg，每日 2 次。对于我国 AMI 患者可以参照上述方法给药，也可根据患者病情给予口服 β 受体阻滞剂，从小剂量开始，逐渐加量，以维持心率在 60～70 次/分。特殊情况下如伴有心力衰竭又缺血患者，为控制心室率，可以选用超短效的 β 受体阻滞剂艾司洛尔 50～250μg/（kg·min），然后以小剂量口服 β 受体阻滞剂开始，并逐渐加量维持。使用 β 受体阻滞剂期间应严密观察患者的心率、血压及心功能变化，我国 AMI 患者使用国外的 3 个 5mg 方案时，更应警惕伴有心力衰竭患者诱发心源性休克的风险，必要时减量或根据病情调整方案。

（四）缩小梗死面积治疗

心肌梗死面积或范围大小是决定 AMI 患者预后的重要因素。因心源性休克而死亡的 AMI 患者，或者是由于一次大面积梗死所致，或者是在以往多次陈旧性心肌梗死基础上，又有小、中面积的心肌梗死。大面积心肌梗死患者往往心功能受损严重，长期"病死率"高，而小面积心肌梗死患者，心功能还可代偿，病死率低。由于心肌梗死面积大小对预后有决定性作用，故缩小梗死面积，一直是医学界基础研究和临床研究的重点和目标，也是从急诊室开始到住院期间都必须首先实施的重点治疗策略。当下，缩小梗死面积的措施如下：①早期再灌注治疗；②预防心肌缺血—再灌注损伤；③降低心肌能量需求即心肌氧耗量；④增加心肌能量供应。

AMI 早期除再灌注治疗外，经典缩小梗死面积的理论依据是维持最优的心肌氧的供需平衡，主要通过减少心肌氧耗以最大程度地挽救梗死边缘区的缺血心肌。决定心肌氧耗量的临床指标是心率和血压，故基本措施是将患者置于安静环境下，身心休息，并给予镇静药物，使决定心肌氧耗量的心率降低，β 受体阻滞剂的应用也因此达到缩小梗死面积的作用；同时，应当禁用增加心率或心肌氧耗量的药物（包括阿托品或异丙肾上腺素），应积极有效处理各种快速心律失常和心力衰竭。另外，维持血压稳定，避免血压过度波动（>25mmHg），因为当血压过高（室壁张力增加）会增加心肌氧耗量，过低（冠状动脉灌注压）又会减少心肌供血，均不利于缩小梗死面积。

此外，对于无禁忌证的患者应做好冠状动脉再灌注治疗（包括急诊 PCI 或溶栓治疗）的相关准备，包括风险交代、签署知情同意书、应用双抗血小板药物、血液检查和向导管室运送等准备工作。对于部分临床表现高度怀疑 AMI，但 ECG 无诊断意义的变化（无 ST 段上抬或下移或 T 波深倒）者，应当留院观察，给予持续心电监测，系列记录 ECG，分次抽血检测心肌损伤标志物，床旁超声心动图检测室壁节段运动异常，尽量在 12 小时内做出确诊和排除 AMI 的诊断。

三、再灌注治疗

再灌注治疗包括溶栓治疗和急诊 PCI，是 STEMI 患者的首选，且越早越好。因为这样能使急性闭塞的冠状动脉再通，恢复心肌灌注，挽救缺血心肌，缩小梗死面积，从而改善血流动力学、保护心功能、降低泵衰竭的发生率和住院病死率（<5%）。因此，它已成为治疗

STEMI 公认的首选急救措施，而且开始越早越好。对此，美国心脏病协会（AHA）、美国心脏病学院（ACC）、欧洲心脏病学会（ESC）和中华医学会心脏病学分会（CSC）所制定的指南均要求，STEMI 从发病开始算起，应在 120 分钟内使冠状动脉成功开通。

（一）溶栓治疗

即溶血栓治疗，是根据 STEMI 由冠状动脉血栓性闭塞所致的病理生理学机制，通过静脉注入溶栓剂溶解梗死相关冠状动脉（IRCA）内的新鲜血栓，使 IRCA 迅速再通的治疗方法。再通率可达 60% ~ 80%。

1. 适应证和禁忌证

在 AMI 发病早（< 3 小时），又无条件行急诊 PCI 时溶栓治疗是首选。STEMI、发病 < 12 小时、年龄 ≤ 70 岁又无溶栓禁忌证者，都是溶栓治疗的适应证。禁忌证包括：①出血素质及凝血功能障碍者；②胃肠道、呼吸道和泌尿生殖系统有活动性出血者；③不能控制的高血压（血压 > 160/110mmHg）；④半年内有脑血管病或短暂性脑缺血发作（TIA）史；⑤两周内做过大手术或长时间的心肺复苏者；⑥严重疾病，如肿瘤、严重肝肾功能损害者。

2. 溶栓剂

即纤溶酶原激活剂，是指能将已形成的血栓溶解，使闭塞的冠状动脉再通，能通过静脉或导管法治疗 STEMI 的一类药物。溶血栓关键是溶解血栓内的纤维蛋白，需要纤维蛋白溶解酶，后者又是溶栓剂激活纤维蛋白溶解酶原而来。目前，国际公认能用于临床的溶栓剂包括链激酶（SK）、茴香酰纤溶酶原链激酶激活剂复合物［（复合纤溶酶链激酶（APSAC）、尿激酶（UK）和基因重组组织型纤溶酶原激活物（rt-PA，又称阿替普酶）］及其重组变异衍生物替奈普酶和瑞替普酶（r-PA）。溶栓剂的基本药理机制是使无活性的纤溶酶原转化成有纤溶活性的纤溶酶，从而溶解已生成的纤维蛋白及其血栓。纤溶酶原在体内有两种储存（或存在）形式：血液中的循环纤溶酶和血栓中与纤维蛋白结合的纤溶酶原。能够选择性激活血栓中纤溶酶原的溶栓剂是纤维蛋白特异性的溶栓剂，而对血液和血栓中纤溶酶原无选择性激活的溶栓剂则是非纤维蛋白特异性溶栓剂，后者往往能使血液中的纤溶酶大量增加，触发全身的溶栓状态。阿替普酶及其变异衍生物替奈普酶和瑞替普酶属于纤维蛋白特异性溶栓剂，而链激酶、纤溶酶原链激酶复合物和尿激酶则属于非纤维蛋白特异性的溶栓剂。

3. 溶栓方案和疗效

（1）尿激酶（UK）：UK 溶栓治疗 STEMI，是我国的"八五"攻关项目，也是国际上首先开展的临床试验，因此一直没有国际经验借鉴。该研究通过 1 023 例发病 6 小时内的 STE-MI，在负荷阿司匹林 300mg 基础上，随机分为低剂量（2.2 万 U/kg）和高剂量（3.3 万 U/kg）UK（均在 30 分钟内静脉输注完毕）两组溶栓治疗，结果 2 小时的冠状动脉通畅率、4 周病死率和出血并发症的发病率分别为 67.3% 对 67.8%、9.5% 对 8.7% 和 9.7% 对 7.7%，均无显著性差异，只是仅有的 2 例致命性脑出血（0.6%）均发生在高剂量组，故推荐 UK 低剂量为安全有效剂量。

（2）链激酶（SK）和 APSAC：SK 溶栓治疗 STEMI 最早在欧洲实施，方案明确统一为：SK 150 万 U 静脉输注，30 ~ 60 分钟内输完，溶栓后 12 小时给予皮下肝素 12 500U 每 12 小时一次（对我国患者的应用剂量同 UK 方案）。而 APSAC 半衰期长，可使用 30mg，只需静脉注射用药 1 次，3 分钟内推完方案，余同 SK。

（3）阿替普酶（rt-PA）：rt-PA 溶栓治疗 STEMI 最早在美国应用，目前的治疗方案为

rt-PA 加速 (100mg/90min) 方案 [15mg 冲击量; 50mg 或 0.75mg/(kg·30min); 35mg 或 0.5mg/(kg·60min)]。对我国 STEMI 患者, 还可使用 rt-PA 加速方案的半量方案 (50mg/90min, 8mg 静脉注射, 余下 42mg 静脉输注 90 分钟), 是根据我国 rt-PA 和 UK 对比研究 (TUCC) 结果而推荐。

(4) 瑞替普酶 (r-PA): 因其半衰期比 rt-PA 长, 给药方案为静脉注射 2 次, 中间间隔 30 分钟 (10U + 10U)。其疗效和风险虽与 rt-PA 几乎相同, 但给药更方便。

(5) 替奈普酶: 其半衰期长, 只需 1 次给药 (0.53mg/kg)。

4. 并发症

(1) 出血: 常见有牙龈、口腔黏膜和皮肤穿刺部位出血及尿中大量红细胞, 可密切观察, 不必处理; 若出现消化道大出血 (发生率为 1%~2%) 或腹膜后出血则应给予止血药和输血治疗; 颅内出血是最为严重的并发症, 占 1%~2%, 通常是致命性的。

(2) 过敏反应: 主要见于 SK 溶栓的患者, 可有寒战、发热、支气管哮喘、皮疹, 甚至出现低血压和休克。

(3) 低血压: 可以是再灌注的表现 (在下后壁 AMI 时), 也可能是过敏反应 (如 SK) 或因溶栓剂输注过快所致。一旦发生, 应立即给予处理, 如扩容和输注多巴胺, 对并发心动过缓者应给予阿托品。

5. 血管再通的判断

临床上尽快判断溶栓治疗成功与否, 这对于接下来的补救治疗十分重要。对于临床判断溶栓成功使冠状动脉已再通 (胸痛明显减轻或消失, 上抬的 ST 段明显回落) 的患者, 可直接转入冠心病重症监护病房 (CCU) 进行监护和救治; 对于临床判断溶栓未成功 (胸痛无明显减轻或消失, 上抬的 ST 段无明显回落), 则应立即转送到导管室, 行补救性急诊 PCI; 若本院无急诊 PCI 设备或条件, 则在给予患者溶栓治疗后, 应着手转运患者到附近能做急诊 PCI 的中心, 以便及时行补救性 PCI。

临床上主要依据溶栓开始后 2 小时内的以下特点, 考虑血管再通成功。①胸痛突然减轻或消失, 或突然加剧后再明显减轻。②上抬的 ST 段迅速 (2 小时内) 回落 >50%, 甚至回到等电位线。③出现再灌注心律失常。前壁 AMI 时常出现快速心律失常包括室性期前收缩、加速性室性自主心律, 甚至出现个别心室纤颤; 下壁 AMI 时常出现缓慢心律失常, 如窦性心动过缓、窦房传导阻滞或窦性停搏等长间歇伴低血压。再灌注心律失常虽为一过性或自限性, 但往往需要迅速处理, 否则同样有生命危险。④CPK 或 CK-MB 的酶峰值提前, 分别提前至距发病 16 小时和 14 小时以内。

6. 溶栓治疗中的特殊问题

(1) 发病超过了时间窗 (>12 小时) 的溶栓治疗。理论上, STEMI 发病已经超过了 12 小时这一溶栓的时间窗, 只要患者仍有胸痛和 ST 段上抬, 提示存在存活心肌和心肌缺血, 就有溶栓的指征。因为 AMI 发病或症状出现的时间不一定就是 IRCA 完全闭塞的时间, 部分患者冠状动脉急性闭塞后会经过几十分钟甚至数小时的间歇性开通后才完全闭塞, 临床上会相应地表现为持续胸痛的间歇性加重。因此, 发病时间上虽已 >12 小时时间窗, 但是从冠状动脉完全闭塞的时间看, 可能还在 12 小时以内。

(2) 老年患者的溶栓及早期危险。迄今, 所有 STEMI 溶栓治疗的临床试验均将 >75 岁的老年患者排除在外, 然而在当今心肌梗死老龄化的时代, 老年 STEMI 需要溶栓治疗者在临床试验中占15%，在登记试验中占35%。特别重要的是，老年人并发症多，症状轻，且不典型，在多年糖尿病患者甚至表现为"无痛"，容易延误就诊，超再灌注治疗时间窗（＞12小时）就诊者较常见；再者研究发现，溶栓治疗早期危险即比对照组在第一个24小时内有"过多死亡"的危险，又是在老年人和＞12小时溶栓者更突出，更易发生心脏破裂、致命性脑出血、心肌再灌注不足和心肌再灌注损伤致心力衰竭和心源性休克等致死性并发症。治疗者应有充分认识并让患者及其家属知情。

（3）同部位再次心肌梗死的溶栓治疗。这一点较为明确，只要持续胸痛伴ST段上抬，就应给予溶栓或急诊PCI的再灌注治疗，因为这些症状提示有大量存活心肌需要挽救。

（4）溶栓剂及其溶栓方案的选择。临床上，选择了溶栓则自然选择了方案，可根据临床疗效和费用的费效比来选择溶栓剂。就临床疗效而言，纤维蛋白特异性的阿替普酶及其衍生物明显优于非纤维蛋白特异性的UK和SK，然而从价格来看正好相反。因此，在费用不是问题时应首选前者，费用有限时只能选择后者。另外，在日常临床实践中，就个体化治疗而言，安全最为重要，尤其应该尽量避免与溶栓剂相关的严重出血并发症（虽然不太可能），因为这些并发症直接影响患者的生存。一旦发生，不易被患者及其家属甚至社会理解，容易引发医疗纠纷。此时可以从减小溶栓剂总量考虑和着手，即在溶栓方案上进行改良，采用阿替普酶的半量rt-PA加速方案（50mg/90min）。

（5）临床净获益结果评价溶栓疗效。溶栓治疗一方面通过早期开通IRCA，挽救缺血心肌能降低病死率而使STEMI患者获益；另一方面，其又有严重出血并发症（特别是脑出血等致死并发症）的风险，可致死。因此，将这两方面统一起来评价，才更科学、更客观，于是就有了临床净获益这一概念和评价标准，如死亡、致死性脑卒中、非致死性MI或非致死性脑出血，来评价不同溶栓剂之间的净疗效。

（二）急诊经皮冠状动脉介入治疗（PCI）

是应用PCI技术机械开通IRCA而治疗AMI的再灌注治疗方法。急诊PCI兴起于溶栓时代，随介入技术进步而发展，随抗栓治疗措施的完善而不断完善，已成为STEMI首选、最佳和主流的治疗方法。急诊PCI包括冠状动脉球囊扩张术（PTCA）和支架植入术，能机械开通闭塞的冠状动脉，立即恢复心肌供血和再灌注，冠状动脉TIMI 3级血流率可达85%～90%，住院病死率可降至约5%甚至更低，是STEMI治疗的首选。但由于所需设备和人员技术的要求均很高，只有在有条件并获准开展急诊PCI的医疗中心方可进行，医疗费用较高。目前，根据国内外指南推荐，对STEMI患者，特别是有溶栓禁忌证或出血并发症患者，几乎均考虑首选直接PCI；对溶栓治疗未成功再通者，也应行补救性PCI；对AMI并发心源性休克者，应首选在主动脉内球囊反博（IABP）支持下行直接PCI，能使其住院病死率从早年的80%～90%降至50%以下甚至更低。

近年来的研究显示，STEMI从无条件的医院直接转到有条件的医院做急诊PCI比溶栓治疗效果更好，也可在给予溶栓治疗后立即转诊行急诊PCI。

1. 直接PCI

是指STEMI患者未经溶栓治疗直接进入导管室进行的急诊PCI。研究表明，直接PCI比溶栓治疗疗效好也更安全：再通率高，TIMI 3级血流率高，可明显降低病死率、心血管事件发生率和出血性卒中的发生率。

直接PCI与溶栓治疗不同，对时间延误患者除心源性休克和高危患者外，也能获益。直接 PCI 使患者获益与溶栓的时间依赖性不同，是非时间依赖性的，除了再灌注治疗效率高外，还可以减少心脏破裂并发症和颅内出血的发生率。此外，就直接 PCI 而言，缺血时间延迟只对休克患者和高危患者增加病死率，而对非休克和低危患者不增加死亡率。

直接 PCI 的基本原则如下。①只开通 IRCA。虽然，最近 PAMI 研究显示，IRCA 和非 IRCA 同时急诊 PCI 比只处理 IRCA 的近远期预后更好，主要是因为对照组的非 IRCA 严重狭窄病变在恢复期常规未行延迟 PCI 所致，实际上是反映了完全血运重建优于部分血运重建的结果。在我国临床实践中都会常规于 AMI 恢复期出院前对非 IRCA 严重狭窄病变行延迟或择期 PCI，非但不会使患者失去长期预后的获益，还会比急性期处理更安全，是最佳策略。②只对血流≤TIMI 2 级堵塞血管行 PCI，而对已恢复正常血流 TIMI 3 级者，则无 PCI 指征，即不行 PCI，特别是患者胸痛已基本消失，同时上抬的 ST 段也已明显回落或已接近等电位线者，应当等到 AMI 恢复期延迟 PCI。因为对 TIMI 3 级血流行 PCI，并发冠状动脉栓塞、无再流或慢血流的风险较大，对患者反而不安全。③对血栓性和复合性病变者应使用远端保护装置，包括抽吸导管、滤网导管和 GP Ⅱ b/ Ⅲ a 受体拮抗药。这可有效防范和避免冠状动脉栓塞、无再流或慢血流影响心肌再灌注的并发症。④对高危患者，如 LAD 开口或为 CTO 病变提供侧支循环的冠状动脉闭塞患者，以及老年（≥75 岁）、女性和伴有心功能低下者，应该术前而非术中或术后插入 IABP，以保证术中和术后患者的安全。⑤对个别极高危患者恢复 TIMI 3 级血流即可。虽然急诊 PCI 包括抽吸导管、PTCA 和支架植入，但必须认识到 PTCA 有冠状动脉栓塞和无再流的风险，支架植入的冠状动脉栓塞和无再流的风险更大。因此，对个别极高危患者如为 CTO 病变提供了侧支循环的 IRCA 闭塞病变行 PCI 时，如果抽吸导管反复抽吸后已恢复 TIMI 3 级血流，则不必行 PTCA 和支架植入，以免并发冠状动脉无再流而产生严重后果。同样，对近期有过活动性出血（如胃溃疡出血）的患者，只需血栓抽吸或 PTCA 即可，应绝对避免植入支架；否则，会因不能耐受双抗血小板治疗而致支架内血栓，反而是致命性的。

直接 PCI 中应注意个体化治疗的问题。①STEMI 患者伴有心源性休克、心力衰竭、血流动力学不稳定和恶性心律失常时，虽然国内外指南一致认为 Ⅰ 类指征推荐急诊 PCI，但必须认识到对此类极高危患者的 PCI 风险极大，必须术前先插入 IABP 给予循环支持，术前、术中和术后均需做好各种急救准备，包括心肺复苏的准备以及向患者家属充分交代危重的病情和 PCI 极高病情恶化和死亡的风险。②对老年患者（≥75 岁）的急诊 PCI，尤其是老年女性患者，均属高危和极高危者，风险大、病死率高，应给予高度重视，必要时给予 IABP 支持，并做好病情、风险的充分交代。③对于发病≥12 小时的 STEMI 患者，特别是老年女性患者，心脏破裂的风险很高。溶栓治疗是如此，不做急诊 PCI 是如此，做了急诊 PCI 还是如此。医师应充分认识、高度重视，做好防范和风险告知。④左主干急性闭塞的 STEMI 患者病情危重、介入风险大、预后差，应做好危重病情和介入风险交代、IABP 保驾和支持、心外科会诊、PCI 快速操作、各种急救包括心肺复苏准备和术后监护和治疗。

2. 挽救性 PCI

是指对溶栓治疗未成功的 AMI 患者行挽救性急诊 PCI 治疗，已成为临床常规。一方面对溶栓患者 90 分钟时临床判断 IRCA 未再通者立即转送导管室行挽救性 PCI；另一方面也可对所有溶栓治疗的患者常规行冠状动脉造影检查，对其中 IRCA 未成功再通（≤TIMI 2 级血流）者行补救性 PCI。

3. 立即 PCI

是指对溶栓治疗成功，IRCA 已达 TIMI 3 级血流但又有残余严重狭窄的患者行立即 PCI。此时患者胸痛明显减轻或消失，上抬的 ST 段已回落甚至回到等电位线，已无立即 PCI 的指征。如果立即 PCI，若行单纯 PTCA，有冠状动脉急性闭塞的风险；若行支架植入，有无再流、远端栓塞和支架内血栓的风险，都会额外增加死亡和心血管事件风险，不安全。在我国，多在 AMI 恢复期（2 周左右）对 IRCA 行延迟 PCI。

4. 易化 PCI

即在全量或半量溶栓治疗，有或无 GP Ⅱ a/Ⅲ b 受体拮抗药抗血小板作用的基础上，再行急诊 PCI。理论上，可结合溶栓和急诊 PCI 的优势，为尽快开通闭塞的 IRCA 制订"优化或理想"的治疗方法。

5. 延迟 PCI

是指对溶栓成功或错过早期再灌注治疗机会的 STEMI 患者，在其恢复期（1~7 天），对 IRCA 行择期或计划 PCI。当然，IRCA 若有严重狭窄存在，PCI 会使患者获益，这既是相关治疗指南推荐的，也是临床上的常规。

不过，此时（梗死后的 1~7 天）的择期 PCI，对相当部分患者也过早，并非最佳时机，因为冠心病病变、梗死心肌和心功能均不稳定，除了有冠状动脉血栓栓塞、无再流、支架内血栓、心肌再灌注损伤的风险外，还有心脏破裂的风险，均可以影响预后甚至致死，应充分认识、高度重视，给予个性化处理。择期 PCI 最佳时机的选择是临床上不可规避的问题，应该是最少发生上述并发症风险，特别是应当规避心脏破裂的风险，至少 TIMI 3 级血流率应达到 95%，按此标准，最佳时机应在 2 周左右，个别需要 4 周，在伴有心力衰竭和心功能低下者时间甚至更长。应当牢记：延迟 PCI 仍有 10% 是很高危的，临床上应加以甄别。

另外，对于冠状动脉多发病变的延迟 PCI，为了患者安全，原则上应当优先处理 IRCA 再处理非 IRCA，只有在顺利（无并发症）完成前者 PCI 基础上，才可"碰"后者。要知道对于非 IRCA 血管病变延迟 PCI 风险更大，一旦出现冠状动脉血栓栓塞、无再流和支架内血栓等严重并发症，即便并发小面积心肌缺血，引起非梗死区域心肌功能障碍，也可能造成整体收缩功能（梗死区和非梗死区相加）的急剧严重下降致心力衰竭、休克，甚至心血管崩溃而死亡。故对左心室收缩功能低下（如广泛前壁 AMI，LVEF≤40%）的高危患者，拟行非 IRCA 的延迟 PCI 前，应进行充分风险评估。然后，可选择 IABP 保驾支持下与 IRCA 同次或分次行延迟 PCI，或推迟到 2~3 个月后行择期 PCI 以规避风险；对于无法规避风险或还需植入多个支架者（如≥3 个）花费太大，或患者经济状况一般难以承受者，应建议行外科 CABG 术。

6. GP Ⅱ b/Ⅲ a 受体拮抗药

急诊 PCI 用机械方法开通复合血栓病变的血管，然后植入易致血栓的支架，因此术前、术中和术后防治血栓是第一要务。GP Ⅱ b/Ⅲ a 受体拮抗药包括单克隆抗体阿昔单抗、非肽类类似物替罗非班和肽类依替巴肽 3 类，能强效抑制血小板"激活、黏附、聚集" 3 个环节中的最终聚集的药理作用，从源头抗栓，在 STEMI 急诊 PCI 中使用能够有效防治冠状动脉血栓、栓塞和无复流以及支架内血栓的形成，从而有效降低 PCI 后的缺血事件和病死率，还能改善心肌灌注、保护缺血心肌，已成为高危患者特别是高危病变（血栓、复合）患者急诊 PCI 中的常用药。由于急诊 PCI 时都是在双抗血小板和肝素化基础上使用 GP Ⅱ b/Ⅲ a 受体拮抗药，故出血风险不言而喻，肝素量应从常规100U/kg降至70U/kg。对出血风险高的患者，如高龄、低体重和女性等应减量使用，并密切观察、监测和处理出血并发症情况。主要并发症有出血和血小板减少。治疗原则：停药，观察出血情况，必要时输血小板。血小板减少需除外血小板凝聚和肝素诱导的血小板减少症（HIT）。

7. 抽吸导管和远端保护装置

急诊PCI的球囊扩张和支架植入都可因挤压斑块引起冠状动脉远端栓塞而影响心肌灌注，抽吸导管和远端保护装置则有望解决这一问题。远端保护装置用于大隐静脉桥血管PCI能使患者明显获益，用于自身冠状动脉病变也能使75%的患者吸出血栓及粥样斑块碎片。

尽管急诊PCI已成为STEMI再灌注治疗的首选和最佳方案，但还有一定的风险，包括疾病本身的死亡风险和并发症风险。AMI的死亡风险从患者进入医院急诊室起，在院内救治和转运整个全程都持续存在，必须有严格防范和急救措施。并发症包括用药相关和PCI操作相关并发症，用药相关并发症是指用双联抗血小板至少4周（裸金属支架、BMS）或1年（药物洗脱支架、DES）＋术中、术后肝素化抗凝或另加第三种抗血小板药物（血小板糖蛋白Ⅱb/Ⅲa受体拮抗药，即GPⅡb/Ⅲa受体拮抗药）所产生的大出血、小出血并发症，如消化道大出血其至脑出血。PCI操作相关并发症包括穿刺血管并发症，如出血、血肿、动静脉瘘和假性动脉瘤；冠状动脉血管并发症，如冠状动脉损伤夹层，急性闭塞，因栓塞产生的无再流、慢血流；急性（＜24小时）、亚急性（1～30天）、晚期（1～12个月）和晚晚期（＞12个月）支架内血栓形成；还有冠状动脉破裂穿孔、心脏压塞和其他心血管损伤等。上述疾病本身和并发症风险一旦发生均可致命，因此应做好风险评估、预警、防范和急救工作。

（三）急诊冠状动脉旁路移植术（CABG）

虽然CABG也是治疗完全性心脏传导阻滞（CHD）的成熟技术，然而就STEMI治疗早期再灌注而言，因术前准备需要长时间耽搁，以及术后监护的特殊性，不可能成为首选，只是为冠状动脉多支或左主干闭塞病变、急诊PCI禁忌或极高危者提供了选择。当然，左主干闭塞病变伴或不伴心源性休克的患者行急诊PCI的技术已不是问题，但术后的病死率依然很高，急诊CABG的病死率也不低。另外，AMI并发机械并发症，如室间隔穿孔、乳头肌断裂和亚急性心脏破裂，是外科修补和CABG的绝对适应证，但是手术时机需考量。因为即使手术成功，患者的病死率也会很高。最后，此类患者病情多异常危重，并发症多，对急诊CABG技术和团队要求很高，对术者极具挑战，需要做好自我评价和慎重选择。

（四）再灌注治疗的选择

一般来说，AMI实际上是在溶栓治疗和急诊PCI之间选择，依据前述两种方法进行比对，虽然临床上可以简单地认为应首选PCI，次选溶栓治疗，然而理论上需要考虑：①发病到开始治疗的时间，优选快速实施者；②风险评估，包括死亡和出血风险，对病情危重和出血风险高者应优选急诊PCI；③转运到能做PCI中心的时间，使溶栓不成功者有最终行补救PCI的机会。

归根结底还需根据医院的实际服务能力来决定。①有能力行急诊PCI的医院，应以急诊PCI为主，溶栓治疗为辅。也就是说对所有STEMI患者都应考虑行急诊PCI治疗，只有来院早、发病时间短（＜3小时）、导管室被长时间（＞1小时）占用、有PCI禁忌证（如阿司匹林、肝素药物过敏）、患者因风险拒绝急诊 PCI 或经济条件不允许才可选择溶栓治疗。②不能行急诊 PCI，只能行溶栓治疗的医院，应以溶栓治疗为主，转院行补救性 PCI 为辅。也就是说对所有 STEMI 患者只要没有禁忌证，均应行溶栓治疗，只是需要在溶栓治疗后做好转院的准备，一旦临床溶栓不成功立即转运到有能力行急诊 PCI 的医院行补救性 PCI。对有溶栓禁忌证或高危患者也可建议安排直接转院行急诊 PCI 治疗。③既不能行急诊 PCI 又不能给予溶栓治疗的医院，应首选尽快转院行急诊 PCI 或溶栓治疗。

急诊 PCI 一旦完成或溶栓成功者，应将患者转运到 CCU 进行监护和救治。重点进行心电、血压监测，给予特护，完善各项急诊检查并给予药物治疗以顺利度过危险期。待病情稳定后（通常为 3~7 天，有并发症时间更长）再转至普通病房进一步恢复、检查、治疗和健康教育后出院。

四、冠心病监护病房（CCU）监护治疗

AMI 急性期患者，无论有无实施再灌注治疗，都应立即收住冠心病监护病房（CCU）监护和救治，时间约 1 周。CCU 是专门收治 STEMI 患者的重症病房，按标准设有监护急救床位、专业人员、护理队伍、监护设施和急救设备；能使 AMI 患者放心而安静地卧床休息，接受专业的监测、护理和治疗，可对 AMI 各种并发症给予包括心肺复苏的急救，以及循环和呼吸的辅助和支持。CCU 还应检查 ECG、心肌酶学和心肌损伤标志物、胸部 X 线片、超声心动图、三大常规（血、尿、便）、生化全套、血气分析等，以监测患者的生命体征、循环状态，并给予抗血栓和心肌缺血治疗，保护心肌，缩小梗死范围，防治并发症和控制危险因素等相关药物治疗和健康教育。

（一）一般治疗

当患者入住 CCU 后，应给予安静的环境，使其卧床休息，给予心电、血压、呼吸和指氧饱和度监测；维持静脉通道并给予标准生命体征或血流动力学等稳定的用药治疗；安排并指导饮食、起居、活动和宣教；做好心脏功能、血流动力学、循环状态和预后的检查和评估；做好各种并发症的预防和处理；帮助患者度过危险期，以利于恢复。

（二）抗血小板治疗

根据 AMI 的冠状动脉病理生理特点，抗血小板治疗既是 AMI 抗血栓治疗的基石，又是急诊 PCI 和恢复期 PCI 所必需的。血小板激活、黏附和聚集是 STEMI 冠状动脉血栓性闭塞的源头和基础，抗血小板治疗就是抗血小板聚集，从源头抗血栓对于 AMI 治疗具有举足轻重的作用。因此，所有 AMI 患者（包括溶栓治疗和急诊 PCI 患者）均应给予双联抗血小板治疗。可给阿司匹林负荷量 0.3g，每日 1 次（嚼服），然后减至 100mg，每日 1 次终身服用和氯吡格雷负荷量 300mg（4~6 小时达效）~600mg（2 小时达效），然后 75mg，每日 1 次，1 年。最新的 ADP 受体 P2Y$_{12}$ 位点抑制药还有替格瑞洛和普拉格雷，抗血小板疗效更好，然而后者出血风险也更高，对我国患者应用时，需要首先评价其出血风险。对阿司匹林过敏者可选用另一种磷酸二酯酶抑制药西洛他唑 50mg，每日 2 次。至于 GPⅡb/Ⅲa 受体拮抗药阿昔单抗、替罗非班、依替巴肽，主要用作急诊 PCI 后的维持作用，适合血栓性和复合性病变，防治冠状动脉血栓、栓塞及冠状动脉和心肌无再流，改善心肌灌注和功能。

就急诊 PCI 患者而言，双联抗血小板治疗是基础，与支架后扩张避免贴壁不良一起，能

使急性和亚急性裸金属支架内血栓从初期的 10% 降至 0.5% 左右，也能有效预防药物洗脱支架的晚期和晚晚期支架内血栓（约每年 0.6%）。若有氯吡格雷抵抗或阿司匹林抵抗或过敏，可改用替格瑞洛或加用西洛他唑。

（三）抗凝治疗

即抗凝血酶（凝血因子 Ⅱa）治疗，使纤维蛋白原不能转化成纤维蛋白而阻止血栓形成，是 AMI 抗栓治疗中的主体治疗。抗凝治疗能有效阻止血中大量纤维蛋白原在冠状动脉内破裂病变处转变成纤维蛋白而形成血栓性堵塞；保障溶栓治疗成功后保持 IRCA 通畅；在 AMI 急诊和恢复期 PCI 术中预防冠状动脉血栓性闭塞和支架内血栓；还可预防深静脉血栓形成、肺栓塞及左心室血栓形成和脑栓塞。故目前临床上对所有 AMI 患者只要无禁忌证，均应给予肝素等抗凝治疗。抗凝血药主要包括间接凝血酶抑制药和直接凝血酶抑制药，前者包括肝素、低分子量肝素和戊糖肝素，后者则包括水蛭素、比伐卢定和阿加曲班。

1. 肝素

普通肝素是最早用于治疗 AMI 的抗凝药，其疗效在溶栓治疗前时代就已经确定，也是溶栓和急诊 PCI 再灌注治疗中的主要抗凝药。肝素通过与抗凝血酶结合，使之"抓住"凝血酶 Ⅱa 因子使其失活，主要抗 Ⅱa 因子起抗凝作用。不良反应有出血、肝素诱发的血小板减少症（HIT）、骨质疏松症、转氨酶升高和药物疹。拮抗药鱼精蛋白 1mg 可中和 100U 肝素。

2. 低分子量肝素（LMWH）

是普通肝素经酶和化学解聚作用后的部分片段，相对分子质量约为 5 000，是普通肝素的 1/3，抗凝机制同普通肝素，但由于相对分子质量小，与抗凝血酶结合后可结合但"抓不住"凝血酶，凝血酶的结合位点更易结合 Ⅹa 因子而灭活之。所以，LMWH 可抗 Ⅱa 因子，但抗 Ⅹa 因子更强。LMWH 的抗凝特点有：高抗 Ⅹa/Ⅱa 值[（2～4）：1]，高生物利用度（90%），稳定可靠的抗凝效果，可以皮下注射使用。与普通肝素相比，LMWH 虽不能增加早期 IRCA 开通率，但能够降低开通 IRCA 的再闭塞率、再梗死和再缺血事件的发生率，尤其降低溶栓治疗后再梗死的发生率。

3. Ⅹa 因子拮抗药戊糖肝素

是合成的肝素与抗凝血酶结合戊糖片段，相对分子质量仅为普通肝素的 1/3（1 728），通过与抗凝血酶结合，只能抓住并拮抗 Ⅹa 因子活性，而无抗 Ⅱa 因子作用。皮下注射后生物利用度为 100%，又无血浆蛋白和内皮细胞相结合，半衰期长达 17 小时，临床一次给药即可。因为从肾排泄，禁用于肌酐清除率 <30mL/min 者，并慎用于 <50mL/min 者。ACS 患者用量为 2.5mg/d，皮下注射。PCI 者疗效在戊糖肝素则不如普通肝素，因为无抗 Ⅱa 活性作用。不良反应有出血，且无拮抗药。无 HIT 的不良反应。

4. 凝血酶直接抑制药

包括水蛭素、阿加曲班和比伐卢定，均因半衰期短，需要静脉输注给药。水蛭素用于溶栓治疗者，与普通肝素相比可降低再梗死发生率（25%～35%），但不降低病死率，出血发生率显著增加。其主要不良反应是出血。目前，该类药主要用于因肝素 HIT 的替代抗凝治疗。

（四）其他药物治疗

对 STEMI 患者，除了上述抗血小板和抗凝治疗的抗冠状动脉血栓并保持冠状动脉通畅外，还需要应用下列药物，保护缺血心肌，缩小梗死面积，保护心功能，从而改善预后。

1. 硝酸酯制剂

包括三硝酸甘油酯［即硝酸甘油（NTG）］、二硝酸异山梨酯（如消心痛）和单硝酸异山梨酯（如异乐啶、依姆多、欣康等），是抗心肌缺血的经典用药，也是治疗 AMI 的基础用药。硝酸酯制剂强大扩张冠状动脉和容量血管的增加冠状动脉供血和去心室负荷作用是其抗心肌缺血的基础；在 STEMI 患者，它除了可以抗心肌缺血、止痛（如前述）外，还能缩小梗死面积，降低左心室舒张末压、肺毛细血管楔压从而改善心功能，预防心室扩张和重构；还有抗血小板的作用。因此，临床上对所有 STEMI 患者，都应给予硝酸酯制剂进行抗缺血治疗。

硝酸酯制剂有舌下含服、口腔喷雾、口服和静脉制剂，STEMI 早期应给予 NTG 1~2 片舌下含服，以除外冠状动脉痉挛性闭塞致 AMI 的可能；然后给予静脉滴注，以 5~10μg/min 开始，逐渐加量，直到平均压在正常血压者降低 10%，高血压者降低 30%，收缩压不得低于 90mmHg 为止，再维持 24~48 小时；然后改用口服制剂，必要时长期服用。

硝酸酯制剂的不良反应有低血压，在容量不足和右心室梗死时更易发生，以及反射性心率增快和头胀痛。值得注意的是，NTG 引起的低血压同时多伴有心率减慢，而非增快，应尽快给予升压处理。虽然可以通过立即停用 NTG、扩容或抬高下肢，甚至给予阿托品处理，但最快速有效的方法是静脉快速注射多巴胺 3~5mg，以迅速纠正低血压状态，然后再给予补液等辅助处理，否则有心搏骤停的风险。

少见的不良反应有高铁蛋白血症，在长时间大量使用 NTG 时可能发生，临床可表现为昏睡、头痛，同时会损害红细胞的携氧功能。应注意预防。

2. β 受体阻滞剂

在 AMI 时，β 受体阻滞剂通过减慢心率和降低心肌收缩力和血压，从而降低心肌氧耗量而抗心肌缺血、缩小梗死面积，还通过抑制交感神经过度激活而预防室性心律失常。因此，AMI 早期 β 受体阻滞剂（静脉 + 口服方案）应用时注意避免心力衰竭和传导阻滞禁忌证，方能使患者获益。此外，对我国 AMI 患者，给药方法和剂量都应给予个体化实施；缺血性胸痛和室性心律失常时使用疗效最佳。

临床常用的 β 受体阻滞剂有美托洛尔、阿替洛尔、卡维地洛和艾司洛尔，其选择原则是有内源性拟交感活性的 β 受体阻滞剂对冠心病二级预防有害，故不能用于 STEMI。

β 受体阻滞剂的不良反应有低血压、房室传导阻滞、心力衰竭加重或发生休克，应密切监护，做好防范和急救，特别是应注意有禁忌证的患者避免使用。

3. 肾素—血管紧张素—醛固酮系统抑制药

根据大量实验和临床研究结果，肾素—血管紧张素—醛固酮系统（RAAS）抑制药包括血管紧张素转换酶抑制药（ACEI）、血管紧张素 II 受体拮抗药（ARBs）和醛固酮拮抗药，均能从不同环节阻断 RAAS，在降血压（ACEI 或 ARBs）或利尿的基础上，产生改善血流动力学、预防心室重构和治疗心力衰竭的作用，是治疗 AMI 的基本原理和机制。

4. 钙拮抗药

包括二氢吡啶（硝苯地平）和非二氢吡啶类（维拉帕米、地尔硫䓬），虽有抗心肌缺血的作用，但对 STEMI 并无帮助。

5. 控制血糖

AMI 时，由于血内儿茶酚胺、糖皮质激素、胰岛素和游离脂肪酸水平增高，血糖升高很常见，应给予胰岛素控制血糖，使高血糖控制到接近正常水平。

6. 心肌保护药

STEMI 再灌注治疗时代，虽然解决了大血管的开通问题，但可并发微血管堵塞（栓塞、痉挛、结构破坏）导致冠状动脉血管和心肌无再灌注，即心肌无再流或慢血流。另外，成功再灌注的心肌也可由于炎症、氧化应激、钙超载、血管内皮损伤等机制而出现再灌注损伤，均可导致心肌进一步损伤和梗死面积扩大，影响预后。虽然，大量实验研究显示，腺苷、尼可地尔、他汀类、抗炎免疫抑制甚至中药通心络都有明显的心肌无再流防治和心肌再灌注损伤的保护作用，但临床研究至今未找到肯定的循证医学依据。然而对已成功行再灌注治疗（包括溶栓或急诊 PCI）的 STEMI，在术后 2 小时内仍有 ST 段持续上抬而不回落，提示心肌无再流存在的患者，应给予大剂量他汀类（如可托伐他汀 40～80mg/d）、通心络（4 粒，每日 3 次）、尼可地尔甚至腺苷（100～300mg/min 持续 24～72 小时）治疗，可望改善其再灌注，保护缺血再灌注损伤心肌。

五、二级预防

AMI 患者二级预防的目的是预防冠状动脉粥样硬化病变的进展、再次心肌缺血或梗死以及心力衰竭的发生，即预防主要心脑血管病事件（MACCE）的发生。重点措施包括：①严格控制危险因素，如高血压、血脂异常、糖尿病等；②改善不良习惯，倡导健康生活方式，如戒烟、戒酒、戒肥腻，宜清淡（低脂、低盐）饮食，控制体重，加强运动（心功能好者）等；③坚持药物治疗，包括抗心肌缺血、预防心室重构和心力衰竭、预防支架内血栓（双联抗血小板）、稳定粥样硬化斑块及控制粥样病变进展（他汀类）等；④加强健康教育，定期门诊随访，纳入社区管理等，努力改善 AMI 患者的长期预后。

（支继新）

第七章

心肌病

第一节 扩张型心肌病

扩张型心肌病以心室进行性扩大伴心肌收缩功能减退为主要特征，病变常为弥漫性，可累及双侧心室，早期表现为舒张功能不全，继之出现收缩功能障碍，左心室射血分数（LVEF）降低，心室舒张末期压力升高，发生充血性心力衰竭，常伴有心律失常和血栓栓塞。扩张型心肌病是原发性混合性心肌病中常见的类型，发病呈增长趋势，在我国的发病率为（13~18）/10万人，男性多于女性（二者比例为2.5∶1），是心力衰竭的第三位病因。本节重点阐述近年来扩张型心肌病的诊治进展。

一、病因

扩张型心肌病的病因迄今未明，从流行病学与临床特征推测，可能与多种因素有关。近年来，将组织形态学、病毒学和免疫学检查相结合对扩张型心肌病进行了较为深入的研究，从而提出感染—免疫机制可能起最为重要的作用。

（一）病毒感染

实验研究表明，柯萨奇B组病毒感染引起的心肌炎可发展为扩张型心肌病，病毒持续感染和分子模拟是诱发感染后自身免疫应答的关键机制，通过氨基酸序列分析已证实病毒蛋白与心肌特异性蛋白具有相同的抗原决定簇。临床前瞻性随访提示急性病毒性心肌炎10%~15%患者可演变为扩张型心肌病。近年来，分子生物学技术应用于心肌活检标本中肠道病毒RNA的检测，为病毒性心肌炎和扩张型心肌病的关系提供了更有力的佐证。目前认为，病毒性心肌炎演变为扩张型心肌病的病理生理进程可分为3个阶段：急性病毒感染、免疫细胞浸润和心肌重塑。在疾病演变的进程中，细胞内蛋白降解系统发挥重要作用，主要包括泛素—蛋白酶体通路和溶酶体通路，前者降解异常蛋白质和短寿命调节蛋白，后者通过自噬作用降解长寿命蛋白质和受损细胞器。

（二）免疫反应

病毒感染触发的免疫反应在持久性心肌损害的病理生理进程中起关键作用。扩张型心肌病患者血清中能检测到多种抗心肌特异性蛋白抗体，包括抗心肌线粒体ADP/ATP载体抗体、抗肌球蛋白抗体、抗β_1受体抗体、抗M胆碱能受体抗体，可作为扩张型心肌病的辅助诊断方法。研究发现，抗 ADP/ATP 载体抗体和抗 β₁ 受体抗体均可延长心肌细胞动作电位时程、激活心肌细胞膜 L 型钙通道，增加钙内流和胞质游离钙浓度，导致心肌细胞内钙超载和细胞毒性损害，该效应可以分别被钙拮抗药和 β 受体阻滞剂抑制。T 淋巴细胞在感染后免疫应答中发挥重要作用，自然杀伤细胞活性减低削弱了机体的防御能力，抑制性 T 淋巴细胞数量及功能也减低，由此发生细胞介导的免疫反应，引起心肌细胞损伤。

（三）遗传因素

遗传因素在扩张型心肌病的发生、发展过程中起至关重要的作用，特别是分子生物学技术的应用，明确了心肌病研究领域的新方向。美国心脏病学会（AHA）2006 年公布的心肌病定义和分类的专家共识中从基因组和分子定位的高度阐述了心肌病的发病机制，体现了对心肌病的最新认识。传统上认为扩张型心肌病多为散发流行，但近年来发现有群聚现象，通过家系调查及超声心动图对患者亲属筛查证实，有 25%～30% 的患者为家族性扩张型心肌病，可表现为不同基因多种突变产生的遗传异质性、遗传方式多样性以及临床表现型的多样性。目前遗传因素致病性主要表现为心肌细胞结构元件的异常，心肌肌原纤维蛋白的基因突变，突变影响能量的供应和调节，核膜组成元件缺乏可能影响胞质和胞核之间的信号转导以及心脏离子通道突变。

（四）其他

包括营养不良、酒精中毒、内分泌异常、化学元素或毒素作用、心肌代谢紊乱及冠脉微血管痉挛也可能导致扩张型心肌病。

二、病理生理

扩张型心肌病的主要病理生理特点是心肌收缩力减弱，导致心脏泵血功能障碍。早期神经内分泌激活，通过加快心率维持心排血量；后期左心室排空受限，心室舒张和收缩末期容积增加，左心室射血分数减少，心室进行性增大，进展为充血性心力衰竭；终末期由于相对性三尖瓣关闭不全和肺小动脉病变导致肺动脉高压，使右心功能不全症状更为显著。心肌细胞肥大、间质纤维化以及心室重构影响心肌细胞离子通道功能，可引起各种类型的心律失常。

三、诊断

扩张型心肌病的早期临床表现隐匿或不典型，以致临床上早期诊断非常困难。超声心动图对扩张型心肌病具有形态学诊断和血流动力学评判意义，在诊断和鉴别诊断上具有重要价值，它不难排除心包疾病、心脏瓣膜病、先天性心脏病和肺源性心脏病。心脏超声检查可见心脏扩大以左心室、左心房最为常见，并伴室壁弥漫性运动减弱，收缩期和舒张末期心室容量增加，室壁厚度可正常或变薄；二尖瓣和三尖瓣可因心室扩大和瓣环扩张而发生相对性关闭不全。缺血性心肌病也可见心脏扩大，室壁多节段运动减弱，临床上对此鉴别困难者需做选择性冠状动脉造影。近年来研究认为，检测患者血清中抗心肌特异性蛋白抗体可以作为扩张型心肌病的辅助诊断方法。心内膜心肌活检对扩张型心肌病的临床诊断价值有限，但仍具有组织形态学诊断价值，有助于与特异性心肌病和急性心肌炎的鉴别诊断。

自 1995 年世界卫生组织和国际心脏病学会联合会（WHO/ISFC）心肌病分类出台以来，

心肌病的相关研究取得了显著进展，特别是心肌病分子遗传学领域取得了突破性进展。2006年美国心脏病学会（AHA）发布了现代心肌病的定义和分类，2008年欧洲心脏病学会（ESC）公布的心肌病分类与AHA的分类有很大不同。我国分别在1987年、1999年举行的全国心肌炎、心肌病专题研讨会上对心肌病的定义、分类和诊断标准进行了修订。

在采纳WHO/ISFC报告的基础上，中国心肌病诊断与治疗建议工作组于2007年重新修订的扩张型心肌病诊断标准具有临床指导意义。其诊断参考标准如下：①左心室舒张期末内径（LVEDd）>5.0cm（女性）和>5.5cm（男性）；②LVEF<45%和（或）左心室缩短速率（FS）<25%；③更为科学的是LVEDd>2.7cm/m^2，体表面积（m^2）=0.006 1×身高（cm）+0.012 8×体重（kg）-0.152 9，更为保守的评价LVEDd大于年龄和体表面积预测值的117%，即预测值的2倍SD+5%。临床上主要以超声心动图作为诊断依据，胸部X线片、心脏核素、心脏计算机断层扫描和磁共振成像有助于诊断。在进行诊断时需要排除引起心肌损害的其他疾病，如高血压、冠心病、心脏瓣膜病、先天性心脏病、心动过速性心肌病、心包疾病、系统性疾病、肺源性心脏病和神经肌肉性疾病。

四、治疗

目前扩张型心肌病尚缺乏有效的治疗手段，临床上往往采取综合治疗措施。尽管长期规范化的药物治疗在一定程度上能够改善远期预后，延长患者的生命，但无法从根本上逆转心功能进行性恶化的病理生理进程。本病的病死率较高，年病死率为25%～45%，猝死的发生率高达30%。临床治疗的主要目标在于改善心力衰竭症状，控制心律失常，预防猝死和血栓栓塞，延缓病情进展，提高患者的生活质量和生存率。

（一）病因治疗

对于不明原因的扩张型心肌病要积极寻找病因，排除任何引起心肌疾病的可能病因并给予积极治疗，控制呼吸道感染，禁酒、戒烟，改变不良的生活方式。患者应摄取易消化、富含维生素和蛋白质的食物，严格限制钠盐的摄入。

（二）药物治疗

2005年《美国成人慢性心力衰竭诊断与治疗指南》将心力衰竭分为4个阶段：有发展为心力衰竭高度危险的患者（阶段A）；有心脏结构异常或重塑但尚无心力衰竭症状的患者（阶段B）；目前或曾经有心力衰竭症状的患者（阶段C）；难治性终末期心力衰竭患者（阶段D）。扩张型心肌病初次诊断时患者的心功能状态各异，因此有必要针对心力衰竭的各个阶段进行规范化药物治疗，临床上通常将扩张型心肌病分为3期。

在早期阶段，仅仅是心脏结构的改变，超声心动图显示心脏扩大、收缩功能受损，尚无心力衰竭的临床表现。此阶段针对病因的治疗最为关键，应积极进行早期药物干预治疗，包括β受体阻滞剂、血管紧张素转换酶抑制剂（ACEI），可减少心肌损伤并延缓病变发展。

在中期阶段，超声心动图显示心脏扩大、LVEF降低并有心力衰竭的临床表现，应按慢性收缩性心力衰竭治疗指南进行规范化治疗。存在液体潴留的患者应严格限制钠盐摄入，合理使用利尿剂；所有无禁忌证者应使用ACEI，不能耐受者改用血管紧张素受体拮抗剂（ARB）；所有病情稳定且LVEF<40%的患者应使用β受体阻滞剂，应在ACEI和利尿剂应用的基础上加用β受体阻滞剂，需从小剂量开始，若患者能耐受则每2周将剂量加倍，以

达到静息心率不小于 55 次/分为目标剂量；在有中重度心力衰竭表现又无肾功能严重受损的患者，可使用醛固酮受体拮抗剂和洋地黄类药物；有心律失常导致心源性猝死发生风险的患者，可针对性选择抗心律失常药物治疗。

在晚期阶段，超声心动图显示心脏扩大、LVEF 明显降低并有顽固性终末期心力衰竭的临床表现。此阶段在应用利尿剂、ACEI/ARB、洋地黄类药物治疗基础上，可考虑短期应用磷酸二酯酶抑制剂，药物不能改善症状者建议考虑非药物治疗方案。晚期阶段患者扩大的心腔内附壁血栓形成很常见，栓塞是本病的常见并发症。尽管有报道阿司匹林片有可能抑制 ACEI 类药物的作用，但对于有发生栓塞性疾病风险且无禁忌证的患者常规应用阿司匹林，预防附壁血栓形成；对已有附壁血栓和发生血栓栓塞的患者必须长期抗凝治疗，口服华法林，调整剂量使国际化标准比值（INR）保持在 2.0~3.0。

（三）预防猝死

室性心律失常和心源性猝死是扩张型心肌病的常见症状，预防猝死主要是控制诱发室性心律失常的可逆性因素。①纠正心力衰竭，降低室壁张力。②纠正低钾、低镁血症。③抑制神经内分泌激活，合理应用 ACEI 和 β 受体阻滞剂。④避免利尿剂、洋地黄类药物的不良反应。

胺碘酮为Ⅲ类广谱抗心律失常药，通过阻滞钾通道延长动作电位时程，致心律失常作用发生率低，可以有效控制恶性室性心律失常，对预防猝死有一定作用。部分患者伴病态窦房结综合征或房室传导阻滞，安装永久性心脏起搏器有助于提高心率、增加心搏量、改善临床症状。少数患者存在严重的室性心律失常，最优化药物治疗 3 个月仍不能控制，LVEF < 35% 伴心力衰竭症状、NYHA 心功能Ⅱ~Ⅲ级，预期维持较好生活质量前提下存活 1 年以上的患者建议置入埋藏式心脏复律除颤器，作为一级预防措施，以预防心源性猝死的发生。

（四）心脏再同步化治疗

大约 1/3 LVEF 降低、NYHA 心功能Ⅲ~Ⅳ级的扩张型心肌病患者，QRS 波群时限大于 120 毫秒，呈完全性左束支传导阻滞或室内传导阻滞图形，存在双侧心室收缩不同步，可考虑心脏再同步化治疗。通过左右心室同步起搏纠正不同步收缩，改善心脏泵功能和血流动力学而不增加氧耗量，并使衰竭心脏产生适应性改变，能改善药物治疗效果不佳的中重度心力衰竭患者的症状，显著提高运动耐量，改善生活质量，降低住院率和病死率。大规模多中心随机临床试验资料提示，LVEF < 35%、NYHA 心功能Ⅲ~Ⅳ级、QRS 间期 > 120 毫秒、伴有室内传导阻滞的严重心力衰竭患者是心脏再同步化治疗的适应证，对伴发恶性室性心律失常患者，应考虑接受心脏再同步化治疗。

（五）外科治疗

近年来，随着药物和非药物治疗的广泛开展，多数扩张型心肌病患者生活质量和生存率得到一定程度提高，但部分患者尽管采用了最佳治疗方案仍进展到心力衰竭的终末期，需要考虑应用特殊治疗策略。

机械性循环支持是采用机械方法部分替代心脏的泵功能，维持全身血液循环稳定的一种治疗措施。应用左心室辅助装置（LVAD）治疗可以提供血流动力学支持，为等待心脏移植的患者争取时间起到桥梁作用，也可以作为终末期心力衰竭治疗的一种较为有效的方法。临床建议应用人群：①等待心脏移植的终末期心力衰竭患者的短期支持治疗；②不适于心脏移植的患者或估计药物治疗 1 年病死率大于 50% 的患者，给予永久性左心室辅助装置治疗。同时，必须认识到右心功能状况对 LVAD 植入患者的预后非常重要，存在右心功能不全的患者植入 LVAD 改善了体循环血流，导致静脉回流增加，右心室容量负荷增加，可能是加重右心衰竭的潜在机制。

对于常规方法治疗无效的难治性心力衰竭，同种原位心脏移植是目前唯一确立的外科治疗方法。现阶段，我国心脏移植手术开展较少，与技术因素、传统观念、供体缺乏和手术费用昂贵有关。心脏移植的绝对适应证：①心力衰竭引起的严重血流动力学障碍，包括难治性心源性休克、明确依赖静脉应用正性肌力药物维持器官灌注、峰耗氧量低于 10mL／（kg·min）达到无氧代谢；②所有治疗无效的反复发作的致命性室性心律失常。

（六）免疫学治疗

扩张型心肌病患者免疫介导心肌细胞损伤的机制已初步阐明，临床检测抗心肌特异性蛋白抗体进行病因诊断，有助于对早期诊断的患者进行免疫学治疗。针对抗 ADP／ATP 载体抗体选用钙拮抗药、抗 β_1 受体抗体选用 β 受体阻滞剂，可以阻止免疫介导的心肌损害，部分逆转扩张型心肌病的病理生理进程。研究表明应用免疫吸附方法清除抗 β_1 受体抗体能使扩张型心肌病患者的心功能显著改善。新近诊断患者静脉应用免疫球蛋白，通过调节炎症因子与抗炎因子之间的平衡，产生良好的抗炎效应并改善患者心功能。经组织学证实存在心肌免疫损伤的患者应用环磷酰胺，抗 CD4 单抗可以抑制辅助性 T 细胞介导产生抗心肌自身抗体，早期阻止扩张型心肌病的进展。

（七）干细胞移植

骨髓干细胞是具有自我复制和多向分化潜能的多能干细胞，可作为受损心肌组织修复的供体细胞。骨髓单个核细胞（BMMNCs）作为多潜能干细胞的混合体，在扩张型心肌病领域的应用研究尚处于起步阶段，可能为终末期心力衰竭患者提供新的治疗方法。临床上，BMMNCs 获取方便，自体移植不会发生免疫排斥反应，也不存在伦理问题。小样本临床试验表明，自体 BMMNCs 移植是治疗终末期扩张型心肌病安全而有效的方法。但作为一种探索性的治疗方法，将其广泛应用于临床仍有许多问题亟待解决，移植后的骨髓干细胞在不同状态心肌微环境中的分化和转归尚有待于明确。有理由相信，随着基础和临床研究的深入开展，经冠状动脉自体 BMMNCs 移植可能为终末期心力衰竭患者的细胞重建和功能恢复提供具有里程碑意义的治疗策略。

（八）基因治疗

随着分子生物学技术的发展和对扩张型心肌病认识的深入，发现基因缺陷是部分患者发病机制中的重要环节，通过基因治疗扩张型心肌病也成为目前的研究热点。肝细胞生长因子（HGF）是一种有效的促血管生成剂，在抗心肌细胞凋亡和纤维化方面有独特效果。实验研究发现，应用 HGF 基因治疗自发性心肌病仓鼠，可以抑制心肌重塑、改善心脏收缩功能、延长寿命；转染单核细胞趋化蛋白 -1 基因治疗可明显减轻自身免疫性心肌炎。基因治疗方法的探索将有助于寻找治疗家族遗传性心肌病的方法。

（九）脑钠素治疗

脑钠素（BNP）是利钠肽系统的肽类激素，具有利钠、利尿、降压和舒张血管平滑肌的作用。短期应用外源性 BNP 可以改善心力衰竭各项指标，包括增加心脏指数、降低肺毛细血管楔压、降低平均肺动脉压、降低心脏容量负荷和压力负荷。基因重组人 BNP 可以降低扩张型心肌病患者的住院率和病死率，该药的远期疗效和安全性尚有待多中心大规模随机临床试验加以证实。

（孙超宇）

第二节　肥厚型心肌病

肥厚型心肌病（HCM）是一种常见的原发于心肌的遗传性疾病，心室肥厚是其重要的病理标志，具体病理可见心肌结构紊乱，间质纤维化，肥大心肌细胞与无序的细胞核相互卷曲，局限性或弥散性间质纤维化，胶原骨架无序和增厚。HCM 病理变化包括心肌细胞和结缔组织成分两个方面，心肌内小血管病变（心血管壁增厚）可能受到心室增厚的团块和自分泌的影响。

WHO/IAFC 提出，肥厚型心肌病是原发于心肌的疾病，形态显示心肌细胞肥大，排列紊乱，间质中结缔组织增多。左心室或右心室肥厚，室间隔肥厚，收缩期左心室流出道阶差升高。近年来，我国最大的调查以超声心动图资料为基础，发现 HCM 的发病率为 0.16%，在中国至少有 100 万左右的 HCM 患者，如将没有就诊的 HCM 患者、遗传性肥厚型心肌病家族无症状但心肌肥厚基因变异的成员统计在内，发病率会更高。

一、发病机制

至少 50% 的家族性肥厚型心肌病是常染色体显性遗传性疾病，故有学者把肥厚型心肌病定义为"先天性心脏病"。目前已发现至少 13 个基因 400 多种突变可导致肥厚型心肌病。编码下列蛋白的基因突变可致肥厚型心肌病：β 肌球蛋白重链、肌球蛋白结合蛋白、肌钙蛋白 T、肌钙蛋白 I、α 原肌球蛋白、肌球蛋白轻链必需链、肌球蛋白轻链调节链、肌动蛋白、α 肌球蛋白重链、肌性 LIM 蛋白、肌联蛋白，其中大多数均为错义突变。目前对于各种突变导致 HCM 形态学，以及临床上特征的确切机制仍然处于推测阶段，但是所有这些突变都有可能是参与随后的致肥厚反应的驱动力。肥厚型心肌病的表现可能是各种因素相互作用的结果。很罕见的情况下，家族性 HCM 可由一个以上基因突变引起。多数家族性的 HCM 是由 3 种主要基因突变中的一种造成。β 肌球蛋白重链基因（*MYH7*）导致的 HCM 所占比例最高，为 35%～50%；其次为心脏型肌球蛋白结合蛋白 C 基因（15%～25%）和肌钙蛋白 T（*cTnT*）基因（15%）；其他致病基因所占比例较少。既往研究表明携带 *MYH7* 突变的 HCM 患者发病较早，临床表型较严重，猝死发生率高；*MYBPC3* 突变携带者发病年龄较晚（＞40 岁），中老年人发病多见，心肌肥厚的程度较轻，预后好于 *MYH7*。即使在成年人其外显率也不完全，并且发病与年龄有关，随年龄增长而外显率增加。对于某个基因的特异性变异来说其表现型差异巨大，相应的临床症状及心肌肥厚出现的时程和严重程度也有很大区别。例如，肌钙蛋白 T 基因的突变通常只引起中等程度的（甚至没有）肥厚，但是预后却很差，猝死的风险相当高（虽然其中一种突变类型的预后较好）。其他几种"恶性"的突变发生于 *MYH7* 分子和原肌球蛋白。致病基因型预测患者的预后目前仍存在争议，部分学者不支持基因型与临床表型的关联，理由是携带同一突变的不同家系及家系内不同患者的临床表型差异很大。Mogenson 等发现，*TNNI3* 基因 Asp190His 突变在同一个家系中既可以导致肥厚型心肌

— 131 —

病也可以导致限制型心肌病。有研究表明，*TNNI3* 基因 Arg145Trp 突变能够引起限制型心肌病，而同样的突变在我国患者中却表现为肥厚型心肌病。这说明肥厚型心肌病的最终临床表型是基因突变类型、修饰基因和环境因素共同作用的结果。尽管如此，建立基因型和表型联系，通过基因型解释、判断或预测临床表型变化一直是肥厚型心肌病研究的主要方向，因为这是进行肥厚型心肌病临床诊断、早期预防致病基因突变携带者进展为肥厚型心肌病，并进行合理危险分层，有效预防猝死发生的前提。

二、临床表现

（一）症状

1. 呼吸困难

患者最常见的症状是呼吸困难，将近 90% 的患者有呼吸困难症状。这主要是由于左心室舒张功能不全，左心室充盈受损，随之引起左心室舒张压升高所致。心绞痛（出现于 3/4 有症状患者中）、疲倦、晕厥也十分常见。心悸、夜间阵发性呼吸困难、显著的充血性心力衰竭、眩晕等相对少见。有时也可见到严重的充血性心力衰竭导致患者死亡。劳累可加重症状。

2. 心绞痛样症状

由多种机制导致，部分是由于心肌供氧和需氧之间的失衡引起的，心肌肥厚导致氧耗增加。小冠状动脉的异常也导致心肌缺血的发生，尤其是在劳累时。约有 20% 的 HCM 老年患者同时合并冠心病。透壁心肌梗死可发生于没有心外膜冠状动脉狭窄的情况。心室舒张功能受损，心室壁高张力时间延长，冠状动脉血流阻力降低较正常时慢，可导致心内膜下缺血。

3. 晕厥

劳力或心律失常导致心排血量不足可引起晕厥及先兆晕厥发作，一般发生于直立位，平卧位症状可迅速缓解。但是与主动脉瓣狭窄不同，成年 HCM 患者中发生晕厥或者先兆晕厥并不代表预后不良。许多患者有多年的晕厥病史，但病情并无恶化。但是若在儿童或者青少年当中发生先兆晕厥和晕厥，则提示患者猝死的风险增加。

4. 心律失常

虽然血流动力学障碍和心肌缺血等机制可能是造成 HCM 患者（尤其是年轻患者）死亡的原因，但是某些死亡的病例，尤其是猝死的病例可能是由于室性心动过速或者心室颤动造成的。HCM 患者中室上性心动过速比较常见，可发生于 1/4 ~ 1/2 的患者。由于该病本身存在心脏收缩和舒张功能的异常，患者对于节律的异常更加难以耐受。心房颤动是最常见的持续性心律失常，最终约 1/4 的患者可发生心房颤动。年龄增长，以及左心房增大均增加心房颤动的发病风险。大约有 3/4 的患者能够耐受心房颤动，但仍可引起血栓性脑卒中、进展性心力衰竭，以及死亡。室性心律失常在 HCM 患者中常见，连续动态心电图监测显示，超过 3/4 的患者可发生室性心律失常，1/4 的患者可出现非持续性的短阵室性心动过速，但持续性单形性室性心动过速少见。对某些患者来说，这是猝死的先兆，但是其对于鉴别具较高猝死风险患者的预测价值十分有限。平板运动试验可能发现静息时未发生的心律失常，但持续的心电图动态监测对于发现反复发作的室性心动过速更加有效。目前没有发现平均信号心电图或者 QT 离散程度检查对于筛查致死性室性心律失常高危患者有帮助。虽然动态心电图监测显示心率变异性降低可以作为心肌梗死后猝死风险增加的预测指标，但用于 HCM 的危险分层效果不佳，未被广泛使用。

（二）体征

一般患者可能无异常体征，尤其是在没有症状、没有压力阶差的患者，轻度心肌肥厚的患者，以及心尖肥厚型的患者中。但如果是有左心室流出道压力阶差的患者，其体征常十分明显。胸前区心尖冲动位置往往向外侧移位，并且异常有力，其搏动范围也弥散。听诊可能有以下发现。

（1）S_1 一般正常，其前面一般可闻及与心尖收缩期前搏动相应的 S_4。

（2）S_2 一般正常分裂，但是某些患者分裂变窄，另一些患者尤其是存在严重压力阶差的患者可闻及反常分裂。偶尔也能听到收缩期喷射音，可能是血流迅速加快引起的。

（3）收缩期杂音：典型情况下音质比较粗糙并且音调呈递增递减型。一般开始于 S_1，在心尖到胸骨左缘之间最清晰。该杂音可广泛传递到胸骨缘下端、腋部，以及心底部，但是不传导到颈部血管。在存在较大压力阶差的患者当中，杂音往往反映左心室流出道的湍流，以及伴发的二尖瓣关闭不全。相应地，杂音在心尖部和腋部呈现为全收缩期和吹风样杂音（由于二尖瓣反流）；而在胸骨缘下端，杂音出现在收缩中期且更加粗糙（由于流过狭窄流出道的湍流）。收缩期杂音的强度，以及时程均是容易变化的，动作与体位变化可使之增强与减弱。

（4）舒张期杂音：显著的二尖瓣反流患者由于流经瓣膜的血流增加，可产生舒张期杂音；少数患者可闻及主动脉反流的杂音，常发生于手术纠正流出道压力阶差，以及感染性心内膜炎之后。

三、辅助检查

1. 心电图检查

HCM 患者一般均存在心电图异常，尤其在有症状的存在流出道压力阶差的患者更是如此，其异常的形式非常多样。仅有 15%～25% 患者的心电图完全正常，多数是仅有局限性的左心室肥厚的患者。最常见的心电图异常是 ST 段和 T 波的变化，其次是左心室肥厚表现——QRS 的波幅在心前区导联中间区最高。但是这些表现均是非特异性的，在完全正常的人群中也能发现，尤其在接受高强度训练的运动员身上，这些异常可反映运动的情况。心电图上反映的左心室肥厚程度与超声心动图反映的心肌肥厚程度之间只存在微弱的联系。心前区导联中间区巨大的负性 T 波往往提示心尖肥厚型的 HCM。显著的 Q 波也相对常见，发生于 20%～50% 的患者当中。异常 Q 波常出现在下壁导联或胸导联或者二者均出现。另外可以发现其他一系列的心电图异常，包括心电轴异常和 P 波异常。

2. 电生理检查

利用电生理检查鉴别具有高度猝死风险的 HCM 患者仍然存在争议。虽然先前许多医师对此抱有相当大的热情，但是目前认为其预测价值有限。电生理检查能发现 HCM 患者的许多异常，包括发生于许多患者的多形性室性心动过速。但是目前认为该项检查是非特异性的，而且无法甄别高危患者。

3. 胸部 X 线片检查

变化各异，心影大小可能正常，也可能明显增大。常见左心房扩大，尤其是在伴有严重二尖瓣反流的情况下。

4. 超声心动图检查

由于超声心动图具有高诊断价值且无风险等优点，故被广泛应用于 HCM 的评估。既可用于 HCM 疑似患者的研究，又可以对 HCM 患者的亲属进行筛查。超声心动图在形态学（如室间隔肥厚的分布）、功能学（左心室收缩增强），以及（当联合使用多普勒技术时）血流动力学（流出道压力阶差的程度）等方面的定性定量研究十分有价值。

（1）左心室肥厚：HCM 主要的超声心动图表现是左心室肥厚。虽然典型累及的部位是室间隔和前侧游离壁，但是超声心动图也可发现左心室其他部位的累及，包括其他游离壁和心尖。肥厚的程度和类型的差异相当大。在某些患者中，左心室中不同部位的肥厚程度也不尽相同。室间隔最大的肥厚部位位于左心室心尖和心底的中部。室间隔厚度是左心室后壁的1.3 ~ 1.5 倍就达到了 HCM 的诊断标准。室间隔不但相对于左心室后壁要肥厚，而且至少达到 15mm 的标准，超声心动图检出的平均心室壁厚度是 20mm，但差异程度相当大，其范围从非常轻度肥厚（13 ~ 15mm）到巨大肥厚（60mm）不等。HCM 第二个特征性的超声心动图表现是左心室流出道狭窄。左心室流出道的前部由室间隔构成，后部由二尖瓣前瓣构成。二尖瓣可发生异常增大和延长，导致左心室流出道的几何构型异常，以及引起左心室流出道压力阶差。流出道几何构型的异常与压力阶差同时伴发的二尖瓣反流相关。二尖瓣反流的程度与二尖瓣前叶，以及后叶的错位程度相关。

（2）二尖瓣前瓣收缩期异常前向运动：当 HCM 存在压力阶差时，二尖瓣前瓣可出现收缩期异常前向运动，偶然二尖瓣后叶也可能参与其中。收缩期二尖瓣前向运动的程度，以及由此引起的二尖瓣反流程度与流出道压力阶差的程度密切相关。室间隔与二尖瓣装置接触时间延长的情况仅仅存在于静息流出道压力阶差的 HCM 患者，而且流出道压力阶差的出现与二尖瓣装置和室间隔接触的发生存在密切的时间联系。收缩期二尖瓣前瓣向前移动的机制有如下 3 种解释：①异常的乳头肌收缩，以及伸长的二尖瓣瓣叶使收缩期二尖瓣向室间隔方向牵拉；②由于流出道位置异常，二尖瓣（可能是被左心室后壁）被推向室间隔方向；③当血流从狭窄的流出道快速射出，可在周围形成低压区，将二尖瓣向室间隔牵拉。收缩期二尖瓣前向运动和动力性压力阶差并非 HCM 的特征性表现，许多其他的情况下也有类似发现，包括心室收缩过强的状态、左心室肥厚、大动脉转位，以及室间隔的浸润性病变。超声心动图其他表现：①左心室腔减小；②收缩期室间隔活动减弱，以及增厚幅度减小，尤其是室间隔的上部（可能是由于肌纤维结构的排列紊乱及收缩功能异常造成）；③后壁的运动正常或者增强；④由于左心室顺应性降低，以及异常的舒张期跨瓣血流造成的舒张中期二尖瓣关闭程度减小；⑤二尖瓣脱垂；⑥收缩期主动脉瓣部分关闭，但主动脉瓣的粗大扑动则更为常见。可能与流出道的血液湍流相关。伴随流出道压力阶差出现的超声心动图表现（收缩期二尖瓣前向运动，主动脉瓣部分关闭）是易变而不定的，故有时需要使用如 Valsalva 动作、亚硝酸异戊酯等扩张血管药物、异丙肾上腺素等刺激收缩的药物，以及其他诱发心室期前收缩等方法来促发上述现象。

（3）收缩期流出道压力阶差：80% 左右的 HCM 患者，无论是否存在收缩期流出道压力阶差，均可在超声心动图，以及多普勒检查中发现心室舒张功能异常。由于室间隔活动普遍减弱，故心室充盈的速度主要取决于游离壁变薄的速度。心室肥厚程度与舒张功能异常的程度并不存在联系。

5. 磁共振成像检查

当超声心动图操作技术有限，或者需要与其他心肌增厚原因鉴别（如鉴别是肥厚还是浸润病变时）时，使用该技术评估 HCM 患者十分有效。使用钆作为造影剂时，多数 HCM 患者的 MRI 表现为心肌影像增强，可能提示心肌的纤维化或心肌细胞排列紊乱或者两者兼具。具有早年死亡风险高的患者，其心肌影像增强的程度更高，故该技术有望运用于 HCM 患者的危险分层。

6. 血管造影检查

可显示心室肥厚。当存在流出道压力阶差时，可见收缩期二尖瓣前叶前向运动，阻塞左心室流出道。左右心室造影时，采用头位加左前斜位的投照可以更好地对室间隔的大小、形态，以及构型进行显像。对年龄 >45 岁的患者，有阻塞性冠状动脉疾病患者，其胸痛症状无法与冠状动脉造影正常的 HCM 相鉴别，可行血管造影。

四、鉴别诊断

要鉴别 HCM 与固定的流出道梗阻，最主要的是主动脉瓣狭窄，必须十分重视体格检查。其中颈动脉搏动，以及心脏杂音的特征最具有意义。因为在固定的瓣膜狭窄当中，左心室的排空从心室收缩的开始阶段就存在，故颈动脉搏动波升段缓慢且波幅降低。而对于 HCM，左心室收缩的最初阶段其射血数量实际较正常情况下增加，故其颈动脉搏动波上升迅速。HCM 的杂音与主动脉瓣狭窄不同，在患者做 Valsalva 运动，以及从直立位转变为蹲位时增强；从蹲位转变为直立位，下肢被动抬高，以及握拳时减弱，并借此能将两者可靠地鉴别开。其他有助于鉴别，但无重大意义的特征，包括杂音的位置（主动脉瓣狭窄的杂音可传导到颈动脉而 HCM 则不能），以及收缩期震颤的出现，以及位置（主动脉瓣狭窄患者收缩期震颤并不少见，且在胸骨右缘第二肋间最明显；而 HCM 患者少见而在胸骨左缘第四肋间最明显）。

五、治疗

（一）β 肾上腺素能受体阻滞剂

一般用药后，心绞痛、呼吸困难及先兆晕厥等症状均见改善。对于具有静息或者可诱发的流出道压力阶差的患者，β 肾上腺素能受体阻滞剂可预防劳力性的流出道梗阻加重，但静息流出道压力阶差大多无改变。这类药物可减少心肌氧耗，从而可减少心绞痛发作，以及可能还具有抗心律失常作用。一般 β 肾上腺素能受体阻滞剂治疗心绞痛的反应要较呼吸困难为好。有研究认为，β 受体阻滞剂可能具有预防猝死发生、减少 HCM 死亡率的作用。故有学者给予无症状 HCM 患者预防性使用 β 受体阻滞剂。β 肾上腺素能受体阻滞剂也可减弱心脏的变时性反应，从而限制心肌对氧传递需求的增加。以往认为，β 受体阻滞剂可改善舒张期心室充盈，但目前认为此类效益纯系心律减慢所致。然而，β 肾上腺素能受体阻滞剂的总体临床疗效差异巨大，仅有 1/3 ~ 2/3 的患者可呈现明显的症状改善。如欲中断 β 肾上腺素能受体阻滞剂治疗，应缓慢撤药，以防出现反跳性肾上腺素能高敏反应。

（二）钙拮抗药

可作为 β 受体阻滞剂的一种替代性选择，维拉帕米的使用经验较为丰富，而硝苯地平、地尔硫草及氨氯地平的使用经验有限。HCM 的起始治疗应该首先使用 β 肾上腺素能阻滞剂还是钙拮抗药，目前尚未达成明确的共识，然而在应用 β 受体阻滞剂治疗无效的患者中，换用维拉帕米往往仍能有效改善症状。当 β 受体阻滞剂更换为维拉帕米时，患者的运动能力尤见改善。收缩功能过度增强和舒张期充盈异常，两者均与钙动力学异常有关，而阻断跨心肌细胞膜钙离子内流的药物则可矫治上述两种异常。事实上，在家族性 HCM 的动物模型中，地尔硫草可防止 HCM 的形态学改变进展。维拉帕米已成为治疗肥厚型心肌病时应用最广泛的钙拮抗药。维拉帕米临床应用的提出至少部分是基于下列试验基础：维拉帕米对于遗传性心肌病产生有益的保护作用；维拉帕米的血管扩张作用对 HCM 虽无益处，但无论是静脉还是口服给予维拉帕米，均可能通过抑制心肌收缩力而降低左心室流出道压力阶差。也许更重要的是从改善症状的角度来说，维拉帕米能够改善 HCM 的舒张期充盈，这一效益至少一部分是通过减轻区域性舒张性能不协调产生。维拉帕米还可改善某些患者的区域性心肌血流灌注，此效益可归功于舒张期功能的好转。研究表明，2/3 以上应用维拉帕米的 HCM 患者运动能力提高，症状改善。在长期服用维拉帕米的非卧床患者中可以观察到症状的持久改善。但是在小部分接受治疗的患者中可发生包括猝死在内的严重不良反应。维拉帕米的并发症包括窦房结自律性受抑制、房室传导阻滞、血管扩张作用，以及负性肌力作用等，这些不良反应可最终导致低血压、肺水肿和死亡。抗心律失常药物，尤其是奎尼丁可加剧维拉帕米对血流动力学的不良作用。鉴于此类不良反应的存在，故对于左心室充盈压增高或有夜间阵发性呼吸困难或端坐呼吸等症状的患者，不主张使用维拉帕米，如要使用必须极为谨慎。

对于单药治疗效果不佳的患者，β 肾上腺受体阻滞剂和钙拮抗药的合并治疗可能有效。但是合并治疗优于单药治疗的结论仅仅来自一些无对照的研究。

（三）丙吡胺

可改变钙离子活动，故能改善 HCM 患者的症状，减轻甚至消除其压力阶差。这些效果可能是左心室收缩性能受抑制和射血速度减缓所致。当与 β 受体阻滞剂合用时，丙吡胺减轻流出道压力阶差的效果十分明显。丙吡胺长期用药的经验有限，尤其是对无症状患者，以及无流出道压力阶差患者更是如此，而且其最初的效果随时间而减弱。β 肾上腺素能受体阻滞剂、钙拮抗药和常规的抗心律失常药似乎都不能抑制严重的室性心律失常或者减少室上性心律失常的发作频率。然而，胺碘酮治疗 HCM 患者的室上性及室性快速性心律常有效。虽然有人相信胺碘酮可改善 HCM 的预后，但现有资料有限且非结论性。

（四）胺碘酮

心房颤动时，血流动力学上心房对心室充盈的促进作用丧失，故通常应该及时行药物复律或电复律。胺碘酮可减少成功复律以后心房颤动再发。慢性心房颤动患者若无禁忌证，应给予抗凝药治疗。约 5% 的 HCM 患者可发生感染性心内膜炎，但似乎仅限于存在流出道压力阶差的患者，故该类患者具有恰当地预防性应用抗生素治疗的指征。感染往往好发于主动脉瓣或二尖瓣，心内膜或室间隔上接触性损伤部位，由此可见慢性心内膜损伤可成为随后发生感染的病灶源之一。

六、预防

重点是防止猝死。肥厚型心肌病的死亡大多很突然，可发生于以往无症状、对自己的病情并不知情或其他方面病程都很稳定的患者。要想识别那些猝死极高危的患者极为困难。不过一些可靠的特征可以识别出 10%～20% 的高危患者，其中包括：先前发生过心搏骤停或持续性室性心动过速，反复发作的非持续性室性心动过速；首次确诊时年龄较轻（<30岁），尤其是那些左心室严重肥厚的患者，室壁厚度≥30mm 者；有 HCM 猝死家族史（所谓的恶性家族史）；运动后血压反应异常（尤其在小于 50 岁的患者中，可能与心内膜下缺血造成短暂左心室收缩功能障碍有关）；存在与猝死发生增加有关的遗传异常。心肌肥厚程度与预后相关，严重心肌肥厚的患者（>30mm）其 20 年猝死发生的风险近 40%。流出道压力阶差的存在（及其严重程度）对于死亡的风险有中等的预测价值。多普勒超声提示存在静息压力阶差的患者，其死亡风险增加 1.6 倍。功能限制的程度，以及一般症状与死亡的危险性无关。但晕厥病史（尤其在年轻患者当中）提示猝死的风险增加，据推测多数患者的猝死是由室性心律失常引起，但房性心律失常可使心脏变得更敏感，随即出现室性心律失常。缓慢型心律失常，以及房室传导系统的病变也可导致猝死。

尽管辨别猝死高危患者比较困难，但是如果患者不存在下列特征（包括无严重症状、恶性家族史，非持续性心动过速，无严重心肌肥厚、严重左心室扩张以及运动后异常血压反应），则认为属于低危人群，约占 HCM 患者总数的 1/2。在一项大型研究中心肌轻度肥厚的患者（如窄壁厚度 <19mm）在 20 年内几乎不出现猝死。虽然此低危人群最好避免参与激烈的体育运动，但是娱乐性的体育活动并不认为是禁忌。

儿童的致死机制可能有所不同，因为自发性室性心律失常和经电生理检测所能诱发出的室性心律失常均较成年人少见。血流动力学机制也可能参与其中，因为年轻患者对运动反应常出现外周血管阻力异常改变。

目前制定了参与竞技性运动的相关指南，凡是肥厚型心肌病患者，无论症状及体征是否明显，均应禁止剧烈运动，尤其是有高危临床特征者。在猝死的年轻竞技运动员的尸体解剖中，最常见的异常是未曾怀疑的肥厚型心肌病。在参与竞技性体育以前对运动员进行心血管筛查可以发现处于静止期的无症状 HCM，可以减少不可预测的猝死发生的概率。至于为何某些患 HCM 的运动员会猝死而有些却能不受限制，继续从事竞技活动，原因至今不明。曾推测心肌排列紊乱涉及的范围及其严重程度在决定预后方面可能起着重要作用，但这些资料一般无法在患者生前轻易得到。心肌显著肥厚者均属高危人群。一般患者能够耐受妊娠但母亲死亡的相对风险略有增加，尤其是那些已知高危的妇女。

（曹　阳）

第三节　特殊心肌病

一、乙醇性心肌病

慢性过量摄入乙醇可导致充血性心力衰竭、高血压、脑血管意外、心律失常及猝死。在西方国家，过度饮酒是继发性、非缺血性扩张型心肌病的主要病因，约占扩张型心肌病病例总数的 1/3 以上。若在病程早期停止饮酒，便可能阻止病情进一步进展甚至逆转左心室收缩功能不全。这与一般非乙醇性心肌病不同，后者常表现为临床症状的进展性恶化。

（一）发病机制

摄入乙醇损伤心肌机制如下：①乙醇或其他代谢产物对心肌可能有直接毒性作用；②营养缺乏，造成维生素 B_1 的缺乏而致脚气性心脏病；③少数含乙醇饮料的添加剂产生毒性作用（如钴）。有学者推测乙醇仅仅通过造成营养素缺乏而对心肌造成损害。目前已经明确在没有营养素缺乏的情况下也能够导致乙醇性心肌病。典型的脚气性心脏病可并发乙醇性心肌病，但此病现在罕有发现。两病相鉴别的特点在于前者以外周血管扩张、高心排血量及以右心衰竭多见，后者以典型的收缩功能不全，低心排血量的左心衰竭为特点。乙醇对心脏抑制作用的确切机制仍不明了，但是乙醇可能对横纹肌有直接的毒性作用（尤其是因为酗酒者常同时伴发骨骼肌病和心肌病）。在一些急性期的研究中，乙醇及其代谢物乙醛能干预一系列膜和细胞作用，包括细胞钙的结合与转运、线粒体呼吸、心肌脂肪代谢、心肌蛋白合成及信号转导。其他与之相关的电解质失衡（如低钾血症、低磷血症、低镁血症）是否与乙醇介导的损伤相关目前尚未有定论。由于并非所有的酗酒者均发展为心肌病，故心功能不全的发生与乙醇的摄入量关系是十分复杂并有可能是多因素参与的。似乎心肌病的发生存在遗传易感性。若酗酒者的血管紧张素转化酶基因型为 DD 型，则其发展为心功能不全的风险是其他酗酒者的 16 倍。乙醇摄入的累积剂量与最终是否发展为心肌病相关。另一些数据则显示适度饮酒实际上具有减少心功能不全的发生和死亡等心脏保护作用。

（二）病理

大体及镜下标本的发现与特发性扩张型心肌病类似，主要有间质纤维化、心肌溶解、小冠状动脉异常，以及心肌肥大等表现。电镜下可发现不规则增大的线粒体，内有含糖原的大型空泡。

（三）临床表现

（1）乙醇性心肌病多见于 30～55 岁的男性，通常大量饮用威士忌、红酒或者啤酒超过 10 年以上。虽然发生乙醇性心肌病的男性酗酒者多为无家可归、营养不良、生活在贫民窟者，但是，有不少患者属于中产阶级，甚至上流社会，他们营养状况较好，没有肝脏疾病以及外周神经病变。除非患者有高度酗酒嫌疑，否则其滥用乙醇的病史很容易被忽视。

（2）女性酗酒者发展为乙醇性心肌病所需的乙醇累计摄入量可能较男性少。

（3）对于不明原因的心脏扩大或者心肌病患者，要获得其酗酒史往往需要对患者尤其是他们的家属进行详细询问。

（4）在心功能不全的临床症状出现之前，常有可能在慢性酗酒者身上发现轻度心功能受损的证据。

（5）各种介入性和非介入性检查均能在长期大量饮酒的患者中发现不同程度的心脏收缩功能异常（射血分数降低），以及舒张功能异常（心室壁的僵硬程度增加），但这些患者并无心脏病的临床症状。

（6）虽然明显的乙醇性肝病及心脏受累同时出现并不常见，但在无心脏病症状、体征的肝硬化患者常常能发现无症状心肌病的证据，且多数患者病情进展隐匿。

（7）阵发性心房颤动可能是相对常见的早期表现，一些更严重的病例则表现为以左心为主、双心室累及的心功能不全。

（8）呼吸困难、端坐呼吸、夜间阵发性呼吸困难是特征性症状，也有可能出现心悸，通常是室上性心动过速引起的。有时也会发生晕厥，可以由室上性心动过速引起，但由室性心动过速引起者更常见。

（9）不典型的胸痛会发生，但是心绞痛少见，除非伴发冠心病。

（10）心脏专科检查的结果与特发性扩张型心肌病类似，常可以发现脉压减小，以及由外周血管过度收缩引起的舒张压升高，心脏扩大，舒张早期（S_3）及收缩期前（S_4）奔马律。由于二尖瓣关闭不全引起的心尖部收缩期杂音常见。即使右心衰竭的严重程度不同，颈静脉怒张和外周水肿的表现并不罕见。累及肩部和骨盆带周围肌肉的骨骼肌肌病常与心肌病伴发，而且常见肌力减弱，以及组织学的病变程度与心肌受累的程度相平行。

（四）辅助检查

1. X 线检查

重症患者可见心脏显著扩大，常见胸腔积液。

2. 心电图检查

异常较常见，也可能是临床早期乙醇性心肌病患者的唯一表现。没有其他心脏病证据的乙醇性心肌病患者常常在出现心悸、胸部不适、晕厥以后被发现，典型的是出现在周末的狂饮之后（特别是在年终的假日期间），有学者称为"假日心脏综合征"。最常见的心律失常是心房颤动，其次是心房扑动以及室性期前收缩。即使在非酗酒者当中，饮酒也可能是心房颤动以及心房扑动的诱因。低钾血症可能对心律失常的形成起一定作用。显著乙醇性心肌病患者常发生室上性心动过速。年轻的成年酗酒者猝死并不少见，可能由心室颤动引起。最常见的心电图表现包括房室传导阻滞（一度房室传导阻滞最多）、束支传导阻滞、左心室肥大、心前区导联 R 波振幅异常，以及复极异常。QT 间期延长也较为常见。停止饮酒后数天之内，ST 段以及 T 波变化就可以恢复正常。

3. 心导管检查

用于评估血流动力学。

4. 其他非介入性检查

如超声心动图和放射性核素血管造影评价左心功能，其结果与特发性扩张型心肌病类似。

（五）治疗

乙醇性心肌病长期治疗的关键是尽可能在病程的早期减少乙醇摄入（最好是完全戒除）。这对于改善充血性心力衰竭的症状与体征相当有效。那些持续大量饮酒的患者，尤其是那些症状出现时间较长的患者预后不佳。对于充血性心力衰竭急性发作的处理类似于特发性扩张型心肌病。对于心力衰竭症状极重的患者，应给予维生素 B_1，因为脚气病可能加重心力衰竭。是否采用长期抗凝治疗是十分棘手的问题，如果没有相当明确、紧迫的指征，一般不给患者使用华法林，因为华法林可因依从性不良、外伤及肝功能异常相关的过度抗凝等引起出血风险增加。

二、围生期心肌病

围生期心肌病（PPCM）发病率在世界各地差异很大。PPCM 总体发病率较低，美国平均 1/4 000 妊娠，发展中国家较高，尤其是非洲国家为高发地区，海地甚至高达 1/300 妊娠。高龄产妇、多胎妊娠、先兆子痫以及妊娠期高血压为其高危人群。

（一）发病机制

1. 心肌炎

既往研究采用电子显微镜及分子生物学技术在心肌内膜发现病毒颗粒，提示妊娠期柯萨奇病毒及艾柯病毒可致病毒性心肌炎增加。有学者提出自身免疫、炎症等导致 PPCM 的假说，对 PPCM 患者心肌活检发现，病变心肌中有大量淋巴细胞浸润，心肌细胞有水肿、坏死、纤维化等表现，给予泼尼松、硫唑嘌呤治疗后患者临床症状改善，复查心肌活检显示淋巴细胞浸润等炎症表现消失，据此推测病毒感染可能是触发心肌病变的始动机制。

2. 妊娠期免疫应答异常

有学者发现肿瘤免疫可能与 PPCM 发病相关，抗心肌免疫球蛋白家族 IgG 的亚族，IgG_1、IgG_2、IgG_3 升高，并且呈现非选择性。较多的报道确认妊娠期胎儿体内的细胞可逸入母体循环，并停滞而不被排斥，系父亲嵌合细胞减弱或抑制母体免疫应答所致。研究发现，于妊娠免疫受抑期间，此类嵌入细胞仍滞留于母体心脏组织，且继发分娩后免疫活性的重新恢复，即可触发病理性免疫反应，届时随细胞因子及类似信号分子的释出，每可于临床显示非特异性心肌细胞毒性及心肌炎症反应。至今为止 PPCM 的确切发病机制尚不明确。几种假说可能与 PPCM 发病相关，如心肌炎、病毒感染、自身免疫反应、炎症因子、妊娠时对生理变化产生的异常血流动力学反应等。其中，心肌炎、病毒感染假说证据最多。

（二）临床表现

主要表现类似左心室收缩性心力衰竭，常伴有栓塞并发症。

1. 呼吸困难

如活动后气短、夜间阵发性呼吸困难、端坐呼吸等，与其他原因所致的左心衰竭类似。

2. 动脉栓塞

常发生于左心室射血分数 <35% 的患者，文献指出 30%～50% PPCM 患者死亡原因为严重动脉栓塞并发症，全身性动脉栓塞可有短暂性脑缺血发作、偏瘫、肺栓塞、急性心肌梗死、肠系膜动脉栓塞、肾梗死、脾梗死等表现。周围动脉栓塞中四肢缺血、坏疽已有报道。

3. 心律失常

各种心律失常如窦性心动过速、房性心动过速、室性心动过速、心房扑动、心房颤动、室性期前收缩等均可见于 PPCM 患者，室性心动过速导致心搏骤停者也曾有报道。

4. 器官衰竭

PPCM 患者并发急性肝衰竭、肝细胞癌曾有报道，致命性菌血症，多器官衰竭如心、肾衰竭也有少数病例报道。

5. 围生期胎儿或婴儿并发症

PPCM 可致早产发生率高达 11%～50%，还可致低体重儿、胎儿宫内发育迟缓、宫内死胎等。

6. 体征

血压可正常，颈静脉怒张、心动过速、奔马律、肝肿大、下肢水肿较常见，还可闻及二尖瓣、三尖瓣反流杂音，部分患者可有肺动脉高压体征。

（三）诊断

确诊须符合 Denoakis 等所设定的 4 项标准：①临床于妊娠最后 1 个月或分娩后 5 个月内

出现心力衰竭；②上述心力衰竭患者无确切病因；③妊娠妇女延至分娩前 1 个月仍未能显示其存在基础心脏病变；④超声心动图显示孕妇心脏射血分数或平均短缩率降低，并符合左心室收缩功能不全。

（四）鉴别诊断

须排除导致心力衰竭的其他常见病因，包括缺血性心肌病、高血压性心脏病、心脏瓣膜病、感染、中毒、代谢性心肌病、肺栓塞、甲状腺功能亢进症等。1999 年，PPCM 工作委员会推荐超声心动图诊断标准，包括左心室射血分数 <45%，缩短分数 <30% 和（或）左心室舒张容积 >2.7cm/m² 。辅助检查：实验室常规血液检查及心电图、胸部 X 线片、超声心动图、心内膜心肌活检、心导管检查、肌钙蛋白 T、心脏磁共振等有助于诊断。心电图可见各种心律失常，部分可发生类似急性心肌梗死的病理性 Q 波，胸部 X 线片提示心影扩大、肺瘀血。经常规治疗 2 周后无明显好转的病例可试行心内膜心肌活检、聚合酶链反应（PCR）寻找心肌病毒感染证据，活检可见炎性细胞因子增加、大量淋巴细胞浸润等。但常规进行心内膜心肌活检是有争议的，据报道其诊断敏感性仅为 50%，特异性可达 99%。其他检查包括血培养寻找病原微生物、心导管检查（包括心内膜心肌活检）寻找心肌病毒感染证据等。然而，已行心脏移植者发生 PPCM 建议行心内膜心肌活检以除外移植排斥反应。心导管检查用于评价左心室功能，同时行冠状动脉造影术、心内膜心肌活检，其检查指征为重度心力衰竭、病情突然恶化、急性冠状动脉综合征表现或合并糖尿病需排除缺血型心肌病。发病两周后血清肌钙蛋白 T 可呈阳性，它是简单、快速、敏感性高、非介入性的检查方法，临床上广泛应用，敏感性为 54.9%，特异性为 90.9%，发病后连续 6 个月随访发现肌钙蛋白 T 水平与左心室功能受损程度呈负相关。

（五）治疗

同"扩张型心肌病"。但首先应注意药物对妊娠、哺乳的影响。

1. 药物治疗

包括血管紧张素转化酶抑制药、β 受体阻滞剂、血管扩张药、洋地黄类药、抗凝药等。

（1）血管紧张素转化酶抑制药：除了血流动力学效应外，可能抑制过度激活的免疫系统功能，而后者是 PPCM 可能的发病机制之一。血管紧张素转化酶抑制药禁用于妊娠期，因可能致胎儿畸形。

（2）β 受体阻滞剂：可改善远期预后，适用于心功能 Ⅱ ~ Ⅲ 级（纽约心脏病协会NYHA 分级），无明显脏器瘀血体征者。但有加重心力衰竭的危险，注意及时利尿治疗，密切观察病情变化。

（3）血管扩张药：如硝酸酯类、硝普钠等，可改善症状，但不改善远期预后。

（4）洋地黄类药：女性，尤其是孕产妇，对洋地黄类药物较敏感，易发生中毒，PPCM 应慎用，如必须使用应密切观察毒性反应。

（5）抗凝药：由于 PPCM 有较高的栓塞发生率，对左心室射血分数 <35% 者建议使用肝素、华法林抗凝治疗。

（6）免疫抑制药：心内膜心肌活检发现 PPCM 存在心肌炎证据者建议使用免疫抑制药治疗。

（7）部分患者长期有左心室功能极差，可能需要左心室辅助装置以维持生命。

（8）己酮可可碱是一种免疫调节药，据报道可降低肿瘤坏死因子、C 反应蛋白等炎症反应因子水平，可能改善左心室功能，但需大宗试验进一步证实。

（9）及时正规的治疗可缓解症状，促进左心室功能恢复，降低死亡率。

（10）限制入液量，维持出入量负平衡。限钠摄入 2～4g/d。严重病例发病早期要求卧床休息 6～12 个月，可能减轻心脏扩大的程度，但长期卧床致栓塞发生率明显增加，而适当的有氧运动可促进心功能改善。

2. 心脏移植术

上述治疗无效病例，各方面条件具备者可考虑心脏移植。

（刘 彬）

第八章

心功能不全

第一节　急性心功能不全

一、病因

下列各种原因，使心排血量在短时间内急剧下降，甚至丧失排血功能，即引起急性心功能不全。

1. 急性弥散性心肌损害

引起心肌收缩无力，如急性心肌炎、广泛性心肌梗死等。

2. 急起的机械性阻塞

引起心脏压力负荷加重，排血受阻，如严重的瓣膜狭窄、心室流出道梗阻、心房内球瓣样血栓或黏液瘤嵌顿、动脉总干或大分支栓塞等。

3. 急起的心脏容量负荷加重

如外伤、急性心肌梗死或感染性心内膜炎引起的瓣膜损害，腱索断裂，心室乳头肌功能不全，间隔穿孔，主动脉窦动脉瘤破裂入心腔，以及静脉输血或输入含钠液体过快或过多。

4. 急起的心室舒张受限制

如急性大量心包积液或积血、快速的异位心律等。

5. 严重的心律失常

如心室颤动（简称室颤）和其他严重的室性心律失常、心搏骤停、显著的心动过缓等，使心脏暂停排血或排血量显著减少。

二、临床表现

根据心输出功能减退的程度、速度和持续时间不同，以及代偿功能的差别，急性心功能不全有下列 3 种不同表现。

（一）昏厥

心脏本身排血功能减退，心输出量减少引起脑部缺血，发生短暂的意识丧失，称为心源性昏厥。昏厥发作持续数秒钟时可有四肢抽搐、呼吸暂停、发绀等表现，称为阿—斯综合征。发作大多短暂，发作后意识常立即恢复。主要见于急性心输出量下降或严重心律失常。

（二）休克

由于心输出功能低下导致心输出量不足而引起的休克，称为心源性休克。心输出量减少突然且显著时，机体来不及通过增加循环血量进行代偿，但通过神经反射可使外周及内脏血管显著收缩，以维持血压并保证心和脑的血供。临床上除一般休克的表现外，多伴有心功能不全、肺楔嵌压升高、颈静脉怒张等表现。

（三）急性肺水肿

为急性左心功能不全或急性左心衰竭的主要表现。多因突发严重的左心室排血不足或左心房排血受阻引起肺静脉及肺毛细血管压力急剧升高所致。当肺毛细血管压升高超过血浆胶体渗透压时，液体即从毛细血管漏到肺间质、肺泡甚至气道内，引起肺水肿。典型发作为突然、严重气急，每分钟呼吸可达 30～40 次，端坐呼吸，阵发咳嗽，面色灰白，口唇青紫，大汗，常咯出泡沫样痰，严重者可从口腔和鼻腔内涌出大量粉红色泡沫液。发作时心率、脉搏加快，血压在起始时可升高，以后降至正常或低于正常。两肺内可闻及广泛的水泡音和哮鸣音。心尖部可闻及奔马律，但常被肺部水泡音掩盖。胸部 X 线片可见典型蝴蝶形大片阴影由肺门向周围扩展。急性肺水肿早期肺间质水肿阶段可无上述典型的临床和 X 线表现，而仅有气促、阵发咳嗽、心率增快、心尖部奔马律和肺部哮鸣音，胸部 X 线示上肺静脉充盈、肺门血管模糊不清、肺纹理增粗和肺小叶间隔增厚，如及时做出诊断并采取治疗措施，可以避免发展成肺泡性肺水肿。

三、诊断与鉴别诊断

根据典型症状和体征，诊断急性心功能不全并不困难，主要应与其他原因（特别是心血管功能不全）引起的昏厥、休克和肺水肿相鉴别。昏厥当时，心律、心率既无明显过缓、过速、不齐或暂停，又无引起急性心功能不全的心脏病基础的，可以排除心源性昏厥。心源性休克时静脉压和心室舒张末期压升高，与其他原因引起的休克不同。肺水肿伴肺部哮鸣音时应与支气管哮喘鉴别，此时心尖部奔马律有利于肺水肿的诊断。其他原因引起的肺水肿，如化学或物理因素引起的肺血管通透性改变（感染、低蛋白血症、过敏、有毒气体吸入和放射性肺炎等）、肺间质淋巴引流不畅（肺淋巴组织癌性浸润等）或胸腔负压增高（胸腔穿刺放液过快或过多）、支气管引流不畅（液体吸入支气管或咳嗽反射消失等）等，根据相应的病史和体征不难与急性心功能不全引起的肺水肿相鉴别。但心脏病患者可由非心源性原因引起肺水肿，而其他原因引起的肺水肿并发心源性肺水肿的也并不罕见，应全面考虑，做出正确判断。

四、治疗

首先根据病因给予相应的治疗。

（一）心源性昏厥发作的治疗

心源性昏厥时间大多数较短暂，但有反复发作的可能。治疗应包括预防发作。昏厥发生于心脏排血受阻者，经卧位或胸膝位休息、保暖和给氧后，常可缓解。由于房室瓣口被血栓或肿瘤阻塞者，发作时改变体位可能使阻塞减轻或发作中止。由严重心律失常引起者，应迅速控制心律失常。彻底治疗在于去除病因，如手术解除流出道梗阻、切除血栓或肿瘤、控制心律失常发作等。

（二）急性肺水肿的治疗

急性肺水肿为内科急症之一，病情危急，治疗必须及时并有效。

1. 治疗原则

（1）降低左房压和（或）左室充盈压。

（2）增加左室每搏量。

（3）减少循环血量。

（4）减少肺泡内液体渗入，保证气体交换。

2. 治疗措施

（1）使患者取坐位或半卧位，两腿下垂，使下肢静脉回流减少。

（2）给氧。肺充血与肺顺应性降低，使肺水肿患者呼吸做功与耗氧量增加，而黏膜充血、水肿又妨碍了气体在终末呼吸单位交换。面罩给氧较鼻导管给氧效果好。加压给氧不仅能纠正缺氧，还可通过增高肺泡和胸腔内压力，减少液体渗入肺泡内和降低静脉回心血量。同时静脉回流受阻还使外周静脉压增高，有利于液体自血管内漏入组织间隙，循环血量也因此减少。但肺泡内压力过高可能影响右心室搏出量，引起每搏量减少，血压降低。此时宜调整给氧的压力，缩短加压给氧的时间，延长间歇时间，以取得比较满意的效果。

（3）镇静。静脉注射 3～5mg 吗啡，可迅速扩张体静脉，减少静脉回心血量，降低左房压；还能减轻烦躁不安和呼吸困难，降低外周动脉阻力，从而减轻左室后负荷，增加心输出量。应注意皮下或肌内注射在外周血管收缩显著的患者，不能保证全量吸收。

（4）舌下或静脉滴注硝酸甘油可迅速降低肺楔嵌压或左房压，缓解症状的效果常很显著，但有引起低血压可能。确定收缩压在 100mmHg 或以上后，舌下首剂 0.3mg，5 分钟后复查血压，再给 0.3～0.6mg，5 分钟后再次测血压。如收缩压降低至 90mmHg 或以下，应停止给药。

静脉滴注硝酸甘油的起始剂量为 10μg/min，在血压测定监测下，每 5 分钟增加 5～10μg/min，直至症状缓解或收缩压下降至 90mmHg 或以下。继续以有效剂量维持静脉滴注，病情稳定后逐步减量至停用，突然中止静滴可能引起症状反跳。

（5）静脉注射呋塞米 40mg 或依他尼酸钠 50mg（以 50% 葡萄糖注射液稀释），前者在利尿作用开始前即可通过扩张静脉系统降低左房压，减轻呼吸困难症状。给药后 15～30 分钟尿量开始增多，60 分钟达高峰，大量利尿减少血容量，可进一步使左房压下降。对血压偏低的患者，尤其是急性心肌梗死或主动脉狭窄引起的肺水肿应慎用，以免引起低血压或休克。

（6）其他辅助治疗。①静脉注射氨茶碱 0.25g（以 50% 葡萄糖注射液 40mL 稀释，15～20 分钟注完）可解除支气管痉挛，减轻呼吸困难。还可能增强心肌收缩，扩张外周血管，降低肺动脉和左房压。②洋地黄类药物对室上性快速心律失常引起的肺水肿有显著疗效。洋地黄类药物减慢房室传导，使室率减慢，从而改善左室充盈，降低左房压。静脉注射毛花苷 C 或地高辛，对 1 周内未用过地高辛者首次剂量毛花苷 C 0.6mg，地高辛 0.5～0.75μg；1 周内用过地高辛者则宜从小量开始。③高血压性心脏病引起的肺水肿，静脉滴注硝普钠，可迅速有效地减轻心脏前后负荷，降低血压。从 15～20μg/min 开始，每 5 分钟增加 5～10μg/min，直至症状缓解，或收缩压降低到 100mmHg 或以下。有效剂量维持至病情稳定，以后逐步减量、停药。突然停药可引起反跳。长期用药可引起氰化物和硫氰酸盐中毒，因而近年来已渐被硝酸甘油取代。酚妥拉明静脉滴注 0.1 ~ 1mg/min，也有迅速降压和减轻后负荷的作用，但可致心动过速，且降低前负荷的作用较弱，近年来已较少采用。④伴低血压的肺水肿患者，宜先静脉滴注多巴胺 2μg/min，保持收缩压在 100mmHg，再进行扩血管药物治疗。⑤静脉穿刺放血 300 ~ 500mL，可用于上述治疗无效的肺水肿患者，尤其是大量快速输液或输血所致的肺水肿。

（孔丽丽）

第二节　慢性心功能不全

慢性原发性心肌病变和心室长期压力或容量负荷过重，可分别引起原发性或继发性心肌舒缩功能受损。在早期，通过代偿调节，尚能使心室每搏输出量（每搏量）和每分输出量（心输出量）满足休息和活动时组织代谢的需要；在后期，即使通过充分代偿调节也不能维持足够的每搏量和心输出量。前者称为慢性心功能不全的代偿期，也称潜在性、代偿性或无症状性心功能不全；后者称为慢性心功能不全的失代偿期，也称失代偿性心功能不全。由于慢性心功能不全的失代偿期大多有各器官及组织充血（或瘀血）的表现，因而通常称为充血性心力衰竭，又称有症状性心力衰竭。

一、病因

先天性或获得性心肌病，心脏瓣膜病，或大血管、冠脉结构异常，导致血流动力功能不全是慢性心功能不全的基础病因。

成人充血性心力衰竭最常见的病因为冠状动脉粥样硬化性心脏病（冠心病）、高血压性心脏病（高心病）、心脏瓣膜病、心肌病和肺源性心脏病（肺心病）。其他较常见的病因有心肌炎、肾炎和先天性心脏病。较少见的易被忽视的病因有心包疾病、甲状腺功能亢进与减退、贫血、脚气病、动静脉瘘、心房黏液瘤和其他心脏肿瘤、结缔组织疾病、高原病及少见的内分泌病等。上述心力衰竭的基本原因，可通过下列机制影响心功能，引起心力衰竭。

（一）原发性心肌收缩力受损

包括心肌梗死，心肌炎症、变性或坏死（如风湿性或病毒性心肌炎、白喉性心肌坏死），心肌缺氧或纤维化（如冠心病、肺心病、心肌病等），心肌的代谢、中毒性改变等，都使心肌收缩力减弱而导致心力衰竭。

（二）心室的压力负荷（后负荷）过重

肺循环及体循环高压，左、右心室流出道狭窄，主动脉瓣或肺动脉瓣狭窄等，均能使心室收缩时阻力增高、后负荷加重，引起继发性心肌舒缩功能减弱而导致心力衰竭。

（三）心室的容量负荷（前负荷）过重

瓣膜关闭不全、心内或大血管间左向右分流等，使心室舒张期容量增加，前负荷加重，也可引起继发性心肌收缩力减弱和心力衰竭。

（四）高动力性循环状态

主要发生于贫血、体循环动静脉瘘、甲状腺功能亢进、脚气性心脏病等，由于外周血管阻力降低，心输出量增多，也能引起心室容量负荷加重，导致心力衰竭。

（五）心室前负荷不足

二尖瓣狭窄、心脏压塞和限制型心肌病等，引起心室充盈受限，体循环和肺循环充血。

心力衰竭常见的诱因如下。

（1）感染。呼吸道感染最多见，其次为风湿热。女性患者中泌尿道感染常见。亚急性感染性心膜炎也常因损害心瓣膜和心肌而诱发心力衰竭。

（2）过度体力活动和情绪激动。

（3）钠盐摄入过多。

（4）心律失常特别是快速性心律失常，如伴有快速心室率的心房颤动（房颤）、心房扑动（房扑）。

（5）妊娠和分娩。

（6）输液（特别是含钠盐的液体）、输血过快和（或）过多。

（7）洋地黄类药物过量或不足。

（8）药物作用。①使用抑制心肌收缩力的药物，如 β 受体阻滞剂，体内儿茶酚胺的消耗药物（如利血平类），交感神经节阻滞剂（如胍乙啶）和某些抗心律失常药物（如奎尼丁、普鲁卡因胺、维拉帕米等）。②水钠潴留，激素和药物的应用，如肾上腺皮质激素等造成水钠潴留。

二、病理生理

（一）正常心脏泵血的生理

心脏的泵血功能虽然主要取决于心肌的收缩和舒张特性，但也受心脏前、后负荷和心率的影响。

1. 心肌的收缩与舒张特性

肌节是心肌收缩和舒张的基本单位，由粗细两种肌丝交错排列构成。粗肌丝为肌凝蛋白，位于肌节中央；细肌丝为肌纤蛋白，位于肌节的两旁，并与肌凝蛋白部分重叠。在心肌舒张时，由于肌纤蛋白上的两种调节蛋白——向凝蛋白与向肌凝蛋白的复合体阻碍了其与肌凝蛋白结合，使两者保持分离状态，肌节弛展。当心肌细胞除极时，膜外的钙离子随同钠离子内流，经肌膜进入肌管系统（包括肌浆网和横管系统），微量 Ca^{2+} 内流刺激肌浆网络池中贮存的钙离子通过 Ca^{2+} 释放通道 RYR 受体大量释放，Ca^{2+} 作用于肌纤蛋白上的调节蛋白复合体，使肌纤蛋白上的受点暴露，肌凝蛋白的球形头端得以与肌纤蛋白结合，形成横桥，肌纤蛋白由两旁向肌节中央滑行，致肌节缩短，心肌收缩。心肌细胞除极导致心肌机械收缩的过程称为兴奋—收缩耦联。心肌收缩所需能量，由肌纤、肌凝蛋白 ATP 酶作用于线粒体制造的 ATP 提供。心肌收缩的强度与速度取决于肌节的长度（正常为 $2.0 \sim 2.2 \mu m$），更取决于钙离子转运与能量供应状况。刺激位于肌纤维膜外层的 β_1 受体，可兴奋与其相结合的鸟苷酸调节蛋白 Gs。后者可激活腺苷酸环化酶，从而使 ATP 转化为 cAMP，激活蛋白激酶，促使钙通道磷酸化，从而增加钙离子的内流，并由肌浆网迅速摄取，参与心肌兴奋—收缩耦联，而增强心肌收缩力。抑制磷酸二酯酶可阻抑 cAMP 的降解，也可增加细胞内钙离子浓度而增强心肌收缩力。

兴奋—收缩耦联后，肌浆网再摄取 Ca^{2+}，肌膜钠—钙交换以及肌膜 Ca^{2+} 泵转运 Ca^{2+} 至肌膜外，肌质内 Ca^{2+} 浓度下降，调节蛋白复合体与钙离子分离，调节蛋白作用于肌纤蛋白的受点上，使收缩蛋白间横桥分离，肌纤蛋白向两旁滑行回复原位，肌节弛展，心肌舒张。心肌舒张时所耗的能量较收缩时更多。当能量供应不足时，如心肌缺血或室壁肥厚，心肌的舒张功能较收缩功能更早受损。

2. 心脏前负荷

指心室在收缩前所承受的容量负荷，即心室舒张末期容量。它受循环血量、静脉张力、心室顺应性及心房收缩的影响。根据 Frank-Starling 定律，前负荷的增加，由于使肌纤维牵张，在一定限度内使心肌收缩力增强，每搏量增加。但当前负荷的增加超过一定限度后，由于肌纤维过度牵张（$>2.2\mu m$），心肌收缩力反而下降，每搏量减少。虽然近来的电镜研究显示活体衰竭心脏的肌节长度平均在 $2.2\mu m$，并不是在 Frank-Starling 曲线的下降支工作，提示心肌收缩力的减退主要在于其内在的缺陷。临床上常用心室舒张末期压（即充盈压）来表示心室前负荷，用心室功能曲线来表示前负荷与每搏量的关系。对左心室而言，舒张末期压为 $15 \sim 18mmHg$，每搏量达峰值。前负荷不足或过度，均可导致每搏量减少。心功能不全时，心功能曲线向右下移位，每搏量随前负荷增加的幅度明显减小。

3. 心脏后负荷

指心室射血时所承受的压力负荷，包括室壁张力和血管阻力。根据 Laplace 定律，室壁张力与心室内压力和心腔半径成正比，而与室壁厚度成反比。血管阻力主要取决于外周动脉阻力，也受主动脉压、主动脉壁顺应性、动脉内血容量及血液黏度的影响。后负荷增高时，心室肌收缩的速率和程度降低，每搏量减少。心功能不全时后负荷降低，每搏量的作用更为明显。

4. 心率直接影响心输出量

心率增快在一定限度内可使心肌收缩力相应增强；但心率过快时，心室由于舒张期显著缩短而充盈减少，每搏量和心输出量反而下降。

在正常情况下，机体能通过神经激素系统和心血管系统本身的调节，调整心肌的收缩与舒张，以及心脏的前、后负荷及心率，使每搏量适应机体代谢需求的变化。例如，正常心脏在机体静息状态下的心输出量约为 4L/min，而剧烈运动时通过交感神经兴奋，增强心肌收缩并加速心率，以及选择性血管收缩与血流再分配，心输出量可增高达 38L/min，其中 70% ~80% 流向运动的骨骼肌。表明心脏功能正常时，体内完善的调节系统可随时协调心脏做功与机体代谢需求间的关系，即正常心脏有相当大的储备适应机体代谢需要。

（二）心功能不全时的变化

当各种原因导致心肌负荷过度或心肌丧失时，循环功能的立即短暂调节有赖于神经激素系统的血流动力效应；而长期调节则依靠心肌机械负荷诱发与神经激素系统介导的心肌重构与心室重塑。若机体通过上述调节尚能维持静息和运动时心输出量正常，或静息时正常而运动时略不足，为适应良好，心泵功能代偿，但心脏储备已减少。若经上述调节仍出现左心室舒缩功能障碍，为适应不良。如仅有左心室舒缩功能障碍的客观证据而自觉症状不明显，即称为无症状左心室功能障碍或无症状心力衰竭。左心室功能障碍发展到心输出量不足以维持全身代谢需要，且出现由于心输出量低下和左心室充盈压增高，肺循环和体循环瘀血以及水钠潴留等心力衰竭表现时，称为有症状心力衰竭。有症状心力衰竭阶段，神经激素系统激活使外周血管阻力增高，后负荷增加，收缩期室壁应力（单位截面积室壁承受的张力）增高；也使容量血管收缩，水钠潴留，前负荷与舒张期室壁应力因而增高，而心输出量进一步下降。这样形成的恶性循环使心力衰竭持续进行性恶化。收缩性心功能不全以心室射血分数降低为特征，舒张性心功能不全时心室射血分数正常但心室充盈障碍，后者同样引起肺瘀血和心输出量下降，临床上同样表现为呼吸困难和疲倦、乏力，与前者颇难鉴别。部分患者两者可同时存在。

1. 心肌重构

由心室壁应力增高的机械信号，肾上腺素能 α_1 或 β 受体刺激和血管紧张素 Ⅱ AT1 受体刺激等化学信号以及各种肽类生长因子所触发。这些信号经过肌膜通道和微管系统环磷酸腺苷（cAMP）等的传递，抵达细胞核的 DNA 后，引起基因表达的改变。于是心肌细胞的蛋白合成加速，胶原蛋白合成超过分解，心肌细胞肥大，成纤维细胞增殖，心肌内微血管平滑肌增生，中层增厚。其结果是心肌肥厚、蛋白结构改变，心肌兴奋—收缩耦联过程改变，生化反应和功能发生相应变化。这些变化既有有益的方面，也有不利的方面。

此外，心肌重构时非心肌细胞成分的重构可影响心肌硬度。冠脉微血管周围纤维变化还使心肌血供受损，冠脉储备降低。

2. 心室重塑

心室重塑除包括心肌肥厚和重构的变化外，还包括心室壁厚度、成分，心腔容积、形状，心肌硬度以及心肌内冠脉结构的变化。

透壁急性心肌梗死后，左心室经历复杂的几何形状与室壁结构改变，包括梗死区膨展、非梗死区心肌肥厚、心肌细胞沿侧边纵向改变、心肌纤维拉长。心肌细胞呈环形排列，使心腔半径增大，并由正常的椭圆形变为球形，心腔顺应性改变。这个重塑过程可历时数年。持续心室重塑可致心腔进行性增大与心力衰竭。

压力超负荷时，肥大心肌的肌节横向增多，细胞直径增大，室壁增厚而心腔容积不变或缩小，形成向心性肥厚。非心肌细胞成分增长与心肌细胞生长不成比例，胶原不成比例地增多（胶原与心肌的容积比值增高），心腔顺应性降低。间质或心肌内微血管周围纤维变化，冠状动脉的中层增厚。

容量超负荷时，肥大心肌的肌节纵向增多，细胞变长，心室壁相对变薄，胶原与心肌细胞成比例地生长或胶原降解增多，心室腔顺应性增高、容积增大，形成离心性肥厚。

室壁肥厚开始时有助于纠正增高的收缩期和舒张期室壁应力，使之恢复正常，但一定程度的室壁应力增高将持续存在。心腔扩大开始时有助于调整降低的心输出量，使之有所增高，但室壁舒张期应力增高。持续心室重塑则肥厚心肌重构所致的生化反应与功能异常，以及心肌硬度的增高、心腔顺应性的改变，使心室舒缩功能进行性减退。此外，冠脉储备降低还使心肌重构所致能量供需失衡的矛盾加剧，心肌细胞数量减少，使残存的心肌所承受的负荷更重，如此形成的恶性循环，促使心力衰竭的发生和发展。

3. 神经激素系统的变化

在心力衰竭的发生和发展过程中，始终有神经激素系统激活的因素参与。其特征为交感神经—肾上腺系统激活和肾素—血管紧张素—醛固酮系统激活，心钠素激活，细胞激素与免疫网激活以及一系列旁分泌和自分泌反应激活。神经激素系统激活可能短期维持循环与重要器官灌注，长期活性增高则助长心肌重构和心室重塑持续进行，心室前、后负荷增高，最终导致心力衰竭发生。

（1）交感神经—肾上腺系统激活：每搏量下降或低血压通过动脉压力感受器引起的减压反射激活交感神经—肾上腺系统，交感神经输出冲动增强，肾上腺儿茶酚胺分泌增多，产生下列改变：①心率增快；②心肌 β 受体兴奋，激活 cAMP 酶，使细胞内 cAMP 水平增高，心肌收缩性增强；③全身血管收缩，静脉收缩使回心血量增多，通过 Frank-Starling 机制增加每搏量，选择性小动脉收缩则起维持血压并保证重要脏器血供的作用；④肾交感神经活性增高导致肾灌注压下降，刺激肾素释放，激活肾素—血管紧张素系统；⑤兴奋 α_1 和 β 受体，促进心肌生长。血浆去甲肾上腺素（NE）水平增高程度反映交感神经—肾上腺素系统激活程度。无症状左心室收缩功能障碍阶段血浆 NE 水平已明显增高，随心力衰竭的发展渐增，至有症状心力衰竭阶段 NE 水平更显著增高。血浆 NE 增高显著的患者预后大多较差。有效的治疗可使明显增高的血浆 NE 水平降低。

（2）肾素—血管紧张素—醛固酮系统（RAS）激活：每搏量下降或低血压使肾小球入球小动脉压力下降，交感神经活性增高，可刺激球旁细胞合成的肾素释放、水解，肝合成的血管紧张素原产生血管紧张素 I，后者经主要存在于肺微血管内皮细胞表面的血管紧张素转换酶（ACE）转化为血管紧张素 II（Ang II）。Ang II 与其受体（AT1）结合产生下列生理效应：①强有力地收缩血管；②对心肌产生正性肌力作用；③促进心肌细胞与心肌成纤维细胞以及血管平滑肌细胞生长；④促进交感神经末梢释放去甲肾上腺素；⑤促进醛固酮和血管升压素分泌；⑥促进肾上腺产生去氧皮质酮；⑦促进缓激肽降解；⑧抑制肾素分泌。醛固酮调控肾远曲小管钾—氢和钾—钠离子交换，潴钠排钾，同时使水潴留。这些效应的结果是心肌肥厚伴心肌细胞凋亡，血管收缩，循环血量增加。此外，还促使心肌胶原纤维增生。血浆肾素活性、血浆 Ang II 和醛固酮水平可反映肾素—血管紧张素—醛固酮系统的激活程度。无症状左心室收缩功能障碍患者血浆肾素活性可不增高或轻度增高，随心力衰竭的发展而逐步增高，至有症状心力衰竭阶段则显著增高。有效治疗可使明显增高的血浆肾素活性降低。

（3）血管升压素增加：每搏量下降或低血压严重影响组织灌注时，血管升压素分泌增多。血管升压素的抗利尿和外周血管收缩作用导致水钠潴留和心室后负荷增加。无症状左心室收缩功能障碍患者血浆血管升压素水平可不增高或轻度增高。有症状心力衰竭患者血浆血管升压素水平的增高与否有较明显的个体差异。

（4）心钠素增加：心钠素又称心房利钠因子（ANF），主要由心房肌合成和分泌，心房压力增高或心房肌牵拉是诱发心钠素释放的主要机制。近来又发现了心室利钠因子（又称脑利钠肽，BNP）。心钠素强有力的扩血管和利尿排钠作用可调整机体对收缩血管和水钠潴留激素的反应。无症状左心室功能障碍阶段，心钠素起主导作用以对抗交感—肾上腺系统激活所致血管收缩和血管内容量增多。但心室功能持续恶化时，血浆心钠素水平虽进一步增高，其代偿作用最终被其他神经激素的收缩血管、水钠潴留作用所抵消。

（5）局部组织内激素系统的变化：近年研究证实心脏、血管、肾等组织能独立于全身内分泌系统，在局部产生和分泌作用于自身或邻近细胞的激素，即所谓组织自分泌和旁分泌系统。心肌（包括心肌细胞、间质细胞和微血管细胞）内能产生作用于局部心肌微血管和心肌的收缩血管、正性肌力和促进生长的激素（如 Ang II、内皮素），同时也产生与之具有对抗作用的扩张微血管、负性肌力和抑制生长的激素，它们相互保持调控的平衡。心肌超负荷或心肌丧失时，心肌内自分泌和旁分泌系统激活，收缩血管、正性肌力和促进生长的激素占优势。循环的神经内分泌系统激活渐恢复或减弱时，心肌内自分泌和旁分泌系统持续激活，介导心肌重构和心室重塑持续进行，并维持较长时间。

人心肌内有心肌促胰酶，衰竭心肌内该酶较正常增多。心肌内 Ang I 向 Ang II 转化大部分通过该酶，小部分通过 ACE。血管紧张素转换酶抑制剂（ACEI）不能抑制该酶的作用。

（6）炎性细胞激素如白介素也促进心肌细胞肥厚与凋亡。

4. 外周血管的变化

上述神经激素的调节，导致外周动静脉收缩。外周小动脉收缩使外周阻力增加。压力感受器调节反应性减弱，因而使用扩血管剂常不伴有明显的心率增快反应。为保持脑和心脏重要脏器在有限的心输出量时仍有足够的血供，皮肤、骨骼肌和肾脏的血循环常明显减少。这一区域性血流的改变也形成了心力衰竭的部分症状与体征。

在心力衰竭病理生理变化过程中，代偿机制的过度除助长心肌肥厚、心肌细胞凋亡反应胜过凋亡抑制反应外，还可导致以下变化：①心率过快，甚至发生快速性心律失常，这不仅增加心肌氧耗量，而且影响舒张期心室充盈及冠脉灌流；②肾素、血管紧张素及血管升压素无选择性地加强外周血管收缩，既增加心室后负荷还影响重要脏器的血供，缩血管反应远超过心房利钠素和前列腺素 E_2 和 I_2 的扩血管反应；③水钠潴留，血容量增多，加之静脉收缩，使心脏前负荷显著增高；④可出现明显的循环瘀血和周围水肿，最终导致低心输出量、高外周阻力和循环瘀血的心力衰竭。

三、临床表现

充血性心力衰竭的主要临床表现是充血，其次是周围组织灌注不足。临床上习惯按心力衰竭开始发生于哪一侧和充血主要表现的部位，将心力衰竭分为左侧心力衰竭、右侧心力衰竭和全心衰竭。心力衰竭开始发生在左侧心脏和以肺充血为主的称为左侧心力衰竭；开始发生在右侧心脏并以肝、肾等器官和周围静脉瘀血为主的，称为右侧心力衰竭；两者同时存在的称全心衰竭；以左侧心力衰竭开始的情况较多见。

（一）症状

1. 呼吸困难

是左侧心力衰竭最主要的症状。肺充血时肺组织水肿，气道阻力增加，肺泡弹性降低，吸入少量气体就使肺泡壁张力增高到引起反射性呼气开始的水平。这就造成呼吸困难，且呼吸浅而快。不同情况下肺充血的程度有差异，呼吸困难的表现有下列不同形式。

（1）劳力性呼吸困难：开始仅在剧烈活动或体力劳动后出现呼吸急促，如在登楼、上坡或平地快走等活动时出现气急。随肺充血程度的加重，可逐渐发展为更轻的活动或体力劳动后，甚至休息时，也发生呼吸困难。

（2）端坐呼吸：一种由于平卧时极度呼吸困难而必须采取的高枕、半卧或坐位以解除或减轻呼吸困难的状态。程度较轻的，高枕或半卧位时即无呼吸困难；严重的必须端坐；最严重的即使端坐床边，两腿下垂，上身向前，双手紧握床边，仍不能缓解严重的呼吸困难。

（3）阵发性夜间呼吸困难：又称心源性哮喘，是左心室衰竭早期的典型表现。呼吸困难可连续数夜，每夜发作或间断发作。典型发作多发生在夜间熟睡 1~2 小时之后，患者因气闷、气急而突然惊醒，被迫立即坐起，可伴阵咳、哮鸣性呼吸音或泡沫样痰。发作较轻的采取坐位后十余分钟至 1 小时左右呼吸困难自动消退，患者又能平卧入睡，次日白天可无异常感觉。严重的可持续发作，阵阵咳嗽，咳粉红色泡沫样痰，甚至发展成为急性肺水肿。由于早期呼吸困难多在夜间发作，开始常能自动消退，白天症状可不明显，因而并不引起患者注意。即使就医，也常因缺少心力衰竭的阳性体征而被忽视。发作时伴阵咳或哮鸣的可被误诊为支气管炎或哮喘。

阵发性夜间呼吸困难的发生机制与端坐呼吸相似，可能与卧位时较多肺组织位于心脏水平以下，肺充血较重有关。同时，卧位时外周水肿液重新分布使血容量增加，心脏负荷更为加重。

2. 倦怠、乏力、运动耐量下降

可能为心输出量低下、骨骼肌血供不足的表现。

3. 陈—施呼吸

见于严重心力衰竭，预后不良。呼吸有节律地由暂停逐渐增快、加深，再逐渐减慢、变浅，直到再停，$0.5 \sim 1$ 分钟后呼吸再起，如此周而复始。发生机制是心力衰竭时脑部缺血和缺氧，呼吸中枢敏感性降低，呼吸减弱，二氧化碳潴留到一定量时方能兴奋呼吸中枢，使呼吸增快、加深。随着二氧化碳排出，呼吸中枢逐渐转入抑制状态，呼吸又减弱直至暂停。脑缺氧严重的患者还可伴有嗜睡、烦躁、神志错乱等精神症状。

（二）体征

（1）原有心脏病的体征。

（2）左心室增大。心尖搏动向左下移位，心率增快，心尖区有舒张期奔马律，肺动脉瓣区第二心音亢进，其中舒张期奔马律最有诊断价值，在患者心率增快或左侧卧位并作深呼气时更容易听到。左心室扩大还可形成相对性二尖瓣关闭不全，产生心尖区收缩期杂音。

（3）交替脉，脉搏强弱交替，轻度交替脉仅能在测血压时发现。

（4）肺部啰音。虽然部分左侧心力衰竭患者肺间质水肿阶段可无肺部啰音，肺充血只能通过 X 线检查发现，但两侧肺底细湿啰音至今仍被认为是左侧心力衰竭的重要体征之一。阵发性呼吸困难或急性肺水肿时可有粗大湿啰音，满布两肺，并可伴有哮鸣音。

（5）胸腔积液。左侧心力衰竭患者中的 25% 有胸腔积液。胸腔积液可局限于肺叶间，也可呈单侧或双侧胸腔积液，胸腔积液蛋白含量高，心力衰竭好转后消退。

四、辅助检查

肺静脉充盈期左侧心力衰竭在 X 线检查时仅见肺上叶静脉扩张、下叶静脉较细，肺门血管阴影清晰。在肺间质水肿期可见肺门血管影增粗、模糊不清，肺血管分支扩张增粗，或肺叶间淋巴管扩张。在肺泡水肿阶段，开始可见密度增高的粟粒状阴影，继而发展为云雾状阴影。急性肺水肿时可见自肺门伸向肺野中部及周围的扇形云雾状阴影。此外，左侧心力衰竭有时还可见到局限性肺叶间、单侧或双侧胸腔积液；慢性左侧心力衰竭患者还可有叶间胸膜增厚，心影可增大（左心室增大）。

五、诊断

典型的心力衰竭诊断并不困难。左侧心力衰竭的诊断依据为原有心脏病的体征和肺循环充血的表现；右侧心力衰竭的诊断依据为原有心脏病的体征和体循环瘀血的表现，且患者大多有左侧心力衰竭的病史。

心力衰竭的早期诊断：早期心力衰竭患者症状可不明显，常能自由活动，坚持工作，劳力性气促和阵发性夜间呼吸困难是左侧心力衰竭的早期症状，但常不引起注意，并常因白天就诊时缺少阳性体征而被忽视，如不详细询问病史、不仔细检查，未发现舒张期奔马律及 X 线典型表现，易被漏诊。颈静脉充盈和肝肿大是右侧心力衰竭的早期症状，易被忽视，如一般体检不注意颈静脉，心力衰竭时肝肿大多在剑突下，肋缘下不能触及，即使发现肝肿大也常因不伴气促、水肿而不考虑心力衰竭，不注意检查肝颈静脉返流等。心力衰竭的某些症状和体征也见于其他疾病，因此心脏病患者的气促、水肿和肝肿大等也不一定都是心力衰竭所致。如劳力性气促可由阻塞性肺气肿、肺功能不全、肥胖或身体虚弱引起。夜间呼吸困难也可由支气管哮喘发作引起。肺底湿啰音可由慢性支气管炎、支气管扩张或肺炎引起。心力衰竭引起的湿啰音大多为两侧对称性，偶见于单侧或仅有哮鸣音。下肢水肿可由静脉曲张、静脉炎、肾脏或肝脏疾病、淋巴水肿等所致，还可在久坐或月经前后、妊娠后期发生；妇女原因不明性下肢水肿也不少见。另外，心力衰竭时可因长期卧床液体积聚在腰骶部而不发生下肢水肿。肝肿大可由血吸虫病、肝炎、脂肪肝引起。颈静脉充盈可由肺气肿或纵隔肿瘤压迫上腔静脉引起。胸腔积液可由胸膜结核、肿瘤和肺梗死引起；腹腔积液也可由肝硬化、低蛋白血症、腹膜结核、肿瘤引起。

心力衰竭时常伴心脏扩大，但正常大小的心脏也可发生心力衰竭，如急性心肌梗死。肺气肿时心脏扩大可被掩盖，心脏移位或心包积液又可被误诊为心脏扩大。

X 线是确诊左侧心力衰竭肺间质水肿的主要依据，还有助于心力衰竭和肺部疾病的鉴别。超声心动图不能确诊心力衰竭，但是区分收缩或舒张功能不全的主要手段，还能准确测定心腔大小，评估心瓣膜结构和功能，帮助确立心力衰竭的病因。静脉压测定有助于确诊早期右心衰竭。血流动力学监测不适用于慢性心力衰竭的诊断。心电图和血生化指标则对心力衰竭诊断无帮助。

六、治疗

（一）收缩性心力衰竭的治疗

1. 减轻心脏负荷

包括减少体力活动和精神应激。严重者宜绝对卧床休息，在心功能逐步改善过程中应适当下床活动，以免卧床休息过久并发静脉血栓形成或肺炎。此外，应注意解除精神负担，必要时给予小量镇静剂。

2. 限制钠盐摄入

适当限制日常饮食中的钠盐摄入量，食盐量每日 2～5g，忌盐腌制食物。应用利尿剂引起大量利尿时，钠盐限制不宜过严，以免发生低钠血症。

3. 应用利尿剂

利尿剂通过抑制肾小管不同部位 Na^+ 重吸收，或增加肾小球 Na^+ 滤过，增进水、Na^+ 排出，从而降低心室充盈压，减轻肺循环和（或）体循环瘀血所致临床症状，其疗效肯定，但对心力衰竭整体过程的影响（如生存率等）不明，长期应用利尿剂理论上可能产生下列不良作用。①降低心输出量，从而激活 RAS，血浆肾素和醛固酮增高。②导致低钾血症。③降低糖耐量。④导致高尿酸血症。⑤导致高脂血症。⑥导致室性心律失常。目前利尿剂属治疗心力衰竭伴水、钠潴留患者的一线药物，人多与其他心力衰竭治疗药物（如地高辛、

ACEI）联合应用，单纯舒张性心力衰竭患者利尿剂宜慎用。

（1）常用的利尿剂包括以下几种。

1）噻嗪类和氯噻酮利尿剂：作用于肾远曲小管近端和袢升支远端，抑制该处 Na^+ 重吸收。利尿作用强度中等。肾小球滤过率低于 30mL/min 时，利尿作用明显受限，因而不适合治疗严重心力衰竭（肾血流量明显减少）或伴慢性肾功能不全的患者。其中美托拉宗与氢氯噻嗪等制剂不同，利尿作用在肾功能减退时也不减弱，作用部位除远曲小管和袢升支远端外，可能还作用于近曲小管，利尿期长，一次剂量可维持利尿作用 12～24 小时，与呋塞米联用，利尿效果极佳，对伴肾功能不全的患者非常有效。

2）袢利尿剂：作用于髓袢升支粗段，抑制该处 Cl^- 和 Na^+ 的重吸收，使到达远端小管的尿液含 Na^+ 量高，大量 Na^+ 与水排出体外，利尿作用强，其中以呋塞米最常用，其次为布美他尼。袢利尿剂的利尿效应与单剂剂量密切相关，在未达到其最高极限前，剂量越大，利尿作用越强。肾小球滤过率很低时，给予大剂量（如呋塞米 500～1 000mg）仍有促进利尿的效果。静脉注射的效果优于口服。

3）保钾利尿剂：作用于远曲小管远端 Na^+-K^+ 交换段，对抗醛固酮促进 Na^+-K^+ 交换的作用，或直接抑制 Na^+-K^+ 交换，增加 Na^+ 排出而减少 K^+、H^+ 分泌与排出。利尿作用弱，大多与上述两类利尿剂联合应用，以加强利尿效果并预防低钾血症。不宜与氯化钾联用，肾功能不全者慎用。保钾利尿剂一般不与 ACEI 合用，以免引起高钾血症。然而由于螺内酯在受体水平拮抗醛固酮，能有效抑制醛固酮对心肾的不良效应，减轻心肌间质增生，降低心脏负荷。近来有报道对袢利尿剂与 ACEI 联用疗效欠佳的心力衰竭患者，尤其是 ACEI 的治疗剂量受患者低血压或肾功能因素等限制，且醛固酮水平持续增高者，在密切随访血钾和肾功能的条件下，加用小剂量螺内酯，可能减轻心力衰竭症状。

（2）合理应用利尿剂。

1）利尿剂适用于有左心室或右心室充盈压增高表现的患者，如颈静脉充盈伴静脉压增高，肝肿大伴肝颈返流阳性，劳力性或夜间阵发气促，肺瘀血，肺水肿以及心源性水肿等。

2）急性心力衰竭伴肺水肿时，静脉推注袢利尿剂（呋塞米）是首选治疗。其静脉扩张作用可在利尿作用出现前迅速减轻前负荷与症状。

3）轻度钠潴留患者应用噻嗪类利尿剂常可获得满意疗效，中度以上钠潴留患者多需应用袢利尿剂。

起始先试以小剂量间断治疗，如每周 2～3 次，利尿效果不满意时，再增加剂量和（或）连续服用，病情减轻后再间断给药。定期测体重可及时发现隐性水肿，以调节利尿剂用量。连续利尿应注意预防低钾血症，可联用保钾利尿剂。

4）重度心力衰竭或伴肾功能不全的患者，宜选用袢利尿剂，也可联用袢利尿剂和美托拉宗。注意大量利尿所致并发症。

5）顽固性水肿大多联合应用利尿剂，如大剂量袢利尿剂和噻嗪类、保钾利尿剂联用，间断辅以静脉推注袢利尿剂。噻嗪类或袢利尿剂与 ACEI 联用，可减少利尿剂引起低钾血症和 RAS 系统激活等不良反应，降低耐药性发生率。联用时应密切观察血压、血容量、肾功能与血电解质改变。

（3）利尿剂治疗引起的并发症。

1）低钾血症：多见于噻嗪类或袢利尿剂连续应用或大量利尿后。肾小管 Na^+ 重吸收受抑制使到达远曲小管，$Na^+ - K^+$ 交换段尿液的含 Na^+ 量明显增高，$K^+ - Na^+$ 交换相应增加，K^+ 排出也增多。与保钾利尿剂或 ACEI 联用，进食含 K^+ 丰富的饮食如果汁、香蕉、柑橘、干枣、蔬菜等或适当补充钾盐，可预防低钾血症的发生。出现低钾血症时，可改用保钾利尿剂，每日观察血钾变化，血钾恢复正常后停用。

2）低钠血症：多见于大量利尿并严格限制 Na^+ 摄入的患者，可并发失水和酸中毒。患者水肿消退，但出现软弱、少尿、体位性低血压、肌肉痉挛以及氮质潴留等，尿比重高，即所谓缺钠性低钠血症，可由过度利尿、呕吐或发热等诱发。轻者增加钠盐摄入即可使症状缓解，重者可能需要静脉补充高渗盐水。低钠血症还可能为稀释性，患者水肿明显，体内总 Na^+ 量实际上不仅不低，大多反而增高，但由于肾稀释功能受限，体内水潴留，而形成"稀释性低钠血症"，可伴低钾和代谢性碱中毒，尿比重低。治疗可限制摄入水量，使低于每日量与不显性失水量的总和（约 1 000mL 或以下），同时纠正低血钾和代谢性碱中毒，禁忌补充钠盐。

3）代谢性碱中毒：利尿剂治疗时大量 Cl^- 排出，且 K^+、H^+ 排出增多，加以利尿使细胞外液容量减少后，血 HCO_3^- 浓度相对增高，可引起代谢性低 Cl^-、低 K^+ 性碱中毒。联用保钾利尿剂可防止其发生。

4）低血容量：大量利尿可引起血容量过度降低，心输出量下降，血尿素氮增高。患者皮肤弹性减低，出现体位性低血压和少尿。间断利尿或大量利尿后补充适量液体，可预防其发生。

5）长期服用噻嗪类利尿剂还可能并发高尿酸血症、高脂血症和糖耐量降低。

6）大剂量袢利尿剂可能引起耳聋，大多可逆，少数不能恢复。

7）螺内酯长期使用可致男子女性化乳房、阳痿、性欲减退以及致女子月经失调。

4. 应用正性肌力药物

由于慢性心力衰竭患者心肌收缩力减弱，改善心肌收缩功能曾被认为是心力衰竭的首要治疗方法。正性肌力药物能使心室功能曲线左上移，增加每搏做功，降低心室充盈压，从而使扩大的心脏缩小。虽然在增加心肌收缩的同时也增加心肌能量消耗，但扩大的心脏缩小后，其心肌氧耗和冠脉血供分别较心脏扩大时降低和改善，心肌能量供需的不平衡因而并不加重，甚至有所减轻。正性肌力药减轻症状、改善运动耐量和心功能分级的效果明显，但多中心随机对照慢性心力衰竭患者长期临床治疗试验结果表明，除洋地黄类药物外，正性肌力药物大多具有增高病死率与室性心律失常发生率的倾向。ACEI 则不仅减轻症状，改善运动耐量和心功能分级的效果更显著，而且能降低病死率和病残率，因而大多数临床医师治疗窦性心律的慢性心力衰竭患者时，选用 ACEI 与利尿剂联用。正性肌力药物有以下几种。

（1）洋地黄糖苷类：洋地黄糖苷类治疗伴室上性快速心律失常心力衰竭患者的疗效肯定，但对窦性心律、心脏扩大不明显的轻度心力衰竭（心功能Ⅱ级）患者的疗效有争议。20 世纪 80 年代后期，众多前瞻性随机对照的大系列临床治疗试验结果支持地高辛和利尿剂联用，或地高辛、利尿剂和扩血管药物联用有利于改善大多数中重度和部分轻度慢性心力衰竭患者（包括窦性心律的患者）的症状。地高辛改善运动耐量的效应至少与磷酸二酯酶抑制剂相似，略逊于 ACEI。20 世纪 90 年代两项前瞻性随机对照的地高辛临床治疗试验结果进一步证实地高辛治疗心功能Ⅱ~Ⅲ级、窦性心律的收缩性心力衰竭患者有效，且不增高病死率。所用地高辛的治疗剂量为平均 0.370~0.375mg/d，停药前地高辛血清浓度（服地高辛后 24 小时测定）为 0.9 ~ 2.0ng/mL。

1）作用机制：洋地黄类药物直接作用于心肌 $Na^+ - K^+ - ATP$ 酶，使酶失活，Na^+ 外流和 K^+ 内流因而减少。细胞内 Na^+ 增高，促使肌浆网释放 Ca^{2+} 与 Na^+ 交换，从而增强心肌收缩力。洋地黄类药物的正性肌力作用可使正常心肌耗氧量增加，而心室肌应力和心率的改变不明显。对心力衰竭患者，洋地黄类药物的正性肌力作用一方面使心肌氧耗增加，另一方面又使每搏量增加，心室容积缩小，室壁应力降低，同时心率明显减慢，心肌氧耗因而明显减少。其综合结果是心肌总耗氧量降低，心肌工作效率提高。洋地黄类药物还影响心肌细胞的其他电生理特性。治疗量洋地黄略降低窦房结自律性，减慢房室传导，降低心房肌的应激性，缩短心房肌不应期而延长房室结不应期。中毒量则使窦房结自律性明显降低，房室交界处和希—浦肯野系统舒张期除极加强，后除极振荡形成或振幅增大，自律性增强；还使窦房结—心房与房室间以及心房内传导减慢，心房肌、房室结和心室肌不应期延长。中毒量所引起的电生理改变是冲动形成异常、冲动传导异常或两者联合所致心律失常的基础。

洋地黄类药物还通过自主神经系统作用于心肌，其拟迷走神经作用使窦性心律减慢、房室传导减慢、心房异位起搏点自律性降低、心房肌不应期缩短，阿托品可解除上述拟迷走神经作用。近年来重视洋地黄类药物恢复心力衰竭患者心脏压力感受器对交感中枢传出冲动的抑制作用，从而减轻交感神经系统和 RAS 激活程度，降低血浆去甲肾上腺素与肾素活性，增加心率变异性。

2）合理应用：洋地黄类药物作为首选药物的适应证是呈室上性快速心律失常的中重度收缩性心力衰竭，包括扩张型心肌病、二尖瓣病变、主动脉瓣病变、陈旧性心肌梗死以及高血压性心脏病所致慢性心力衰竭。在利尿剂与 AIEI 联合治疗的基础上加用地高辛可进一步降低心力衰竭恶化率。

下列情况下慎用洋地黄类药物：①急性心肌梗死早期出现心力衰竭，除非伴室上性快速心律失常，否则大多不用洋地黄类药物；②肺心病伴急性呼吸功能衰竭，除非伴室上性快速心律失常，否则不用洋地黄类药物治疗；洋地黄类药物易致心律失常，对紊乱房性心动过速的疗效不佳；③严重二尖瓣狭窄伴窦性心律并发肺水肿者，洋地黄类药物不仅不能缓解症状，还可通过增强右心室排血，加重肺瘀血。

洋地黄类药物使用禁忌证如下。①洋地黄类药物过量或中毒，其表现之一是心力衰竭症状加重，常被误诊为剂量不足而盲目增加洋地黄类药物剂量，甚至因而致死。②肥厚梗阻型心肌病并发心力衰竭的病理生理机制为心室舒张不全与收缩过度，因而属单纯舒张性心力衰竭，洋地黄类药物不能改善心室舒张功能，其可使流出道梗阻加重，因而除并发心房颤动或其他房性快速心律失常外，不宜用洋地黄类药物治疗。③房室传导阻滞，部分性或完全性房室传导阻滞都属于洋地黄类药物应用的禁忌证。但如并发急性肺水肿，来不及安置人工心脏起搏器治疗，可在严密观察下试用快速作用的洋地黄类药物，并在病情许可时安置起搏器。起搏器安置后仍有心力衰竭表现的患者，可以加用洋地黄类药物治疗。④室早和室速曾被列为洋地黄类药物应用的禁忌证，但由心力衰竭引起的室早或室速以及因室早或室速而加重的心力衰竭，如能排除洋地黄类药物过量，则洋地黄类药物治疗可中断上述恶性循环。

预防性用药：已证明对尚能维持代偿功能但已增大或肥厚的心脏，使用洋地黄类药物能提高心肌工作效率，因而有主张在特殊条件下用洋地黄类药物预防心力衰竭。①准备进行心内手术的患者，术前洋地黄类药物预防治疗。为避免手术完毕直流电复律时并发严重室性快速心律失常，一般于术前 2 天停用。②缩窄性心包炎、心包剥离术前用洋地黄类药物可预防术后严重心力衰竭和心源性休克。

3）制剂分类：洋地黄制剂可分为作用缓慢和作用快速两大类。前者临床应用逐渐减少，其中洋地黄叶已基本不用。作用快速类制剂的作用起效快，持续时间短，在体内代谢和排泄均快，血清半衰期短，适用于急性或慢性心力衰竭。常用口服制剂为地高辛，静脉注射制剂有毛花苷 C、毒毛花苷和地高辛。其中毒毛花苷作用最快，静脉注射后 7 小时内血药浓度可自 12mg/mL 迅速下降至 0.3mg/mL 以下，7 小时以后的半衰期约为 22 小时，作用开始和到达高峰的时间均较毛花苷 C 和地高辛快。毛花苷 C 的半衰期与地高辛相似，约 1.5 天。口服地高辛的体内半衰期约 1.5 天，口服后 80% ~85% 在肠道内吸收。与血清蛋白结合较少，主要经肾脏排泄，每日清除率与体存量成一定比例，肾功能障碍时排泄减少。

4）给药方法：以往强调首先在短期内给"洋地黄化"或"饱和"量，即短期内给予最大剂量，洋地黄类药物中毒的发生率可达 20%。现已证实洋地黄类药物的疗效与剂量成线性相关，每日给予小剂量，经过 5 个半衰期（毒毛花苷 4 ~5 天，地高辛与毛花苷 C 6 ~8 天），血浆浓度也可达到稳定的治疗量水平。可见除急性情况需要在 5 个半衰期以前获得疗效外，一般每日给予维持量即可。为使洋地黄类药物较早出现疗效，可选用毛花苷 C 或地高辛，先给负荷量继以维持量，负荷量可分次给予。3 天内用过地高辛的，一般不用负荷量，但如病情需要，可小剂量分次给药，并密切观察疗效及不良反应。对急性左心衰竭和心室率增快的房性快速心律失常（伴或不伴心力衰竭）患者，宜将负荷量一次给予。急性心肌梗死、急性心肌炎、肺心病、黏液性水肿或贫血等引起的心力衰竭，负荷量不宜过大，并应分次给予。肾功能不全者禁用负荷量。

负荷量后是否需要继续应用维持量，维持多久，随病情而异。如洋地黄类药物治疗后心力衰竭缓解，而心力衰竭的病因或诱因（如败血症、妊娠或分娩、大量输液或输血等）已消除，不必继续给予维持量。慢性心力衰竭患者基本病因难以根除，或伴心房颤动或心房扑动且心室率随运动显著增快的，应长期甚至终身服用洋地黄类药物维持量。维持量应能在负荷量后或不用负荷量时维持血浆洋地黄类药物治疗浓度，其剂量个体差异很大，不同患者间可有较明显差别，即使同一患者在不同条件下也可有所不同。常需仔细记录每日用药量，结合心功能改善表现和有无洋地黄类药物中毒反应来衡量，并根据不同情况，随时调整。常规应用的各种洋地黄制剂的维持量仅供用药时参考。

心电图有助于判断洋地黄类药物过量或不足。心房颤动或心房扑动伴心室率超过 100 次/分的，大多表示洋地黄类药物剂量不足；而心室律规则且增快如房室交接处心动过速，或心室律规则但减慢如房室交接处心律，或有多形室性过早搏动呈二联律的，则表示洋地黄类药物中毒；静息时心室率 60 ~70 次/分，运动后不超过 90 次/分的，常表示维持量适当。窦性心率不能很好地反映洋地黄类药物用量，如肺心病、急性心肌炎和甲状腺功能亢进等病变本身可引起窦性心动过速，不能作为洋地黄类药物用不足的依据。

对病情危重而一时难以判断是用量不足还是过量的患者，可在严密观察下试用毛花苷 C 0.2mg 静脉注射，仔细观察用药后反应，1 ~2 小时之后用量不足的患者可见疗效，而足量或过量的患者则可能出现中毒反应。

许多因素影响洋地黄类药物的疗效，有些可影响患者对洋地黄类药物的耐受量，有些则改变洋地黄类药物在体内的吸收、代谢和排泄过程。

早产儿、新生儿和老年人对洋地黄类药物的耐受性差。重度或弥漫性心肌病患者、黏液性水肿患者的耐受量也低，给药时剂量宜偏小，并应警惕发生毒性反应。低血钾、低血镁、高血钙易致洋地黄类药物中毒，因而大量利尿时不宜给洋地黄类药物负荷量，洋地黄类药物治疗的同时不给予钙盐。肾功能受损可影响地高辛、毛花苷 C 和毒毛花苷 K 清除，直流电复律可诱发洋地黄类药物毒性反应而引起严重室性心律失常，治疗时均应注意。

考来烯胺可阻断洋地黄毒苷的体内肠—肝循环，苯巴比妥、保泰松和苯妥英可促进洋地黄毒苷的肝脏代谢，均使洋地黄毒苷的半衰期缩短，利血平和高血钾可减少洋地黄类药物和心肌的结合，轻泻药和抗生素可影响洋地黄类药物的吸收，甲状腺功能亢进时洋地黄类药物的代谢和清除均加速。奎尼丁、胺碘酮、钙拮抗药等可增高血清洋地黄类药物浓度，用药时均应加以考虑。

5）毒性反应：自不采用洋地黄化或饱和量的给药方法以来，洋地黄类药物的致命性毒性反应及其致死率已明显降低。地高辛等作用迅速类洋地黄制剂的中毒反应主要为心律失常，胃肠道反应较少见。重视并警惕易致中毒的情况后，毒性反应发生率可显著降低。

常见的洋地黄类药物中毒表现如下。①胃肠道反应，如食欲缺乏、恶心、呕吐，应与心力衰竭本身或药物（如氯化钾、氨茶碱、氨苯蝶啶等）引起的胃肠道反应鉴别。心力衰竭好转时或增加洋地黄类药物剂量过程中出现的胃肠道反应，排除其他药物影响后，应考虑为洋地黄类药物毒性反应。②心律失常。洋地黄类药物中毒可引起各种心律失常，心脏病和心力衰竭本身也能引起多种心律失常，必须仔细鉴别。服用洋地黄类药物过程中心律突然转变，是诊断洋地黄类药物中毒的重要依据。如心率突然显著减慢或加速，由不规律转为规律，由规则转为特殊的不规则等。对洋地黄类药物中毒具有诊断价值的特征性心律失常为多形室性过早搏动呈二联律，尤其是发生在心房颤动基础上；心房颤动伴完全性房室传导阻滞与房室交接处心律；心房颤动伴加速的房室交接处自主心律呈干扰性房室分离；心房颤动频发房室交接处逸搏或短阵交接处心律；房性心动过速伴房室传导阻滞；双向性房室交接处或室性心动过速和双重心动过速。洋地黄类药物引起不同程度的窦房和房室传导阻滞也颇常见，心房颤动和心房扑动则较少见，而束支传导阻滞则尚未见报道。室性过早搏动呈二联律虽然常见于洋地黄类药物中毒，但也常见于其他情况，因而不能据此诊断洋地黄类药物中毒。同样，应用洋地黄类药物过程中由窦性心律转为房性心动过速伴房室传导阻滞是洋地黄类药物中毒的特征性表现，但以洋地黄制剂治疗房性心动过速引起的房室传导阻滞，则是预期的洋地黄类药物治疗作用，并非中毒表现，应区别对待。③神经系统表现，可有头痛、失眠、忧郁、眩晕，甚至神志错乱。④视觉改变。可出现黄视或绿视。

用放射免疫法测定血清地高辛含量，作为判断其用量和毒性反应的参考，其临床价值因地高辛中毒组与非中毒组间血清地高辛浓度有重叠而受限制。地高辛有微弱的抗原性，与蛋白质结合可形成抗原复合物，从而产生抗体。通过测定地高辛抗体，可以了解血清地高辛含量。地高辛中毒组的血清地高辛浓度较非中毒组明显增高，但组间有重叠现象。一般认为血清地高辛浓度 $<0.5mg/mL$ 或 $>2.5mg/mL$，可分别反映地高辛用量不足和中毒，血清浓度在两者之间难以定论。另外，血清地高辛浓度测定应在给药后至少 6 小时进行，也有在给药后 24 小时进行的，测定时间无统一标准，可能影响结果的判断。总之，单凭血清测定判断地高辛用量不足或中毒，并不十分可靠，应结合临床及心电图判断。

毒性反应的处理：一旦作出毒性反应的诊断，应立即停药。轻度毒性反应如胃肠道、神经系统和视觉症状，一度房室传导阻滞、窦性心动过缓和偶发室性过早搏动等心律失常表现，停药后均可自行缓解。地高辛中毒症状大多在 24 小时内消失。应仔细寻找并去除中毒的诱因，如低血钾诱发的心律失常，除补充钾盐外，应立即停用排钾利尿药。

洋地黄类药物中毒所致心律失常的特殊药物治疗如下。①苯妥英钠是治疗洋地黄类药物中毒所致各种过早搏动和快速心律失常的最安全有效的药物。作用快速且不良反应较少，因而已取代钾盐作为治疗洋地黄类药物中毒的主要药物。室性心动过速时苯妥英钠较钾盐更适用。洋地黄类药物治疗患者必需紧急直流电复律时，也常在复律前给予苯妥英钠，预防复律可能引起的室性快速心律失常。首剂 125 ~ 250mg（以注射用水 20mL 稀释），静脉注射，2 ~ 3 分钟注完。无效时可每 5 ~ 10 分钟静脉注射 100mg，共 2 ~ 3 次。大多数患者静脉给药后 5 分钟内心律失常缓解，疗效可持续 5 分钟 ~ 6 小时。静脉给药使心律失常转复后，可每 6 小时口服 50 ~ 100mg，维持 2 ~ 3 天。苯妥英钠有抑制呼吸、引起短暂低血压和嗜睡等不良反应，应注意观察，同时心电图监测心律失常。②钾盐。治疗洋地黄类药物毒性反应引起的各种房性快速心律失常和室性过早搏动有效，肾功能衰竭和高血钾患者禁用钾盐治疗。窦性心律伴房室传导阻滞、心房颤动伴房室交接处逸搏或完全性房室传导阻滞等洋地黄类药物毒性反应所致缓慢心律失常，也不宜用钾盐治疗。口服氯化钾多用于治疗偶发室性过早搏动，常用剂量为 3 ~ 4g/d，分次服用。静脉滴注氯化钾常用于治疗频发室性过早搏动（尤其是多形室性过早搏动呈二联律）和各种房性心动过速，一般以 1g 氯化钾加入 5% 葡萄糖注射液 300mL 内，2 ~ 3 小时滴完。前半程滴速可稍快，后半程则宜减速，同时心电图监测心律失常与高血钾。心律失常纠正或出现高血钾心电图表现时立即停药。多数患者在滴完 1g 左右时心律失常消失，转复为窦性心律，此时可改为口服氯化钾维持。③其他。维拉帕米、普萘洛尔对洋地黄类药物中毒引起的室性和室上性心动过速有效，但可使心肌收缩减弱、血压下降，因而不宜常规应用。利多卡因治疗洋地黄类药物中毒所致室性快速心律失常有一定疗效。阿托品静脉注射常用于治疗洋地黄类药物中毒引起的二度或二度以上的窦房或房室传导阻滞，如心室率慢则宜给予临时心室起搏。异丙肾上腺素在洋地黄类药物中毒时易诱发室性心律失常，因而不适宜于治疗洋地黄类药物中毒所致缓慢心律失常。④洋地黄类药物特异性抗体。地高辛 Fab 抗体片段对洋地黄类药物中毒所致各种心律失常有特效，作用迅速可靠，已经国内外动物实验和临床应用证实，偶有加重心力衰竭的不良反应。

（2）cAMP 依赖性正性肌力药：衰竭心肌细胞内 cAMP 水平低，提高细胞内 cAMP 浓度从而促进 Ca^{2+} 内流，增强心肌收缩曾被认为是恢复衰竭心肌收缩功能、治疗心力衰竭安全有效的方法。

1）β 受体激动剂：与心肌细胞膜上的 β 受体结合，通过受体—G 蛋白—腺苷环化酶复合体激活腺苷环化酶，催化 ATP 产生 cAMP，后者促使心肌蛋白和磷酸化，从而使 Ca^{2+} 通道开放，Ca^{2+} 内流增多，增强心肌收缩性。除正性肌力作用外，β 受体激动剂还作用于外周血管和冠状循环，并有益于心室舒张。静脉用 β 受体激动剂多巴胺和多巴酚丁胺，前者小剂量激动多巴胺受体，中等剂量激动 $β_1$ 和 $β_2$ 受体，分别扩张肾血管使尿量增多与增强心肌收缩，扩张外周血管，能显著改善心力衰竭患者的血流动力学异常。多巴胺的潜在 $α_1$ 受体激动作用仅在大剂量时出现，在大多数患者可以避免。多巴酚丁胺的致心动过速效应较轻，且无或仅有轻微血管收缩作用。二者均需静脉给药，常规剂量 2 ~ 10μg/（kg·min），对低心输出量，高充盈压和低血压的急、慢性心力衰竭患者均有显著效果。连续滴注超过 72 小时，可能出现耐药，因而大多间歇静滴。院外间歇静滴较大剂量多巴酚丁胺长期治疗重度心力衰竭患者的随机对照临床试验结果显示，患者症状与运动耐量显著改善，但室性心律失常发生率与病死率明显增高。少量文献报道晚期心力衰竭患者院外长期小剂量间歇静滴多巴酚丁胺，有益于改善症状。口服 β 受体激动剂，不论 β_1 受体或 β_2 受体激动剂或多巴胺合并 β 受体激动剂，如普瑞特罗、吡布特罗、沙丁胺醇、特布他林、异波帕胺均可产生短期血流动力学效应，但长期治疗慢性心力衰竭患者的结果显示其血流动力学效应难以持久，可能由于衰竭心肌的 β 受体密度降低、β_2 受体与 G 蛋白失偶联，抑制性 G 蛋白增高等特性与 β 受体激动剂治疗后，心肌 β 受体进一步降低所致。加大剂量以改善临床效果可致震颤、心动过速、胃肠道不适、心肌缺血加重和心律失常等不良反应。

部分 β_1 受体激动剂扎莫特罗在体内交感张力低（如静息）时有轻度 β_1 受体激动作用，而当体内交感兴奋（如运动）时有 β 受体阻滞作用，使心率减慢。长期治疗不使心脏 β 受体下调，血流动力学参数与运动耐力改善作用持久，且不增高心肌氧耗，还有降低轻度心力衰竭患者病死率的报道，然而治疗重度心力衰竭的大系列随机对照临床试验结果显示其明显增高病死率。

2）磷酸二酯酶抑制剂：通过抑制使 cAMP 裂解的磷酸二酯酶 F－Ⅲ，抑制 cAMP 的裂解，而增高细胞内 cAMP 浓度，增高 Ca^{2+} 内流，产生正性肌力作用。除正性肌力作用外，磷酸二酯酶抑制剂还通过增高血管平滑肌细胞内 cAMP 含量而具有扩血管作用。各种制剂如氨力农、米力农、依诺昔酮和伊马唑咪等短期的血流动力效应对增加心输出量、降低左心室充盈压效果明显，但长期口服氨力农、米力农、依诺昔酮、伊马唑咪改善心脏运动耐量的效果令人失望。米力农和大剂量依诺昔酮还增加病死率和室性心律失常发生率。氨力农、米力农目前主要用于其他抗心力衰竭药物无效或等待心脏移植的终末期心力衰竭。每日最大量不超过 $10mg/kg$。米利农 $12.5 \sim 75\mu g/(min \cdot kg)$，每天最大量不超过 $1.33mg/kg$。

以上结果充分表明 cAMP 依赖性正性肌力药物未能改善心力衰竭的自然病程，相反还有致室性心律失常，诱发心肌缺血，加速基础心脏病变进展和增加病死率作用。cAMP 依赖性正性肌力药物使心肌内 cAMP 与 Ca^{2+} 长期增高，增高的 cAMP 不仅对心肌细胞有直接毒性作用，还可能单独或与 Ca^{2+} 增高共同导致触发性室性心律失常。这类正性肌力药物适合于治疗急性心力衰竭，尤其是心脏手术后心肌抑制所致的收缩性心力衰竭；也可考虑作为慢性心力衰竭患者心功能急性恶化时的短期辅助治疗。

3）具有多种作用机制的正性肌力药物：这类药物通过两种或多种生化途径增强心肌收缩力。氟司喹南、匹莫苯丹和维力农是临床研究较集中的具有代表性的药物，氟司喹南具有平衡扩张动脉阻力血管与静脉容量血管的作用。大剂量还有非反射性和非 cAMP 依赖的正性肌力和正性变时作用，可能通过促进 $Na^+ － Ca^{2+}$ 交换而发挥正性肌力作用。小剂量对心脏无直接作用，大剂量则加强心肌收缩并增快心率。大剂量（$150mg/d$）治疗心力衰竭的血流动力作用较小剂量（$75 \sim 100mg/d$）显著，但改善运动耐量的效果反不如小剂量，而且病死率高，其原因不明。

匹莫苯丹和维司力农均有轻度磷酸二酯酶抑制作用，因而又有不完全或部分磷酸二酯酶抑制剂之称，应与上述具有显著磷酸二酯酶抑制作用的制剂相区别。

匹莫苯丹能延长动作电位，还增加收缩蛋白尤其是肌钙蛋白 C 对 Ca^{2+} 的敏感性。这种 Ca^{2+} 促敏作用与细胞内 cAMP 含量无关。由于心力衰竭晚期患者 cAMP 磷酸二酯酶活性下降，但收缩蛋白对 Ca^{2+} 的敏感性还可能保存；而且部分磷酸二酯酶抑制剂无明显扩血管作用，由血管扩张所致神经激素系统激活的可能性降低，因而其血流动力效应可能较持久。纯 Ca^{2+} 促敏剂增高肌钙蛋白与 Ca^{2+} 的亲和力，可能减慢心肌舒张，但具部分磷酸二酯酶抑制作用的 Ca^{2+} 促敏剂则极少发生类似情况。临床研究结果表明匹莫苯丹可迅速改善缺血性心肌病伴心力衰竭患者的心肌收缩性，而对心肌舒张并无负性作用，小剂量（5mg/d）对心功能 II～III 级、应用地高辛和利尿剂治疗患者的运动耐量、氧耗峰值以及生活质量改善较大剂量更明显，治疗 6 个月无耐药性，尚无增高或降低病死率或致室性心律失常发生的报道。

维司力农除具轻度磷酸二酯酶抑制作用使 Ca^{2+} 内流增加外，还减少滞后的外向和内向调整 K^+ 离子流，并延长钠通道开放，增加细胞内 Na^+。在实验模型中增强心肌收缩力而不影响心率或心肌氧耗。与强磷酸二酯酶抑制剂不同，它减慢心率，延长动作电位，抑制滞后的外向 K^+ 离子流。多中心随机对照长期临床治疗试验结果表明，小剂量（60mg/d）维司力农使心功能 III 级的有症状心力衰竭患者的病死率和致残率降低，生活质量改善，而大剂量（120mg/d）却明显增高病死率。其他不良反应为可逆性颗粒性白细胞减少（发生率为 2.5%）。

5. 应用血管扩张药

血管扩张药用于心力衰竭已 20 余年，近年来完成的多中心随机对照大系列长期临床试验结果对扩血管药治疗慢性心力衰竭的效果有更深理解。扩血管药作为一类药物虽然具有降低阻力或容量血管张力，减轻心室前和（或）后负荷，改善血流动力异常和运动耐力的短期效应，但长期治疗对慢性心力衰竭患者病死率与心力衰竭恶化率的影响有显著差别。少数血管扩张药如第一代 Ca^{2+} 通道阻滞剂可能增加心肌梗死后有症状心力衰竭患者的病死率，并使慢性收缩性心力衰竭患者的血流动力与临床恶化。少数扩血管药降低慢性心力衰竭患者病死率的效应已经证实，如肼屈嗪和硝酸异山梨醇联用（H－N）治疗 II～III 级有症状心力衰竭患者，ACEI 单独治疗急性心肌梗死后无症状的左心室收缩功能障碍患者以及 ACEI 与常规强心、利尿和其他扩血管药联用长期治疗轻、中、重度慢性心力衰竭患者。H－N 与哌唑嗪比较，后者扩血管作用更明显，但不降低病死率。H－N 与 ACEI 比较，前者血流动力学参数、运动耐力和左心室射血分数改善的效应明显，但降低病死率的作用反不如 ACEI。上述结果表明 ACEI 的临床应用是心力衰竭治疗的重要发展。从预防和治疗双重角度出发，心力衰竭分级各级心功能的左心室收缩性心力衰竭，无论有无症状，均应选用 ACEI 长期治疗，除非有禁忌证（如低血压、肾功能不全）。无症状左心室收缩功能障碍可尽早开始单独 ACEI 长期治疗，而有症状慢性心力衰竭则以 ACEI 联合利尿剂和地高辛长期治疗。以上资料还提示：①ACEI 的显著长期疗效除扩血管作用外，其神经激素与抗心肌和血管壁重构的效应可能对降低病死率起更重要作用；②急性血流动力学参数、运动耐力或左心室射血分数及症状减轻等疗效评价指标，必须与病死率和心力衰竭恶化率等指标结合，才能可靠地全面评价治疗效果。

血管扩张药可按其作用机制分类：①直接作用于血管平滑肌，如硝酸酯制剂、肼屈嗪；②肾上腺素能 α_1 受体阻滞剂，如哌唑嗪；③ACEI，如卡托普利、依那普利；④血管紧张素 II 受体 AT1 阻滞剂，如氯沙坦、缬沙坦等，AT1 受体是 AngII 的主要作用部位，存在于血管壁、心、肾、脑、肺和肾上腺皮质，其效应包括血管收缩、调节循环血量和促进心肌细胞增殖；⑤钙拮抗药，如硝苯地平、维拉帕米。

血管扩张药也可按其作用部位分类：①作用于容量血管，如硝酸酯制剂；②作用于阻力血管，如肼屈嗪、钙拮抗药；③均衡作用于容量和阻力血管，如硝普钠、卡托普利、依那普利、哌唑嗪。

（1）作用机制：血管扩张剂降低心室前负荷和（或）后负荷，在保证脑和心脏灌注压的条件下，使心室充盈压和室壁应力降低和（或）每搏量增多，从而改善症状。但长期治疗时大多可激活神经激素系统，除非还具有抑制神经激素激活的效应。有学者认为扩血管药除上述直接血流动力学影响外，更重要的是通过减轻二尖瓣和三尖瓣反流量，使心室容积缩小，有效提高每搏量。

扩血管药的长期有益效应可能与其抗心肌和血管壁重构（抑制生长）作用有关。硝酸酯通过产生一氧化氮（NO）起血管平滑肌松弛作用，即所谓内皮源性松弛因子，在维持小动脉低张力中起重要作用。除扩血管外，NO 还抑制血管平滑肌和心肌生长，抑制血小板聚集。ACEI 的作用机制不完全明了，推测可能除对血流动力的作用外还可能与抑制循环与局部组织（心肌、血管平滑肌 RAS 和交感神经系统）激活，抑制缓激肽降解，从而预防或减轻心肌和血管壁重构，预防或减轻心室重塑，使心力衰竭的易患因素和进行性恶化基础如心肌肥厚与舒缩功能障碍、心室扩大并进行性发展等得到控制。ACEI 降低无症状或有症状心力衰竭患者的心肌梗死和不稳定型心绞痛发生率，以及减慢动脉粥样硬化病变进行性发展的效益，有待正在进行的多中心临床试验研究加以证实。

（2）适应证：①急性左心衰竭，如平均动脉压在 75mmHg 以上，硝酸酯制剂（包括硝酸甘油舌下含服继以硝酸甘油或硝普钠静滴）为首选治疗；②二尖瓣狭窄伴咯血的患者，硝酸甘油或硝普钠静滴可迅速中止咯血；③慢性心力衰竭患者，无论无症状左心室收缩功能障碍还是有症状心力衰竭均宜常规长期应用 ACEI，除非有禁忌证；④伴二尖瓣、三尖瓣或主动脉瓣关闭不全的患者，阻力血管扩张药可能减少瓣口反流量，增加有效每搏量。

（3）注意事项：①伴低血压的心力衰竭患者慎用血管扩张剂，必要时与多巴胺联用；②伴中度到重度双侧肾动脉狭窄或孤立肾动脉狭窄的心力衰竭患者禁用 ACEI，因 ACEI 治疗易致肾功能持续恶化；③持续低血压或低血容量心力衰竭患者 ACEI 治疗后容易发生肾功能障碍，治疗前应予纠正；④注意 ACEI 的首剂低血压反应。宜给小剂量首剂后，动态监测血压反应，血压过低者不宜继续治疗。

ACEI 治疗已使心力衰竭治疗有实质性的进展，但有部分患者不能耐受治疗。血管紧张素 Ⅱ 受体 AT1 拮抗剂的长期治疗效果尚待评估。经证实能降低病死率的 ACEI 有卡托普利、依那普利和雷米普利，所用剂量分别为卡托普利每日 3 次，每次 50mg；依那普利每日 2 次，每次 10mg；雷米普利每日 2 次，每次 5mg；贝那普利每日 2 次，每次 5mg。急性心肌梗死后开始 ACEI 治疗的最佳时间，以及选择治疗对象的最佳方法有待继续研究。

6. 应用 β 受体阻滞剂

β 受体阻滞剂的负性肌力作用历来被认为能使心力衰竭患者症状恶化。

虽然自 1975 年至今间断有小系列临床报道，在常规强心、利尿治疗后心率仍偏快时，加用小剂量 β 受体阻滞剂，可使部分扩张型心肌病伴慢性心力衰竭患者的临床症状改善。长期治疗还能改善运动耐力、左心室射血分数，减慢心力衰竭恶化进程。但也有部分患者不能耐受治疗。然而由于患者数量较少，随后不少临床研究有不同结果，对 β 受体阻滞剂治疗慢性心力衰竭患者的评价颇不一致。美托洛尔治疗扩张型心肌病的前瞻性多中心随机对照长期随访临床试验结果表明，在常规强心、利尿、扩血管治疗基础上，自极小剂量美托洛尔开始，逐周增加剂量，至第 7 周达 150mg/d 或仅达能耐受的最大剂量（2~3 次分服）后，继续治疗，平均连续治疗 18 个月。治疗组的心力衰竭恶化住院率、心力衰竭恶化需进行心脏移植的发生率均较安慰剂组明显降低。美托洛尔缓释剂治疗充血性心力衰竭临床试验进一步确立其降低病死率的作用。欧洲比索洛尔治疗心功能 III~IV 级慢性心力衰竭患者的多中心随机对照长期临床试验结果显示经利尿和扩血管治疗的慢性心力衰竭患者，加用比索洛尔治疗两年可使下列患者的生存率提高：既往无心肌梗死史，病因为扩张型心肌病，心功能 IV 级，以及心室率超过 80 次/分。第三代 β 受体阻滞剂卡维地洛治疗非缺血性和缺血性扩张型心肌病伴严重心力衰竭患者的前瞻性随机对照长期随访临床试验证实，在强心、利尿、ACEI 治疗基础上，自小剂量（6.25mg/d）开始，逐渐缓慢增加剂量，经 4~6 周之后达到 25mg，每日 2 次后继续治疗，不仅可减轻症状，还能明显降低病死率。急性心肌梗死后左心室收缩功能障碍患者行溶纤治疗，首次冠脉扩张术和 ACEI 治疗的基础上，加用卡维地洛也使病死率明显减低。布新洛尔治疗慢性心力衰竭可减轻症状，但降低病死率的作用不显著。

必须强调以上临床试验中所选择的治疗对象可能包括严重心力衰竭患者，但均经强心、利尿、ACEI 治疗后病情稳定 2 周以上。需在继续原有治疗的基础上加用小剂量 β 受体阻滞剂，缓慢增量，经数周后达到治疗量或最大耐受量。密切观察患者的反应，如心力衰竭加重则减量或停止治疗。上述试验中因心力衰竭加重而终止治疗的有 6%~15%。临床选用时宜严格遵守，仔细观察。

目前大多数学者认为非缺血性或缺血性扩张型心肌病并发慢性心力衰竭的患者，在常规强心、利尿、扩血管治疗基础上可试用小剂量 β 受体阻滞剂。如患者耐受良好可缓慢增加剂量，根据患者的血压和心率反应调整剂量长期服用。疗效可能在治疗后 2~3 月才观察到。

7. 应用醛固酮受体阻滞剂

前瞻性随机安慰剂对照临床试验证实在强心、利尿和 ACEI 治疗的基础上加用安体舒通 25mg/d 可明显降低严重心力衰竭患者的致残和病死率。虽然系列血钾监测结果显示严重高血钾少见，但临床应用时仍需严密随访血钾水平。

（二）慢性收缩性心力衰竭并发室性心律失常的治疗

心力衰竭患者室性心律失常的发生率颇高，心力衰竭严重者中室性心律失常更多见。此外，心力衰竭患者的猝死危险性高，大多由恶性或严重室性快速心律失常所致。然而严重心力衰竭患者应用抗心律失常药物治疗时，不仅药物效果差，而且可产生负性肌力作用与药物本身或与其他药物相互作用的致心律失常不良反应（缓慢或快速心律失常均多见）。而且单纯室性早搏，短阵室性心动过速等不引起血流动力学改变的无症状室性心律失常，诱发恶性室性快速心律失常以致猝死的影响难以预测。许多可逆或短暂致心律失常的诱因如短暂神经内分泌活性加强，短暂血电解质和（或）酸碱失衡以及所用强心、利尿等治疗均可促发。CAST（多中心心律失常抑制试验）结果证实恩卡尼、氟卡尼和乙吗噻嗪治疗伴无症状室性快速心律失常和轻中度心力衰竭的心肌梗死患者虽能明显降低室性心律失常的发生率，却使病死率增高。ACEI 治疗心力衰竭可降低室性心律失常发生率，但除个别临床试验外不降低心力衰竭患者的猝死率。

消除无症状室性心律失常能否降低心力衰竭患者的猝死率，至今未能明确。这类患者是否需要用抗心律失常药物治疗，颇有争议。多数学者认为宜先积极治疗心力衰竭，检出并预防或消除促使心律失常发生的诱因，不主张预防性抗心律失常治疗。

用于检出高危室性心律失常的方法，如心室晚电位、程序电刺激等的临床意义对冠心病患者比较肯定，但对扩张型心肌病患者却不明确。

对有记录证实为持续室速或心室颤动或猝死复苏的患者，以及伴明显血流动力学障碍的短阵室性心动过速患者，应积极治疗并可试用胺碘酮预防发作。

（三）舒张性心力衰竭的治疗

治疗目标包括逆转异常的舒张功能和减轻静脉瘀血。

病因治疗：如冠心病的介入治疗，高血压的满意控制，主动脉瓣狭窄的手术治疗等。

1. 改善心室弛张

减轻收缩期负荷，包括控制高血压、解除流出道梗阻、治疗心肌缺血。ACEI 和醛固酮受体阻滞剂可能减缓甚至逆转心肌纤维变，维拉帕米可能加速肥厚型心肌病患者的心室舒张。

2. 降低静脉压

谨慎利尿，适当应用硝酸酯制剂减轻心脏前负荷，但避免过度降低充盈压至心输出量明显减少。

3. 减慢心率

β 受体阻滞剂、维拉帕米或地尔硫草可减慢心率。地高辛仅适用于房颤时，否则可能有害。

4. 保持心房收缩

转复和预防房颤。

（王春晓）

参考文献

［1］赵水平．心血管疾病规范化诊疗精要［M］．长沙：湖南科技出版社，2018.

［2］李宪伦，段军，张海涛．临床心血管血流动力学［M］．北京：人民卫生出版社，2018.

［3］樊朝美．心血管病新药与临床应用［M］．北京：科学出版社，2018.

［4］吕聪敏，汤建民．临床实用心电图学［M］．北京：科学出版社，2018.

［5］王跃生．实用心电图指南［M］．郑州：郑州大学出版社，2018.

［6］张新民．临床心电图分析与诊断［M］．北京：人民卫生出版社，2018.

［7］梁义才，梁雪．心电图与心电向量图及图谱［M］．郑州：郑州大学出版社，2018.

［8］曾敏．老年心血管疾病诊疗精要［M］．北京：人民卫生出版社，2018.

［9］布莱恩·格里芬．心血管内科手册［M］．杨跃进，译．北京：科学出版社，2018.

［10］汤宝鹏，陈明龙，杨新春．实用心律失常介入治疗学［M］．北京：科学出版社，2017.

［11］杨清，等．老年心血管病介入治疗围术期管理［M］．北京：科学出版社，2018.

［12］许原，李忠杰，杨晓云．无创心脏电生理诊疗技术［M］．北京：北京大学医学出版社，2017.

［13］葛均波．心血管系统疾病［M］．北京：人民卫生出版社，2015.

［14］顾复生．临床实用心血管病学［M］．北京：北京大学医学出版社，2015.

［15］王志敬．心内科诊疗精萃［M］．上海：复旦大学出版社，2015.

［16］曾和松，汪道文．心血管内科疾病诊疗指南［M］．北京：科学出版社，2016.

［17］何胜虎．心血管内科简明治疗手册［M］．武汉：华中科技大学出版社，2015.

［18］马爱群，王建安．心血管系统疾病［M］．北京：人民卫生出版社，2015.

［19］郭继鸿，王志鹏，张海澄，等．临床实用心血管病学［M］．北京：北京大学医学出版社，2015.

［20］臧伟进，吴立玲．心血管系统［M］．北京：人民卫生出版社，2015.